Dr. Joseph Hyrtl

Das Arabische und Hebräische in der Anatomie

Dr. Joseph Hyrtl

Das Arabische und Hebräische in der Anatomie

ISBN/EAN: 9783741166211

Hergestellt in Europa, USA, Kanada, Australien, Japan

Cover: Foto ©Lupo / pixelio.de

Manufactured and distributed by brebook publishing software
(www.brebook.com)

Dr. Joseph Hyrtl

Das Arabische und Hebräische in der Anatomie

DAS

ARABISCHE UND HEBRÄISCHE

IN DER

ANATOMIE.

VON

DR. JOSEPH HYRTL,
EMER. PROFESSOR DER ANATOMIE AN DER WIENER UNIVERSITÄT.

Non omnis veterum verborum interiit aetas.
Macrobius.

WIEN, 1879.
WILHELM BRAUMÜLLER
K. K. HOF- UND UNIVERSITÄTSBUCHHÄNDLER.

SEINEM FREUNDE,

DEM GELEHRTEN SPRACHFORSCHER,

PROFESSOR UND AKADEMIKER,

D^R. FRIEDRICH MÜLLER,

WIDMET DIESES BUCH

IN VEREHRUNG UND DANKBARKEIT

DER VERFASSER.

INHALT.

VERZEICHNISS DER NACHTRÄGE.

EINLEITUNG.

Es war eine Zeit, in welcher über Anatomie geschrieben wurde, obwohl es keine Anatomie gab. Diese Zeit währte weit über ein Jahrtausend [1]). Vom Tode Galen's (im Jahre 201 n. Chr.), bis Mundinus de Luziis († 1326 [2]), lag der fruchtbare

[1]) *Lässt* man diese Periode nicht mit dem Tode Galen's beginnen, welcher nie eine Menschenleiche zergliederte, sondern mit den Alexandrinern Herophilus und Erasistratus, welche zur Zeit des ersten Ptolemaeus lebten, und menschliche Leichen secirt hatten, so dauerte sie sechzehn Jahrhunderte.

[2]) Bei den Italienern erscheint er als Mondino de' Luzzi oder Liuzzi. Er wurde 1290 in Bologna zum Doctor promovirt. Mondino ist das abgekürzte Raimondino, und de' Luzzi war offenbar der Name der Familie, auf deren Wappen zwei Hechte *(luzzi, lucci)* angebracht sind. Dieses Wappen befand sich auf dem Grabstein in der Kirche *de' Santi Vitale ed Agricola* zu Bologna, unter welchem die Gebeine des Mundinus und seines Onkels ruhen, welcher Professor der Medicin in Bologna war, und 1318 starb. Ein Professor auf der Kanzel, umgeben von seinen Zuhörern,

Boden der Anatomie brach und unbebaut. Allein, wenn auch das anatomische Messer feiern musste, feierte doch die Feder

und ein aufgeschlagenes Buch mit den Worten: *Ars longa, Vita brevis*, sind jetzt noch wohlerhalten auf dem Grabmonument zu sehen, zu welchem ich aus Pietät für den *Auctor Statorque anatomiae humanae* wallfahrtete. Das Wappen mit den Hechten aber, wurde während der Invasion der Franzosen unter Napoleon I. abgeschlagen. So erzählte mir Prof. Alessandrini. — Dass dieses uralte und ehrwürdige Grabmonument, unzweifelbar dem Mundinus gehört, erhellt aus der noch leserlichen Inschrift:

S MAGROꝝ LEU
CII ET MONDINI
DE LUCCIS ET
EORꝝ HEREDUM.

Das S MAGROꝝ ist eine Abkürzung für *Sepulcrum magistrorum*.

Das italienische de' Luzzi wird von den lateinischen Autoren als de Leutiis übersetzt. Das gothische u sieht dem n so ähnlich, dass beide häufig verwechselt wurden, weshalb man auch de Lentiis findet, woraus selbst eine eigene, von Mundinus verschiedene Person gemacht wurde. — Obwohl Mundinus in seiner „*Anathomia*" nur drei Leichen erwähnt, welche er secirte (eine *anno* 1306, zwei *anno* 1315), muss er doch öfter Zergliederungen, wenn auch nicht öffentlich, vorgenommen haben, da einer seiner Schüler, der in diesem Buche oft genannte Guido Cauliacus, von Sectionen spricht, welchen er beigewohnt, und welche Mundinus „*multoties*" vorgenommen hat (*Chirurgia Guidonis, Editio Veneta, 1498, Tr. I, Doctr. 1, pag. 5*). — Was das anatomische Opus des Mundinus anbelangt, so ist es heutzutage nur mehr eine an Fehlern reiche Curiosität, in welcher jedoch die Methode der Behandlung gut genannt zu

nicht. Die Aerzte brauchten Anatomie, und es hat nie an Schriftstellern gefehlt, welche ihnen diese Wissenschaft nach ihrem Bedürfniss und Verlangen zurecht richteten. Es waren ihrer wenige. Diejenigen von ihnen, welche griechisch schrieben, gaben nur Auszüge aus älteren Schriften, besonders jenen des Galen. Diese Auszüge sind, wie die von Oribasius hinterlassenen, selbst besser, als der Galen'sche Text[1]. Einige, wie Soranus[2], fügten auch über Lage, Gestalt, und Verbindungen

werden verdient. Manches fand ich wörtlich aus der lateinischen Uebersetzung des *Canon Avicennae* copirt, oder aus dem Guilielmo da Saliceto entnommen, welcher in der Mitte des 13. Jahrhunderts in Bologna lebte, und daselbst sein grosses Werk über Chirurgie *(Cirusia s. Cirugia)* in barbarischer Sprache schrieb. Der vierte Tractat dieses Werkes ist einer schauerlichen Anatomie gewidmet. Ich habe die Mailänder Auflage der *Cirugia*, vom Jahre 1506, durchgesehen.

[1]) Oribasius von Pergamus war in der zweiten Hälfte des vierten Jahrhunderts, Leibarzt des Kaisers Julianus Apostata. Von seinem grossen Werke: Συναγωγαί, welches in siebzig Büchern, Compilationen aus Galen, und den besten griechischen Aerzten enthielt, und nur unvollständig auf uns gekommen ist, verfasste er selbst einen Auszug (Σύνοψις) für seinen Sohn Eustathius. Das 24. und 25. Buch der Συναγωγαί, enthält die gesammte, aus Galen, Rufus, Soranus und Lycus zusammengetragene Anatomie des Menschen in bündiger Form. Ich besitze die lateinische Uebersetzung derselben, welche in Paris, 1556, unter dem Titel erschien: *Collectaneorum artis medicae liber, quo totius corporis hum. sectio explicatur, ex Galeni commentariis.*

[2]) Soranus von Ephesus, lebte unter Trajan und Hadrian in Rom. Wenig ist uns von seinen Schriften erhalten.

der Organe, eigene Beobachtungen hinzu, welche ihnen der Zufall bei Verwundungen und anderen chirurgischen Krankheiten anzustellen erlaubte.

Von Rufus Ephesius haben wir das für die Kenntniss der vor-Galen'schen Anatomie sehr wichtige Werk: περὶ ὀνομασίας τῶν τοῦ ἀνθρώπου μορίων, *de appellatione partium corporis humani*[1]. — Unter dem Titel: Ἀνωνύμου εἰσαγωγὴ ἀνατομική, *Anonymi introductio anatomica*, ist ein kurzes Compendium der Anatomie auf uns gekommen, welches vorzugsweise aus Aristotelischen Schriften entnommen ist. Mit Petri Laurembergii Interpretation versehen, erschien die Leydener Ausgabe im Jahre 1618; — so spät, da die Handschrift erst im 17. Jahrhundert in Paris aufgefunden wurde. — Von dem frommen und gelehrten Arzt, Theophilus Protospatharius, welcher im siebenten Jahrhundert am Hofe des griechischen Kaisers Heraclius lebte, Bischof, und zugleich Commandant der kaiserlichen Leibgarde war, haben wir ein kleines Werk: περὶ τῆς τοῦ ἀνθρώπου κατασκευῆς, *de corporis humani fabrica*, welches an der Pariser Universität, durch zwei Jahrhunderte als anatomisches Lehrbuch verwendet wurde (Bulaeus), und mehrere Auflagen erlebte. Ich besitze die Venetianer Ausgabe vom Jahre 1536. — Kurz sind diese

---

Anatomischen Inhalts ist das Fragment: περὶ μήτρας καὶ γυναικείου αἰδοίου, *de utero et pudendo muliebri*, in welchem die Anatomie der weiblichen Geschlechtstheile viel richtiger, als im Galen, geschildert wird. Die lateinische Uebersetzung von Rasarius, ist jener des Oribasius und Theophilus beigefügt.

[1]) Eine lateinische Uebersetzung dieses schätzbaren Werkes, stammt von Junius P. Crassus her, und wurde, mit jener des Aretaeus, 1581 in Venedig aufgelegt.

anatomischen Schriften, aber lang genug für die Zeit, für welche sie geschrieben wurden, denn sie enthalten Alles, was man damals wusste. — Auch eine anatomisch-physiologische Schrift eines Nichtarztes, verdient aus jener Zeit erwähnt zu werden. Nemesius, Bischof zu Edessa in Syrien, schrieb zu Ende des vierten Jahrhunderts, ein kleines Werk: περὶ φύσεως ἀνθρώπου, dessen griechisch-lateinische Ausgabe, im Jahre 1565, durch Nicasius Elebodius, in Antwerpen in Druck gelegt wurde. Nemesius war Philosoph, und befasste sich, in der Ueberzeugung, dass alle Philosophie von der Erkenntniss des Menschen ausgehen müsse, auch mit der Anatomie. Das Compendium ist im teleologischen Geiste gehalten, und sehr gut geschrieben. Man hat selbst in *Cap. 24, pag. 112,* eine richtige Vorstellung des Verfassers über den Kreislauf des Blutes herausfinden wollen. Ich finde in der bezüglichen Stelle nichts, was so gedeutet werden könnte.

Die herrliche Sprache Homer's, welche selbst durch den Verfall der griechischen Cultur, nichts von ihrer majestätischen Schönheit einbüsste, umgiebt diese Schriften mit einem Schein von Classicität.

Anders wurde es, als im 11. und 12. Jahrhundert, die Anatomie lateinisch zu reden und zu schreiben anfing. Inhalt und Styl werden von nun an schlecht, bis zum Unglaublichen, und blieben es auch durch die ganze Restaurationsperiode der Anatomie hindurch, bis in die Vesal'sche Zeit, wo das Genie eines grossen Mannes, mit vollbewusster Kühnheit daran ging, eine neue anatomische Lehre zu schaffen, und sie in eine würdige Sprache zu kleiden. Ohne einen Vorgänger gehabt zu haben, verdankt Vesal den Ruhm seines Reformationswerkes, einzig und allein der durch umfassende und tiefe Gelehrsamkeit getragenen Kraft seines eigenen Wollens, welche nur wenige seiner Zeitgenossen zu vertragen verstanden. *Multorum manibus indigent res humanae, paucorum capita sufficiunt.*

Wer eine anatomische Schrift aus vor-Vesal'scher Zeit zur Hand nimmt, versteht ganze Seiten derselben nicht. Was denkt sich wohl ein Anatom der Gegenwart, wenn er Sätze liest, wie die folgenden, welche ich als Stylproben jener finsteren Zeit hier einreihen will. *Ossa sempsamanie, quae sunt in juncturis alsolamiat;* oder: *Vena albeame, quae phlebotomatur supra leporem nasi, infra zeudech;* oder: *Vena chilis, a jocinore ad anchas, appodiatur super spondiles alcatim;* oder: *Locus inter alcheal et alchadam, vocatur nocra.* Nur die vorhergehenden und nachfolgenden Sätze solcher Texte, lassen es errathen, oder ahnen, was diese fremdartige Sprache eigentlich sagen will. Die *Nomina propria* in denselben, können ihren arabischen oder hebräischen Ursprung nicht verläugnen. Italienische und griechische Zeitwörter sind in lateinische Formen gezwängt. Solöcismen der schlechtesten Art, verhöhnen die Regeln grammatikalischer Wortfügung, bis zuletzt noch das in den ersten gothischen Drucken des 15. Jahrhunderts öfters vorkommende Zerreissen eines Satzes in zwei, wie es sich nur unter den Händen von Setzern, welche nicht Latein verstanden, ereignen konnte, die Unklarheit des Ausdruckes zur Unverständlichkeit steigerte. In den ersten Auflagen von Constantinus Afer und Albertus Magnus, begegnen wir nicht eben selten zwei aufeinander folgenden Sätzen, von welchen der erste kein Zeitwort, und der zweite kein Hauptwort hat. Jeder erhält, was ihm fehlt, wenn man aus beiden Sätzen Einen macht.

Wie ist es aber gekommen, dass sich die arabische Terminologie, statt der griechischen, in der Anatomie, durch Jahrhunderte eine bleibende Stelle erringen konnte? Die Antwort auf diese Frage giebt uns der Zustand der geistigen Entwicklung des frühen Mittelalters im Abendlande.

In Griechenland und Italien war die classische Zeit schon längst erstorben. Die übrigen Länder Europa's waren nach dem wilden Treiben der Völkerwanderungen, und nach den blutigen Kriegen der Carolingischen Zeit, noch nicht zur Ahnung eines wissenschaftlichen Lebens gelangt. Das *Trivium* und *Quadrivium* der Klosterschulen, waren die einzigen Vermittler geistiger Erziehung. Jene, welche diese Erziehung genossen, waren Mönche, oder wurden es. Der Laie blieb diesen Schulen fern, denn sein Beruf war das Handwerk des Krieges. Sollte das heilige Feuer der Wissenschaft nicht gänzlich verglimmen und erlöschen, musste es von einem anderen Fleck der Erde her Nahrung erhalten. Sie zu bringen, waren die Araber berufen, welche von einem rohen, unbedeutenden, und fast unbekannten Beduinenvolk, sich durch die Macht religiöser Begeisterung, nicht blos in kurzer Zeit zu Eroberern der halben damals bekannten Welt emporschwangen, sondern auch eine Culturstufe erreichten, welche sie weit über die Völker des Abendlandes erhob.

In den von ihnen eroberten Ländern, in Syrien, Palästina, und Aegypten, wurden sie mit den griechischen Geisteswerken bekannt. Ihre angeborne Achtung vor der Wissenschaft, besonders vor der Medicin, bestimmte sie, durch Uebersetzungen sich dieselben anzueignen. Ihre edlen und aufgeklärten Herrscher, zahlreicher, als sie je in einem christlichen Staate gefunden wurden, waren Freunde der Wissenschaften, und Gönner der Gelehrten. In K. Sprengel's *Geschichte der Arzneikunde, 2. Bd., pag. 337—472*, finden wir zusammengestellt, was die medicinische Cultur unter den Arabern, den Khalifen Almansor,

Harun al Raschid, Mostanser, Almamum, den drei Abd-errahman, Alhakem, Almotassem, Motawakkel, Malek Adel, u. v. a. zu verdanken hat. Sie förderten die geistige Ausbildung ihres begabten und entwicklungsfähigen Volkes mit aller Macht, obgleich nur in jenen Gebieten des Wissens, welche, wie Naturlehre, Geschichte, Mathematik, Astronomie und Medicin, mit den Satzungen des Koran nie in Conflict gerathen konnten. Barbaren, welche am Zerstören wilde Freude hatten, wie die Hunnen, Gothen, und Vandalen, waren die Araber nie. Die Alexandriuische Bibliothek haben sie nicht in Gänze verbrannt, wie allgemein gesagt wird. Die medicinischen und naturhistorischen Handschriften schieden sie aus, und vernichteten blos die dem Koran widerstreitenden, religiösen und philosophischen Werke. So heisst es im Freind[1]): *veterum Graecorum scripta, quae de medicina tractant, excidio erepta fuerunt, nam sanitatis cupido apud Arabes non minorem habuit vim, quam inter alias gentes; cumque hi libri maxima ejus rei praesidia edocerent, et alioqui nihil traderent Prophetae legibus contrarium, illud certe ad eorum conservationem debuit conferre.* Hiemit stimmt auch eine andere Stelle des gelehrten englischen Geschichtsforschers zusammen: *ex fatali bibliothecae Alexandrinae incendio, multi codices, a Johanne Grammatico* (einem gelehrten Griechen, welcher zur Zeit der Eroberung Aegyptens durch die Araber, in Alexandrien lebte), *servati fuerunt, ac proinde, exscripti et dispersi, in multorum manus pervenerunt*[2]).

---

1) *Historia medicinae, Lugd. 1734, pag. 195.*

2) *Op. cit., pag. 196.* Vergleiche auch K. Reinhard, *Ueber die Schicksale der Alexandrinischen Bibliothek. Gött. 1792.*

In Bagdad, in Kufa und Bassora (Basra) im arabischen Irak, wurden schon im achten und neunten Jahrhundert von den arabischen Fürsten hohe Schulen errichtet, an welchen besonders die praktisch-medicinischen Wissenschaften, nach griechischen Vorbildern, die sorgfältigste Pflege fanden. Ein Nachfolger des grossen Mäcens Almamun, Motawakkel, stellte die Akademie in Alexandrien wieder her, und unter dem Khalifen Malek Adel, im 13. Jahrhundert, kam die medicinische Schule in Damaskus, auf eine hohe Stufe der Berühmtheit. Mit diesen gelehrten Instituten wetteiferten bald die schon zur Zeit des ersten Kreuzzuges, unter den maurischen Fürsten in Spanien, in voller Blüthe stehenden Schulen von Cordova, Sevilla, Toledo, Murcia, und Salamanca, deren Glanz aber, nach der Wiedereroberung Spaniens durch die Christen, fast vollständig erlosch.

Die anatomische Wissenschaft war es allein, welche nie bei einem Volke heimisch werden konnte, dessen Glaubenslehre das Zergliedern der Leichen aus doppeltem Grunde verdammte. Erstens, weil der Mensch nicht mit einmal stirbt, sondern sich die Seele nach und nach, von Glied zu Glied, bis in das Herz zurückzieht, aus welchem sie erst mit Beginn der Fäulniss entweicht, jede Zergliederung eines Todten, demselben mithin noch die schmerzhaftesten Qualen verursachen würde. Zweitens aber muss der Bekenner des Islam, in seinem Grabe sich einem Gerichte unterziehen, welches von zwei dazu bestellten Engeln, Monker und Nakhir, über ihn abgehalten wird, und bei welchem von seinem Leibe nichts fehlen darf[1]). Den Arabern war es also, wie den Hebräern, welche schon die Berührung

[1]) *Alkoran, Edit.* Maracci, *Sura 47. 27. pag. 655.*

eines Todten unrein machte, unmöglich, sich mit der Anatomie zu befassen. Was sie von unserer Wissenschaft wussten, schöpften sie aus den syrischen Uebersetzungen des Galen und Aristoteles, welche sie jedoch durch eine Menge von Zusätzen, Grübeleien, und Spitzfindigkeiten, nach ihrem Geschmack vermehrten und entstellten. Mit vollem Recht sagt Freind[1]: *„Arabes usi sunt licentia, in cujusque generis auctoribus, qui in eorum manus pervenerunt, pro libitu immutatis, adjectis, vel detractis,“* und der vielbelesene und gründliche Conrad Barchusen, spricht sich in ähnlicher Weise aus: *„moneam obiter necesse est, plerosque Arabes (et Judaeos), qui de re medica scripserunt, doctrinam Galeni fuisse maxime amplexos, non sinceram tamen atque integram hanc conservasse, sed plurimis argutiis, inanibusque quaestionibus, eam subinde cumulasse“*[2]. Es erscheint uns kaum glaublich, dass man sich allen Ernstes in weitläufige Erörterung von Fragen, wie die folgenden, einlassen konnte: warum wachsen dem Menschen keine Haare auf der Nase? — warum besitzen die Thiere, welche keinen Kopf haben, auch kein Gehirn? — warum liegt der Magen nicht hinter dem Munde, und die Luftröhre nicht hinter der Speiseröhre? — warum liegen die Brüste nicht am Unterleib? — warum befinden sich die Waden nicht an der vorderen Seite der Unterschenkel? und viele Erörterungen ähnlicher Art, wie sie im Rases (محمد بن زكريا ابو بكر الرازى, Muhammad Ben Zakaria Abu Bekr Arrazi, † 922[3]), und im Avicenna (ابو على

[1]) *Op. cit., pag. 207.*

[2]) *Historia medicinae, Amstel. 1710, pag. 845.*

[3]) Von seinem grossen Werk, welches dem König von Chorassem, Almansor, gewidmet ist, und deshalb den Titel: كتاب

الحسين ابن عبدالله ابن سينا, Abu Ali Alhosain Ibn Abd'allah Ibn Sina, † 1036) gefunden werden. — Die dialectische Gewandtheit und Vielrederei der Araber, besonders jene des Avicenna, sagte dem scholastischen Geschmack des Mittelalters viel besser zu, als die einfache und objective Darstellungsweise der griechischen Autoren. So erklärt es sich aus, warum die Araber in den medicinischen Schulen damals mehr studirt wurden als Hippocrates und Galenus[1]. Das Haupt-

---

المنصوری (*kitāb Almansuri*), *Liber ad Almansorem*, führt, enthält das erste bis sechste Buch, ausser der bei den Arabern sehr hoch gehaltenen Diätetik, auch Anatomisches und Physiologisches, in bündiger Form. Sein كتاب الحاوى (*kitāb al-chawi*, *Liber continens s. Comprehensor*, ein System der praktischen Medicin, diente für meine Zwecke nur durch seine anatomische Terminologie.

[1]) Die Aphorismen des Hippocrates, und die *Ars parva* Galeni (*Microtechne*, gewöhnlich nur als *Tegni*, corrumpirt von τέχνη, erwähnt), waren, nebst der *Materia medica* des Dioscorides, das Einzige, was an den medicinischen Facultäten von den Griechen gelehrt wurde. Nach den alten Statuten der Wiener medicinischen Facultät vom Jahre 1389 (Tit. II), musste jeder Scholar, um zum *Baccalaureus* promovirt zu werden, sich ausweisen, den ersten und vierten *Canon Avicennae*, das neunte Buch des *Rasis ad Almansorem*, und die *Ars commentata* des Joannitius (Honain Ben Ishak), welche einen Inbegriff der gesammten damaligen Medicin, mit sehr kurzer Anatomie enthielt, gehört zu haben. Die Commentarien des Jacobus de Partibus über Avicenna, wurden von Steinpeiss den Scholaren ganz besonders empfohlen. Erst im Jahre 1555 wurde Mundinus und ein Compendium des Vesal, als „anathomische Puecher" von der Facultät vor-

werk des Avicenna: كتب القانون في الطب *(kutub al-qânun fi-l-tibb), Libri Canonis medicinae,* galt für das vollständigste und beste System der Medicin, dessen Unfehlbarkeit zu bezweifeln Niemand wagte. Avicenna wurde, wie Aristoteles, für den vollendeten Meister einer vollendeten Wissenschaft gehalten, wogegen beide gewiss selbst protestirt haben würden. So despotisch damals Avicenna in der Medicin des Abendlandes herrschte, so herrscht er heute noch im Orient. Dass die Araber, wenigstens an Thieren, anatomische Untersuchungen anstellten, ist aus keiner einzigen ihrer hinterlassenen Schriften zu entnehmen. Sie hielten sich nur an die Texte des Galen, mit der dem Orientalen eigenen, unbedingten Unterwerfung unter höhere Autorität. Nur zufällig aufgefundene Menschenknochen unterzogen sie einer genaueren Besichtigung, und corrigirten darnach einige Angaben des Galen, welche sich auf Affenknochen beziehen, wie z. B. die Zusammensetzung des Kreuzbeins aus vier Wirbeln, des Brustbeins aus sieben Stücken, und des Unterkiefers aus zwei, am Kinn zusammenschliessenden Hälften [1]. Schriften, welche nur über Anatomie handeln, verfassten die Araber nie. Sie gaben aber den Capiteln ihrer Werke, welche die Krankheiten der einzelnen Organe beschreiben, entweder eine kurze anatomische Einleitung, oder liessen sich über ganze anatomische Systeme etwas weitläufiger aus, wie es im ersten, dritten, und vierten Buche des *Canon Avicennae* geschieht, weshalb auch vorzugsweise nur diese Bücher, an den ältesten

geschrieben *(Acta facultatis med., annus 1558)*, und im Jahre 1558 erscheint ein sicherer Dr. Caspar Pirchpacher, „*qui tunc publice librum Galeni de usu partium profitebatur*".

[1] Abdollatif, *Memor. Aegypt. Edit. Paull., Lib. II, Cap. 3, pag. 150.*

Universitäten Deutschlands und Italiens, *dictando* den Studenten mitgetheilt, und *disputando* erläutert worden.

Unter den früher genannten arabischen Hochschulen, waren Bagdad[1]) und Cordova[2]) die berühmtesten. Sie behaupteten selbst den Rang von Akademien der Wissenschaften, ähnlich organisirt, wie es die *Museia* in Alexandrien, Byzanz, und Pergamus waren. Noch steht der von Mostanser, vorletzter Khalif aus dem Stamme der Abassiden, erbaute Palast der Akademie. Er hat nur seine Bestimmung geändert. Nicht mehr Ideen, sondern Waaren werden in ihm ausgetauscht; er ist das türkische Hauptzollamt von Bagdad geworden. Viele gelehrte Männer, nicht alle dem arabischen Stamme angehörend, wurden daselbst auf öffentliche Kosten unterhalten, theils um zu lehren, theils um die wissenschaftlichen Schätze der damaligen

---

[1]) Bagdad, vom Khalifen Almansor, zur Feier des nach blutigen Kriegen wiederkehrenden Friedens, in der Mitte des achten Jahrhunderts gegründet, besass, zur Förderung des medicinischen Unterrichtes, schon öffentliche Kliniken, Apotheken, und eine reichhaltige Bibliothek. Es bestand daselbst auch das erste Medicinal-Collegium, welches strenge Prüfungen mit Jenen vornahm, welche sich der Ausübung der Heilkunde widmen wollten.

[2]) Cordova, vom Khalifen Alhakem gegründet, hatte schon im 10. Jahrhundert die grösste Bibliothek der Welt. Sie enthielt 250.000 Bücher (Handschriften), deren Verzeichniss 44 Bände füllte. Im übrigen sarazenischen Spanien, war die Zahl der öffentlichen Bibliotheken im 12. Jahrhundert auf siebzig gestiegen. (Sprengel, *Geschichte der Arzneikunde*, *3. Aufl.*, *2. Bd.*, *pag. 350.* Im sechsten Abschnitt desselben Bandes, sind alle Geschichtsquellen angegeben, welche auf die medicinische Cultur unter den Arabern Bezug nehmen.)

Welt zu sammeln, und durch Uebersetzungen dem arabischen Volke zugänglich zu machen. Eigene Forschungen sind von diesen Männern nicht ausgegangen, und konnten auch nicht ausgehen, da nach dem Gesetz des Koran, nur das bestehende Wissen aufgenommen, nicht aber durch eigene Geistesarbeit weitergebildet werden durfte. Hierin liegt auch der Grund des unabwendbaren Verfalles aller Bekenner des Islam, denn Völker, welche nicht trachten, ihre geistige Habe fortwährend zu vermehren, sondern sich am übernommenen Besitz genügen lassen, müssen es erleben, dass auch dieser allgemach ihnen unter ihren Händen verloren geht. So ist denn auch die Medicin der Araber zur Quacksalberei mit Sengen und Brennen, ihre Astronomie zur Sterndeuterei, ihre Chemie zur schwarzen Kunst entartet, aus ihren Geschichtsschreibern wurden Chronicisten, aus ihren Philosophen Mystiker, aus ihren Physikern Magier.

Nach Bagdad und Cordova zogen zahlreiche wissbegierige Männer aus dem Abendlande, meistens dem geistlichen Stande angehörend, hielten sich durch viele Jahre daselbst auf[1], lernten die Sprache des Landes gründlich kennen, und brachten bei ihrer Heimkehr arabische Handschriften mit, an deren Uebersetzung in rohes Mönchslatein, sie den Rest ihres Lebens in stiller Klosterzelle arbeiteten. Die Geschichte der Wissenschaft

---

[1]) Nach Leo Africanus (*de philosophis et medicis Arabibus*, in Fabricii *Bibliotheca graeca, vol. XIII, pag. 274*) stieg in der Blüthezeit der Hochschule zu Bagdad, die Zahl der Lehrer und Lernenden bis auf 6000. Das Abhalten strenger Prüfungen, die Ertheilung gelehrter Grade, und die Ausstellung von Diplomen darüber, haben die erstentstandenen europäischen Universitäten zu Bologna, Neapel, Montpellier und Paris, diesen Schulen nachgeahmt.

nennt eine Menge solcher Klosterbrüder, meist Benedictiner, welche entweder ihr Wissensdrang, oder, wie im Orden der Franziscaner und Dominicaner, religiöser Bekehrungseifer nach Asien und zu den Mauren Hispaniens führte. Mehrere von ihnen, wie Raymundus Lullius, Michael Scotus, Matthaeus Platearius, Daniel Morley, Adelardus von Bath, Aegidius, Romualdus, Gerbert von Auvergne (später Papst Sylvester II.), Gerardus Cremonensis, waren wirklich an Bildung und Kenntnissen ihrem, in tiefe Unwissenheit versunkenen und wüsten Zeitalter vorangeeilt. Der bedeutendste von ihnen, war unstreitig der Benedictiner Constantinus. Zu Carthago geboren, führt er den Beinamen Africanus oder Afer. Neununddreissig Jahre seines wechselreichen Lebens, brachte er in den Schulen Arabiens, in Persien und Hindostan zu, wurde bei seiner Rückkehr Geheimschreiber des normännischen Herzogs von Apulien, Robert Guiscard, verliess aber das üppige und geräuschvolle Hofleben bald, zog sich in das Kloster des *Monte Cassino* zurück, und verbrachte den Rest seiner Lebensjahre mit Uebersetzungen der von ihm gesammelten arabischen Bücher über Medicin [1]), von welchen aber die meisten nur als Handschriften existiren, und nie in Druck gelegt wurden. Seine aus arabischen Quellen compilirten medicinischen Schriften, wurden unter dem Titel: *Constantini Africani Opera, Basil. 1536,* gedruckt. Ein dem Abte des Klosters, Desiderius, gewidmeter Anhang derselben, enthält mit der Aufschrift: *Operum reliqua,* den Abdruck einiger, erst später in der Klosterbibliothek aufgefundenen Handschriften, worunter eine, mit dem Titel: *De*

[1]) Petrus Diaconus, *De viris illustribus Casin.*, im *Thesaurus rerum Ital., Vol. IX, P. 1, pag. 369.*

communibus medico cognitu necessariis locis, im zweiten und dritten Buche, ausschliesslich von Anatomie handelt — das älteste und ehrwürdigste Denkmal einer in lateinischer Sprache geschriebenen Anatomie, auf welches ich mich in diesem Buche sehr oft berufen muss.

Constantinus starb im Jahre 1087. Arabische Worte kommen in seiner Anatomie in geringerer Menge vor, als in den lateinischen Uebersetzungen des Rases, von dem Salernitaner Ferragius[1], und dem Camaldulenser Paulus Surianus[2], und in jener des *Canon Avicennae,* durch Gerardus Cremonensis in Toledo, und Andreas Alpagus Bellunensis[3]. Reich an beibehaltenen arabischen Termini, sind die Uebersetzungen des Haly Abbas (علی بن عباس, Ali Ben Abbas, † 994), durch Stephanus Antiochenus[4], des Albucasis (خلف ابن عباس ابو القاسم الزهراوی, Chalaf Ibn Abbas Abul Kasem Alzahravi, † 1106[5]), des Averroës (ابو الوليد

---

[1]) *Impress. Brixiae, 1486.* Sehr selten.

[2]) *Impress. Venetiis, 1509* und *1542.*

[3]) Aelteste Editionen *Mediolani, 1473, Patavii, 1476,* und *Papiae, 1483.*

[4]) Das Werk des Haly führt den Titel: الملكی, *Almaleki,* d. i. *Liber regius.* Die drei ersten Bücher desselben enthalten Anatomie. Es stand in grossem Ansehen, bis es durch Avicenna verdrängt wurde. Arabisch wurde es nie gedruckt. Die lateinische Uebersetzung datirt vom Jahre 1127. Die erste Auflage derselben, welche ich besitze, erschien, 1492, in Venedig.

[5]) Wir besitzen zwei Werke von ihm; eines über innere Medicin, dessen lateinische Uebersetzung (ohne Namen des Uebersetzers) mit dem Titel: *Liber theoricae nec non practicae Alsaharavii,* 1519,

محمد بن احمد ابن رشد, Abul Walid Muhammad Ben Ahmad Ibn Roschd, † 1198[1]), und des Avenzoar (ابو مروان ابن زوهر, Abu Mervan Ibn Zohar, † 1161[2]). Fast alle

zu Augsburg aufgelegt wurde. Das Buch enthält auf den ersten Blättern, kurze anatomisch-physiologische Bemerkungen. Das zweite, welches den arabischen Titel führt: المقالة في عمل اليد, *al-maqalat fi amal al-jad (Tractatus de operatione manus)*, und als Fundstätte arabischer Benennungen von Körpertheilen ergiebig ist, wurde 1778, zu Oxford, von J. Channing, arabisch und lateinisch herausgegeben. Eine ältere Uebersetzung dieses Werkes erschien unter dem Titel: *Albucasis Methodus medendi* in Basel, 1541. Sie ist viel unvollständiger und unrichtiger, als jene von Channing. Ich musste mich in diesem Buche auf sie allein beziehen, da ich das Werk von Channing erst erhielt, als der Druck schon über die Hälfte vorgeschritten war. — Eine an neuen und interessanten Aufschlüssen über Albucasis reiche Abhandlung, verdanken wir in neuester Zeit dem gelehrten Forscher über die Medicin der Araber, L. Leclerc (*Albucasis, son oeuvre reconstituée, Paris, 1874*).

[1]) Die arabische Handschrift blieb ungedruckt. Eine lateinische Uebersetzung, unbekannten Verfassers, erschien in Venedig, 1482, und eine zweite, von Otto Brunfels, in Strassburg, 1531.

[2]) Er wird neuerer Zeit für einen Israeliten erklärt. Das kann nicht sein, da Avenzoar aus einer alten arabischen Familie stammt, in welcher zwei seiner Vorfahren, der gelehrte Jurist Ibn Zohar el-Fakih, und der Lehrer der Medicin in Bagdad, Abd el-Malik Ibn Zohar, den Vornamen Muhammed führten (Ferd. Wüstenfeld, *Geschichte der arab. Aerzte, Gött. 1840, pag. 88—92)*, die Juden aber, so wie die Christen, diesen Vornamen nie angenommen haben, und auch

diese Uebersetzungen, insonderheit jene des Rases und Avicenna, sind grundschlecht. Nicht blos des barbarischen und

---

nicht annehmen durften. Avenzoar's Werk: التيسير في المداواة والتدبير, *El-teisir fil-modawat wel-tedbir (Adjumentum de medela et regimine)*, wurde nie in der Urschrift aufgelegt. Die erste lateinische Uebersetzung erschien in Venedig, 1490, mit dem Titel: *Abumeron Avenzoar.* Sie enthält auch den Averroës. Dieses lateinische Werk entstand aber nicht aus dem arabischen Original, sondern aus einer hebräischen Uebersetzung desselben, vom Jahre 1280. Die lateinische Uebersetzung besorgte Paravicius in Padua. — Der *Teisir* enthält auch anatomische Schilderungen der Organe, über deren Krankheiten gehandelt wird. Eingehender, als Anderes, ist die Anatomie des Auges behandelt, und — was bei den Arabern selten geschieht — auch jene der weiblichen Zeugungstheile, insbesondere der Gebärmutter. — Ausführliches über Leben und Schriften anderer, hier nicht genannter Aerzte aus der Blüthezeit der arabischen Medicin, findet sich in Michael Casiri (*Bibliotheca arab. hisp. Escurialensis, Matriti, 1760, T. I, pag. 234, seqq.*), und in dem ausgezeichneten, bereits citirten Werk von F. Wüstenfeld. Brauchbare Notizen enthalten die Abhandlungen von Reiske, in Gruner's *Opuscula med., de monumentis Arabum, Halae, 1776,* — von M. Norberg, *De medicina Arabum, Lund, 1791,* — von J. Amoureux, *Essai historique et littéraire sur la médecine Arabe, Montpellier, 1815,* — von S. Aronstein, *Quid Arabibus in arte medica debeatur, Berol. 1824,* — und von L. Choulant, *Handbuch der Bücherkunde für die ältere Medicin, Leipzig, 1828.* — Eine umfassende und sehr gelehrte Abhandlung über die Uebersetzer der arabischen Aerzte, enthält der zweite Band von L. Leclerc's *Histoire de la médecine Arabe, Paris, 1876, pag. 351, seqq.* Eine staunenswerthe Bücher- und Hand-

uncorrecten, mönchischen Lateins wegen, sondern auch durch die Willkür, mit welcher die arabischen *Termini technici*, bald in dem einen, bald in einem anderen Sinne übersetzt werden: *ii, qui dictos auctores ex arabico in latinum verterunt, non modo complura perperam interpretati sunt, et quod bene arabice, male reddiderunt latine, sed etiam dubia et obscura reddidere, quae in lingua arabica et hebraica satis clara et plana sunt*[1]. Um so mehr müssen wir es bedauern, dass eine von Vesal besorgte Uebersetzung des Rases verloren ging. Sie wäre, da Vesal ein classisches Latein schrieb, für uns viel geniessbarer gewesen, als die eben angeführten horrenden Versionen der beiden Mönche. Vesal beruft sich öfter auf dieselbe in seinem Sendschreiben: *De radicis chynae usu, Basil. 1546*[2], welche Schrift das traurige Loos erdulden musste, dass sie von den Anatomen, des Titels wegen, nicht berücksichtigt wurde, von den Aerzten aber auch nicht, weil sich schon beim Durchlesen der ersten Blätter ergiebt, dass ihr Inhalt weitaus ein anatomischer ist. Er giebt uns zugleich über Vesal's Leben, und seine gelehrten Controversen, die interessantesten Aufschlüsse. Vesal verbrannte, als er Padua verliess, um an den Hof Kaiser Karl V. zu ziehen, viele seiner

schriftenkenntniss weist diesem Werke eine hervorragende Stellung unter den historischen Schriften über arabische Medicin und Chirurgie an.

1) Conr. Barchusen, *Op. cit., pag. 345.*

2) Das Sendschreiben, welches kein Anatom ungelesen lassen sollte, führt die Adresse: *Doctissimo viro Joachimo Roelants, medico apud Mechlinenses primario, amico charissimo.* — Ich besitze die Leydener Auflage vom Jahre 1547, welche von Vesal's Bruder Franciscus besorgt, und dem Herzog Cosmus von Medicis gewidmet ist.

Handschriften, darunter auch die Uebersetzung des Rases *(Paraphrasis in decem libros ad Almansorem)*, und seine *Annotationes in Galenum, „quae in ingens volumen excreverant"* (*pag.* 279). Er sagt hierüber *pag. 179: „quum enim, aulam aditurus, Italiam relinquerem, atque illi, quos nosti medici, de meis libris apud Caesarem, et alios magnates, pessimam fecissent censuram, ea omnia cremavi, etiamsi non semel ejus petulantiae me penituerit, atque amicorum, qui aderant, monitis non stetisse doluerim"*.

In den zahlreichen Commentarien über Avicenna, von Bartholomaeus de Varignana, Gentilis de Fulgineis, Jacobus de Partibus, Didacus Lopez, Jacobus de Forlivio, Ugo Senensis, Dinus de Garbo, Matthaeus de Gradibus, Nicolaus Leonicenus, Thaddaeus Florentinus, Galeatus de Sancta Sophia[1], u. m. a., wiederholen sich die arabischen Benennungen der Körpertheile in Menge. Da nun viele dieser Uebersetzungen in den alten medicinischen Schulen den Vorlesetext bildeten, darf es uns nicht Wunder nehmen, wenn die arabische Terminologie in die Medicin und ihre Grundwissenschaft — die Anatomie — überging, und dort so heimisch wurde, dass sie noch durch zwei Jahrhunderte nach der Wiedergeburt der Anatomie durch Mundinus, aufrecht blieb. — Das Lesen der ersten Auflagen dieser Uebersetzer und Commentatoren der Araber, fällt heutzutage aus mehreren Ursachen sehr schwer. Diese sind: der gothische Druck (Mönchsschrift), — die Abbreviaturen, — das Vorkommen eigener Schriftzeichen, welche ganze Silben vertreten, — die häufige Verwechslung der Buchstaben *u*, *n*, *v*, und *a*, *c*, *o*, oder *l* und *b*. — das

[1]) Die betreffenden Büchertitel sind in Haller's *Bibliotheca anatomica, T. I,* vollständig enthalten.

barbarische Latein, welches absichtlich nicht schlechter hätte erdacht werden können, — die willkürliche Bildung neuer, mitunter sehr bizarrer Ausdrücke [1]), — der sehr häufig zu

[1]) Beispiele dafür sind:

Acceptabulum für Hüftpfanne,
Achichadaron für Hodensack,
Acrusta für untere Gegend des Rückens, über den Lenden,
Adcubitale für Armspindel,
Adjutorium für Oberarmbein,
Agis für Oberschenkelbein,
Allachius für Sprungbein,
Anatomisare für Zergliedern,
Antecarpus für Metacarpus,
Asfellata für Achselvene,
Assistens glandosus und *varicosus* für Prostata und Samenbläschen,
Aurisca für Ohrenschmalz,
Bardellae für kleine Schamlefzen,
Bilee für Allantois,
Boarti für Nabel (scheint arabisch zu sein),
Botium für Schilddrüse und Kropf,
Bucella für Gelenksknorren,
Cablum für Penis,
Calliscla für Scheitel,
Camisia für Amnios,
Canulla für Clitoris,
Caynelen für Mahlzähne,
Cera für Gebärmutter,
Chela für Kehle,
Coax (*coxa* gemeint) für Oberschenkel,
Colligantia für Verbindung,
Collus für *Culus* (das ital. *culo*), After,
Complasio für Naht,
Coronum für Olecranon,
Culbus für Penis,
Decuma für Schläfeschuppe,
Emunctoria für conglobirte Drüsen und Parotis,
Epomis für Deltamuskel,
Evagaidos für *Humor aqueus*,
Excarnare für Präpariren,
Exitura für Entleerung, richtig *Exitus* (das griech. Ἔξοδος),
Extremitas für Gliedmasse,
Ferebrum für Kniescheibe,
Fillelum für Frenulum,
Flaci für hängende Ohren,
Flanci (das ital. *fianchi*) für Bauchweichen,
Focilia für die Knochen des Vorderarmes und Unterschenkels,
Gessa für Schenkelbein,
Granges für Jugularvenen,
Himulae für Fasern,

findende, ohne Ueberlegung, und ganz nach Belieben statthabende Gebrauch von Worten in einem anderen Sinne, als

Hirquus für Augenwinkel,
Ramis für *Pia mater*,
Interciput für Scheitel,
Interfinium für Nasenscheidewand,
Juvamentum für Verrichtung,
Mediastinum für Mittelfell,
Metapedium, hybrid, aber verständlich, für Metatarsus,
Metus für Intercapilium,
Nepones für die Talgdrüsen an den Nasenflügeln,
Osanium für Kreuzbein,
Palmentum für Torcular,
Parigiba für Hohlvene,
Paroticum für äusserer Augenwinkel,
Permanes für Daumen,
Planities und *Prolungum* für Metatarsus,
Plasmatio für Ernährung,
Podex für Mastdarm,
Portonarius für Pylorus,
Praelinguium f. Zungenspitze.
Premula für Nasenflügel,
Probarbium für Schnurrbart,
Pupar für *Pulpa digiti*,
Quartio für Sprungbein,
Rivertis für *Vena epigastrica inferior* (ihrer rückläufigen Richtung wegen),
Rodol für Gekröse,
Secera für Eihaut,
Scia für Hüftgelenk,
Specile für Bauchwand,
Staternia für Brustbein,
Stergum für Rücken,
Subascella für Achselgrube,
Subcol für Plattfusskehle,
Subvertebrum für Kreuzbein,
Tenta für Turunda,
Tharaca für grosser Trochanter,
Titillicum und *Tillicum* für Achselgrube,
Trivalvium für Aortenklappen,
Vepra, verdorbenes *Verpus*, für männliches Glied,
Vertibulum für Wirbel,
Vorusa für Kniescheibe,
Zenith für ersten Menstrualblut,

und eine Menge ähnlicher Dinge. Mehrere dieser Worte sind verständlich; andere werden vielleicht im Laufe der Zeit nicht als Neubildungen, sondern als arge Misshandlungen alter und guter Worte erkannt werden. *Horum aenigmatum Oedipus non sum*, und habe sie deshalb alle insgesammt als neue Worte in Eine Rubrik aufgenommen.

ihnen bei guten anatomischen Autoren, oder in den classischen Sprachen zukommt [1]), — die bei allen Arabisten, ohne Ausnahme,

---

[1]) Als Beispiele dienen:

Acinus für Zäpfchen,
Affusio für Pancreas und Placenta,
Alae für Ohren,
Albugo für Sclerotica,
Anticardium für Herzgrube,
Anus für Mastdarm,
Aquila für Schläfevene,
Armus für Ellbogenbug,
Arteria für Luftröhre,
Arteria sempiterna für Nabelarterie,
Asser für Brustbein,
Astarus für Ohrläppchen,
Auriga für Thymus,
Barones humoristischer Weise für *Comedones*,
Basis für Plattfuss,
Brachiale für Handwurzel (Carpus),
Bregma für Stirnfontanelle,
Camus (Maulkorb der Pferde) für Augenzahn,
Canalis für Mutterscheide,
Cameros und *Canchros* für Jochbein,
Ceranus für *Glans penis*,
Cinctus für Zwerchfell,
Cochlea für Ohrmuschel,
Cochlearium für *Incisura sigmoidea major ulnae*,
Coelum für harter Gaumen,
Colefium für Hüftbein,
Collis für Augenbraue,
Concavitas für Höhle,
Concavum für Canal,
Concha für Schamspalte,
Concilium für Ohrmuschel,
Confectus für *Vena cava*,
Corda und *Chorda* für Sehne,
Cornea für Iris,
Crepatura für Bruch,
Dartilos für After,
Epiglottis für Kehlkopf,
Faba für jungfräuliche Brust,
Favissa für Gebärmutter,
Fel für Gallenblase,
Fibrae für Lungen- und Leberlappen,
Flexus für Gelenk,
Foliolum für Stirnfontanelle,
Folium für grosses Netz,
Fons für innerer Augenwinkel (an welchem die Thränen sich ansammeln),
Funda oculi für Sclerotica,
Galaxia (Milchstrasse) für weisse Bauchlinie,

als Erfindung zu findende, in's Lächerliche gehende Misshandlung der griechischen *Termini technici*, wie sie nur von Jenen geübt

Gemelli und *Gemini* für Hoden,
Genae für Augenlider,
Globulus für Nasenspitze,
Glutus für Lende,
Grandineum für das *Os cuboideum*,
Gurgulio für Luftröhre,
Gurgustium für Uterus,
Guttur für Trachea,
Hemina für Hüftpfanne,
Hortus für weibliche Scham,
Inguen für äussere männliche Geschlechtstheile,
Intestinulum für Nabelstrang,
Janitrix für Pfortader,
Lacertus für Muskel,
Lactes für Thymus,
Laqueus für Nabelstrang,
Lepus für Nasenwurzel,
Lyra für Metacarpus,
Lyra für Metatarsus,
Mappa für *Omentum majus*,
Mentum und *Fauces* für Unterkiefer,
Morus für Thymusdrüse,
Natis für grosser Trochanter,
Nervi für Bänder der Gelenke,
Nodus für Gelenk,
Olingae (das griech. *Rhytides*) für Falten der Augenlider,
Omenta für Hirnhäute,
Orbum für Blinddarm,
Os coxae für Schenkelbein,
Os femoris für Hüftbein,
Ossa parietalia für Schläfebeine,
Ostiola und *Hostiola* für Klappen,
Ova für Hoden,
Paxillum für Keilbein,
Pectus pedis für Metatarsus,
Perineon für Penis,
Pisciculus für Muskel,
Platea für Aderpresse,
Polus für Kniescheibe,
Pomum granatum für Schwertknorpel,
Prima planta für Fusswurzel,
Restricta und *Recepta* (statt *Rasceta*) für Handwurzel,
Rupes (wahrscheinlich im Gedanken an *ρυπος*) für Schamspalte,
Scopa regia für Kinnlade,
Scrotum (cordis) für Herzbeutel,
Sedile für Hinterbacken,
Sessus für After,
Sibilus für Zäpfchen,
Sinus für weibliche Geschlechtstheile, bei den Dichtern *Sinus pudoris*,
Substantia digitalis für Wurmfortsatz,

werden konnte, welche der griechischen Sprache gänzlich unkundig waren, oder altgriechische Worte in neugriechischer Aussprache nach dem Hörensagen niederschrieben [1]), — die Versetzung

Suffrago für Knie,
Suffugia für die Zellen des Warzenfortsatzes,
Taurus für *Raphe scroti*,
Tenon für Nacken,
Thorax für Brustbein,
Tintinnabulum für Zäpfchen,
Tumulus für Supercilium,
Tyloma für Fusssohle,
Vacuitas für Hirnkammer und Gelenksgrube,
Vena für Schlagader,
Vetula für After,
Villus für Muskelbündel,
Vulva für Gebärmutter,
Vulpes für Lendenmuskel (*Psoas*),
u. s. w.

[1]) Hier finden wir Erstaunliches geleistet, wie:

Armathodes für *Harmatodes*,
Alratia für *Atresia*,
Amphisma für *Amphiesma* (Herzbeutel),
Anathomia für *Anatomia*,
Anderon für *Antheron* (Kinn),
Autinoidea für *Arytaenoidea*,
Antinymion für *Anticnemion* (Schienbein),
Aschlites für *Ascites*,
Athlas für *Atlas*,
Beritheron für *Peritonaeum*,
Billrasia für *Epilepsia*,
Calimus für *Chalinos* (Mundwinkel),
Catharta für *Cataracta*,
Cirusia für *Chirurgia* (noch fortlebend im italienischen *cirusico*, und im spanischen *cirusano*),
Clidia für *Cleides* (Schlüsselbeine),
Caryloa für *Choroidea*,
Cradia für *Cardia*,
Dissynteria für *Dysenteria*,
Dyablus für *Diaulos* (Schlinge),
Dyaphragma für *Diaphragma*,
Elacoidea für *Allantois*,
Emoptomia für *Haemoptoë*,
Emotoyca für *Haemoptoë*,
Eon für *Eion* (ἠϊών, Meeresufer, aber auch Augenlider),
Epantima für *Epanthisma* (Hohlvene),
Epiphasterion für *Epigastrium*,
Ercosis für *Kercosis* (Clitoris),
Faringa und *Farix* für *Pharynx*,

der Buchstaben eines Wortes, um es für ein italienisches oder spanisches Gehör wohlklingender zu machen, wie z. B. *Acormium*

Ficteris für *Sphincter*,
Gastrocarmia für *Gastrocnemia*,
Gastrognymius für *Gastrocnemius*,
Glangula für *Ganglia*,
Hemiplexia für *Hemiplegia*,
Histericia für *Icterus*,
Hyaderes für *Hypoderides* (kleine Schamlefzen),
Hysophagus für *Oesophagus*,
Hithia für *Eileithya* (eigentlich die Schutzgöttin der Gebärenden, aber auch Hebamme, und bei den Arabisten *Amnios*),
Ir für Ballen der Hand (lässt sich von χείρ ableiten),
Ithmides für *Ethmoides*,
Itrum für *Etron* (ἦτρον, Schmerbauch),
Laringa und *Lariz* für *Larynx*,
Malinconia für *Melancholia*,
Mescrenum für *Mesenterium*,
Messopharme für *Mesophryon*,
Myrinx für *Meninx*,
Obtalmia für *Ophthalmia*,
Obticus für *Opticus*,
Olectranum und *Olenoctranum* für *Olecranon*,
Orthi für *Aorta*,
Oscecum für *Oscheon* (Hodensack),
Panagra für *Pancreas*,
Perineum für *Perinaeum*,
Pileron für *Pylorus*,
Pissis für *Pyxis*,
Praeputium für *Proposthion* (von πρό und πόσθη, Glied, also was vorne am Glied ist),
Prartigomata für *Pterygomata* (kleine Schamlefzen),
Rhadanes für *Rothones* (Nasenlöcher),
Salangas für *Phalanges*,
Sindoma für *Symptoma*,
Sisamina für *Sesamoidea*,
Sphanga für *Sphage* (Kehle),
Sphondilus für *Spondylos*,
Sphragitis für *Sphagitis* (innere Drosselvene),
Squinancia für *Cynanche*,
Stera für *Hystera* (Gebärmutter),
Syndesmion für *Cynodesmon* (Bändchen der Eichel),
Tenasmon für *Tenesmus*,
Thimes für *Thymus*,
Tile für *Thele* (Brustwarze),
Torus für *Tauros* (Hodensack und *Raphe*),
Uracum für *Urachus*,
Uropygium für *Orropygion* (Steiss),
u. v. m.

für *Acromium*, *Carneum* und *Carnerium* für *Cranium*, *Scortum* für *Scrotum*, — das Weglassen ganzer Silben eines Wortes, wie in *balare* für *basilare*, in *Notomia* für *Anatomia* (noch im Italienischen gebräuchlich), in *Orthi* für *Aorta*, und in *Pocundrium* für *Hypochondrium*, — die Verdopplung der Consonanten, besonders des *l* und *s*, wie in *Gallienus* und *cossica*, — das Weglassen des *h*, oder Anbringen desselben am unrechten Orte, z. B. *epar* und *chartilago*, — die zur Gewohnheit gewordene Substitution des *y* für *i*, wie in *lyen* und *dyastola*, — beliebiges Einschalten von Vocalen zwischen zwei Consonanten, z. B. *Alabari* für *Alwarid* (Hohlvene), — die regelmässig sich wiederholende Substitution von *i* für η, ει, und αι, wie in *Hibi* für ἥβη (Scham), und *Isophagus* für *Oesophagus*, u. m. a. Alle diese Seltsamkeiten erfordern, abgesehen von den arabischen Fremdworten, ein eigenes, sehr ermüdendes Studium, um sich mit ihnen zurecht zu finden. Nur das Interesse des anatomischen Geschichts- und Sprachforschers, kann sich mit ihnen auf die Zeit einbüssen.

So allgemein aber die arabische Nomenclatur in der Anatomie des Mittelalters angewendet wurde, so kennt doch die Geschichte unserer Wissenschaft zwei Anatomen, welche die Aufnahme arabischer Worte beharrlich verweigerten. Der ältere von ihnen ist der Lombarde Alexander Benedictus[1]), der Erbauer

Das in dieser Gruppe stehende Wort *Squinancia* (für *Angina*), hat sich in der italienischen, französischen, und spanischen Sprache, als *squinanzia*, *esquinancie*, und *esquinencia*, bleibend niedergelassen.

[1]) Er sagt selbst von seinem Styl: *Boni consulant legentes, si, quando latina verba non habuerim, graecis uti maluerim, „omissis barbaris“*.

des ersten anatomischen Theaters in Circusform zu Padua [1]), wo er nur durch drei Jahre (1493—1495) Professor der Anatomie war, da er als Feldarzt in die Heere der Venetianer eintrat. Ich besitze die Pariser Auflage seiner *Anatomice, sive Historia anatomica corporis humani*, ohne Jahreszahl. Die Widmung an Kaiser Maximilian I. führt das Datum: *Venetiis, MIIIID* (1497 [2]). Der jüngere, Georgius Valla Placentinus, war kein Professor der Anatomie, sondern ein medicinischer Schriftsteller: *De corporis commodis et incommodis, Argentinae*, ohne Jahreszahl. Er substituirte in diesem, sehr gut und in aphoristischer Kürze geschriebenen Werke, welches viel Anatomie enthält, den arabischen Ausdrücken, die längst vergessenen griechischen. Alle übrigen Anatomen des 14. bis 16. Jahrhunderts, hielten an der arabischen Nomenclatur fest, in welche sich hie und da, aus der hebräischen Uebersetzung des Avicenna, oder aus dem Talmud, auch ein hebräisches Wort einzuschleichen wusste. Die Geschichte belegt diese Anatomen deshalb mit dem Namen: Arabisten. Ihr unglaublich schlechtes Latein, verschaffte ihnen auch das wenig schmeichelhafte Prädicat: *Latino-Barbari*.

---

[1]) Auf dieses erste anatomische Theater, welches eine grosse Menge Zuhörer fasste, spielte der erbitterte Verächter der Anatomie, Cornelius Agrippa, an, wenn er die Anatomie: „*horrendam lanienam, et theatricam carnificinam*" nennt. *De vanitate scientiarum*, citirt in Riolani *Anthropographia, Cap. VI. Sectae anatomicorum, ad finem.*

[2]) Die erste Venetianer Auflage erschien 1493. Beide enthalten auch Physiologisches in gedrängter Kürze, nach damaligen Ideen.

Da ich alle alten anatomischen Schriftsteller, von Constantinus und Albertus Magnus[1]) angefangen, bis auf

[1]) Der Dominicanermönch Albertus (Albert von Bollstädt, geb. 1195, gest. 1282) muss unter die anatomischen Schriftsteller aufgenommen werden, da das erste Buch seines umfassenden Werkes: *De animalibus*, welches den sechsten Band seiner zu Leyden, 1651, *in folio* aufgelegten *Opera omnia* bildet, von der Anatomie des Menschen handelt. Albertus, dem seine grosse Gelehrsamkeit den Beinamen Magnus verschaffte, welch' hohe Auszeichnung nur noch zwei Gelehrten, dem Bischof von Upsala Olaus, und dem kühnen Kämpfer gegen die Vorurtheile seiner Zeit, dem Friesen Gerhardus, zu Theil wurde, war eigentlich Physiker und Philosoph, und der redegewandteste Scholastiker seiner Zeit. (Bei dem, in diesem Buche oft genannten Magnus Hundt dagegen, ist Magnus nur ein gewöhnlicher Kalender-Taufname.) Albertus lehrte, mit dem grössten Beifall, an der Pariser Sorbonne über Aristoteles. Kein Hörsaal konnte die Menge seiner Zuhörer fassen. Er musste in den Kirchen, und als auch diese zu klein wurden, unter freiem Himmel seine Vorlesungen halten. Aus der Wiese, auf welcher Albertus seine Schüler um sich versammelte, ist im jetzigen Paris, *La Place Maubert* geworden, ein Name, welcher das Andenken des gelehrten Mönches besser erhalten wird, als es durch seine Schriften geschehen kann. Albertus ist französisch: *Aubert*, und das *M* am Anfang, repräsentirt das abgekürzte *Magnus*. Albertus stand im Verdacht der Zauberei, wie es auch anderen Physikern und Chemikern jener finsteren Zeit widerfuhr. Dennoch starb er als Bischof in Regensburg. — Das ihm zugeschriebene Buch: *De secretis mulierum*, ohne Jahreszahl und Druckort (wahrscheinlich Augsburg, 1489), rührt nicht von ihm her. Ueber die „Geheimnisse der Weiber" zu schreiben, hätte sich ein Mönch am wenigsten berufen gefühlt. Der Verfasser dieses Werkes

Realdus Columbus, Schüler und Prosector des Vesal, durchgesehen habe, um Methode und Geist der Anatomie in jenen längst vergangenen Zeiten kennen zu lernen, machten mir die arabischen Worte anfangs viel Verdruss, da ich Sinn und Bedeutung derselben erst herausgrübeln musste. Um Näheres über sie zu erfahren, schrieb ich sie mit arabischen Buchstaben nieder, in der Hoffnung, sie im Golius aufzufinden. Da in den alten polyglotten Lexicis, das Arabische mit hebräischen Lettern gedruckt ist, musste ich die aufzusuchenden Worte auch in hebräische Schriftzüge kleiden. Meine Mühe war vergebens. Ausser *Rigil* (Fuss), *Sadr* (Brust), und *Rasga* (Kniescheibe), fand ich auf diesem Wege keines. Professor Friedrich Müller klärte mir die Sache auf. Die gesuchten Worte sind allerdings arabisch, aber in einer Weise entstellt, dass selbst ein gründlicher Kenner der arabischen Sprache Mühe hat, ihre richtige Form zu finden. Diese Mühe hat sich Prof. Müller genommen, und durch Nachsuchen in den arabischen Urtexten, die Orthographie einer grossen Menge solcher verbildeter Worte sichergestellt. Nur wenige sind übrig geblieben, welchen nicht auf den Grund zu kommen war. Durch seine erläuternden Bemerkungen über die Rechtschreibung und Aussprache derselben, erhält diese Schrift auch für den arabischen Sprachforscher Werth[1]),

ist vielmehr einer seiner Schüler, Heinrich von Sachsen, wie der gelehrte Simler, in der *Epitome Bibliothecae Gesnerianae, Tiguri, 1574, pag. 332*, nachgewiesen hat.

[1]) Die Erklärungen, welche die Lexica von Golius und Freytag, von Val. Schindler und Pancr. Bruno, über arabische Worte der Anatomie enthalten, stimmen zuweilen nicht zu dem Sinn, in welchem diese Worte von den arabischen Schriftstellern gebraucht werden.

während meine Arbeit nur das Bedürfniss des Anatomen in's Auge fasste, welcher Sinn und Bedeutung eines in lateinischen Texten intercurrirenden fremden Ausdrucks zu wissen verlangt, unbekümmert, ob dieser Ausdruck correct oder verstümmelt ist. Mehr als die dankenswerthe Theilnahme, welche dieser Gelehrte meinem Buche schenkte, hat mich das freundschaftliche Band beglückt, welches der wissenschaftliche Verkehr zwischen uns knüpfte, und dessen Werth ich, am Ende einer vereinsamten Lebensbahn stehend, tief und innig fühle.

Was wird die Kritik zu dem Buche sagen? Nutzlose Gelehrsamkeit und undankbare Arbeit! höre ich sie im Geiste ausrufen. Was kümmern uns Worte, welche Niemand mehr gebraucht, und welche nur in Werken vorkommen, die Niemand mehr liest! Mit nichten. Jede Wissenschaft hat eine Geschichte ihrer Sprache; nur die Anatomie nicht. Und doch ist die Sprache ein wesentliches Element der Geschichte der Wissenschaft selbst. Wer einst diese Geschichte der anatomischen Sprache schreiben wird, dem kann mein Buch nicht nutzlos erscheinen. Aber auch die Gegenwart wird ihm die Anerkennung nicht versagen, dass es über den Ursprung anatomischer Kunstausdrücke, unerwartete und überraschende Aufschlüsse giebt. Welcher Anatom hat je geahnt, dass *Nucha*, *Salvatella*, *Rasceta*, *Cavilla*, *Mediana*, *Zirbus*, *Cassum* und *Assetum* (mittelalterliche Ausdrücke für Thorax und Vorderarm), keine lateinischen, sondern arabische Worte sind, und *Sesama*, *Saphena*, *Cephalica*, *Basilica*, *Gargareon*, nicht aus dem Griechischen, sondern aus dem Arabischen stammen, der grossen Menge von *Termini technici* der Anatomie nicht zu gedenken, welche lateinische Uebersetzungen arabischer Ausdrücke sind, wie z. B. *Auriculae cordis*, *Vermes cerebri*, *Nodus gutturis*, *Colatorium*, *Olla* und *Theca cerebri*, *Os puppis* und *Os prorae*, *Sutura sagittalis*, *Costae* und *Suturae verae et spuriae*, *Amygdalae*, *Orbita*, *Venae raninae*, *Fonticulus*, *Virga*, *Rotula*, *Dura* und *Pia mater*, *Art. soporales*, *Septum transversum*, *Mediastinum*, *Albuginea*, *Panniculus*, *Infundibulum*, *Os basilare*, u. m. a. Von den hebräischen Worten kennt die Anatomie der Jetztzeit, ausser dem *Pomum Adami*, dem Schambeine, den Röhrenknochen, und der von allen Sprachen adoptirten *Cauda equina* des Talmud [1]), nichts mehr. Sie haben alle das 16. Jahrhundert nicht überlebt. Selbst die gebrauchteren von ihnen, wie *Oculus genu* für Kniescheibe, *Domus deglutitionis* für Schlund, *Lus* für Sesambein der grossen Zehe, das zum *Zeudech* hebräisirte persische *Zubendech* für Stirnfontanelle, *Cahabin* für Knöchel, *Funis argenteus* für Rückenmark, *Nervus crassus* für Hüftnerv [2]), *Os ani* für Steissbein, traten in der Regel nur als Synonyme auf.

Schon im 16. Jahrhundert, wo der Arabismus in der Anatomie, wie in der gesammten Medicin, in vollem Schwunge stand, wurden medicinische Werke in deutscher Sprache geschrieben. Ich erwähne Phryesen (Spiegel der Arczney, 1514), Paracelsus, Hans von Gersdorf, Dryander, Steinpeiss, die deutsche Uebersetzung des Ambrosius Paraeus, und den deutschen Auszug aus dem Vesal. Eine Anzahl anatomischer Ausdrücke

---

[1]) Benjamin Wolf Ginzburger, *Medicina ex Talmudicis illustrata, Gött. 1743, pag. 10.*

[2]) Von diesem Nerv (גיד, *gid*), welcher von Flavius Josephus (*Antiquitates Judaicae, Lib. I*) *crassissimus omnium* genannt wird, *qui in femur, tibiam, pedemque unum defertur*, steht geschrieben, dass er dem Erzvater Jacob, im Kampfe mit dem Engel, berührt und gelähmt worden sei, „*cujus calamitatis memores Judaei, ab eo tempore eo nervorum abstinuerunt*".

der Arabisten wurde in denselben verdeutscht. So erklärt es sich, warum viele Organe deutsche Namen führen, welche keine Uebersetzungen der ursprünglichen griechischen Benennungen derselben sind, sondern Uebersetzungen jener lateinischen Bezeichnungen, welche ihnen die Arabisten, nach den Texten des Avicenna, Rases, und Haly Abbas, gegeben haben, wie: Hirnschale und Hirnkasten (*Testa*, und *Theca s. Olla cerebri*, letzteres jetzt noch als *Oulle* im Dialect der Provençalen), Mandeln (*Amygdalae*), Magenmund (*Os stomachi*), Luft- und Speiseröhre (*Canna s. Canalis aëris*, *Canna s. Canalis cibi*), Schienbein- und Ellbogenröhre (*Canna major cruris et cubiti*), Kehlkopf (*Caput gutturis*), Mittelfell (*Mediastinum*), Pfeilnaht (*Sutura sagittalis*), Brustblatt (*Assis pectoris*), Herzgrube (*Scrobiculus cordis*) und Herzbeutel (*Marsupium cordis*), Hirn- und Herzkammern (*Camerae*), Hirntrichter (*Infusorium*), Unterleib (*Imus venter*) und Schmerbauch (*Arvina*), Hodensack (*Bursa*) und Netze (*Reticula*), Blasen- und Gebärmutterhals, Muttermund (*Os matricis* oder *Os vulvae*), Magenrücklein für *Pancreas* (*Culcitra ventriculi*), Nasenflügel (*Alulae*), Fleischhaut (*Panniculus carnosus*), Tischmuskel, Spannadern (Nerven), Wirbelsäule (*Columna spondilium*), Extremitäten, Zahnfleisch (*Caro dentium*), Thränencarunkel, Gaumenvorhang (*Velum palati*), wahre und falsche Rippen und Nähte, Schlundkopf (*Caput gulae*), Schlagader (*Vena pulsatilis*), Umdreher (*Rotator*, für Trochanter), Brustkorb (*Crates*), Ruthe (*Virga*), Kehldeckel (*Operculum laryngis*), Hirnbalken (*Trabs*), Stimmritze (*Rima glottidis* und *Rima fistulae*), Fontanelle (*Fonticulus*), Zwerchfell (*Septum transversum*), Schamspalte (*Rima pudendi*), Schläfe-Schlagader (*Arteria subethalis*), Pfahlbein (*Os paxillare*), Armseil (*Funis brachii*), u. v. a. Für alle hier genannten Organe, haben die Griechen und Römer ganz andere Ausdrücke, in welchen der Sinn der deutschen Benennungen nicht enthalten ist.

Da ich, um die betreffenden Nachweise zu meinen etymologischen Forschungen zu liefern, nie genug Belege beisammen zu haben glaubte, sammelte ich sie auf, wo ich sie fand. Möge das Buch deshalb von dem Tadel der Ueberladenheit verschont bleiben. Er wäre ungerechter als jener, welchen die rhapsodische Kürze des Styls in einigen Paragraphen vielleicht verdient. Weitläufige etymologische Auseinandersetzungen sind immer für den Leser ermüdend. Ich habe deshalb auch an seine Erheiterung gedacht, und die nicht selten ergötzlichen Misshandlungen griechischer und lateinischer Benennungen der Körpertheile namhaft gemacht, wie sie bei den Anatomen des Mittelalters zur Regel geworden sind. Räthselhafte Worte, an deren Auslegung sich bisher Niemand gewagt hat, wie *Evagaidos, Dyablus, Chillis, Soonia, Sadarassis, Gingia mater, Astale, Ficteris, Eucharus s. Encharas*, u. v. a., finden bei dieser Gelegenheit ihre Erklärung. Auch aus griechischen und römischen Alterthümern habe ich Manches herbeigezogen, was zur Aufklärung des Ursprungs und der wahren Bedeutung gewisser anatomischer Benennungen dienen kann. Denn ich denke mit Epictet: ἀρχὴ τῆς παιδεύσεως ἡ τῶν ὀνομάτων ἐπίσκεψις, — *nominum consideratio, instructionis principium est.*

Schliesslich empfehle ich folgende Punkte dem Leser zur gefälligen Beachtung.

1. Da jeder Paragraph dieses Buches, eine für sich bestehende kurze Abhandlung bildet, welche mit den übrigen in keinem Zusammenhange steht, werden die Titel der Werke, auf welche ich mich im Texte berufe, selbst wenn sie in einem vorhergehenden Paragraph schon angeführt erscheinen, vollständig

wiedergegeben. Für Jene, welche sich von der Richtigkeit der Citate überzeugen wollen, ist dieses viel bequemer, als wenn sie gezwungen wären, den Titel des betreffenden Buches erst in irgend einem früheren Paragraph aufzusuchen. Eine Berufung auf ein *Op. cit.*, kommt nur dann vor, wenn das Werk in demselben Paragraph zweimal angeführt werden musste, oder wenn es im Vorausgegangenen oft schon erwähnt wurde. — Sind von einem Werke mehrere Auflagen erschienen, so wird die von mir benützte, gewöhnlich mit dem vollen Titel (Druckort, Jahreszahl, und Name des Herausgebers) citirt. — Ist bei der Anführung eines Autors, nicht auch sein Werk genannt, so wurde die betreffende Notiz aus einem anderen Autor entlehnt, welcher sich auf ersteren beruft. — Die ältesten Druckwerke führen öfter keine Jahreszahl. Auch der Druckort wird nicht immer genannt. Die Aufführung solcher Werke erscheint deshalb dem Leser unvollständig, wobei jedoch mich kein Vorwurf treffen kann. — Die alten gothischen Drucke haben sehr oft weder *Folia*, noch *Paginae* numerirt. Selbst den Hauptabtheilungen dieser Bücher, und ihren Capiteln, geht die numerische Bezeichnung ab. In diesem Falle konnte nur der Titel des betreffenden Capitels angeführt werden. Das Aufsuchen einer Stelle in einem solchen Capitel, macht nicht viel Mühe, da die Capitel in der Regel ziemlich kurz sind. — Bei Druckwerken, in welchen nur die *Folia* numerirt sind, bedeutet *a* die Aversseite, und *b* die Reversseite des Blattes. Sind aber die *Paginae* numerirt, und führen diese den Satz in Doppelcolumnen, so bezieht sich *a* auf die linke, *b* auf die rechte Columne.

2. Alle in diesem Buche enthaltenen Citate, wurden von mir in den Originalwerken genau nachgesehen. Der Leser, welcher sich von der Richtigkeit eines Citates vergewissern will, wird dasselbe immer vollkommen genau copirt, und sicher an

der bezeichneten Stelle finden. Somit wird er auch den Aerger nicht empfinden, welchen ich so oft zu überwinden hatte, wenn beim Aufsuchen verdächtiger Citate anderer Autoren, weder Capitel, noch Seitenzahl stimmt. Es ist unglaublich, wie schlenderisch sonst gute Autoren mit diesen Dingen umgehen. — In den Citaten wurde weder an dem barbarischen Styl, noch an der alle Begriffe übersteigenden unorthographischen Schreibweise unserer Vorfahren, etwas geändert. Ich wollte an diesen altehrwürdigen Sprachdenkmälern nichts corrigiren, und bitte deshalb, nicht für Druckfehler halten zu wollen, was nur höchst eigene Schreibweise der *Latino-Barbari* ist. — Die Correctur des Druckes wurde mit der grössten Sorgfalt von drei verschiedenen Personen vorgenommen. Ein echter Druckfehler dürfte deshalb eine Seltenheit sein. — Zuweilen wird ein und derselbe Autor, unter verschiedenen Namen aufgeführt. Dieses beruht auf dem Usus der alten Aerzte, von berühmten Collegen, nur den Taufnamen allein zu nennen, wie es mit Päbsten, regierenden Herren, und Klosterbrüdern, jetzt noch geschieht, oder ihnen einen Namen zu geben, welcher nach dem Geburtsorte derselben gebildet wurde. So ist Guilielmus und Salicetus, Ugo und Senensis, Arnaldus und Villanovanus, Henricus und Hermondavilla, Guido und Caulincus *(Guy de Chauliac)* eine und dieselbe Person, wie Berengarius und Carpus, Hans von Gersdorf und Schylhans. Kommt ein arabischer Autor unter zweierlei Namen vor, so ist der eine die Latinisirung des andern, wie Avicenna und Ebn Sina, Rases und El Rasi, Albucasis und Abu-l Kasem.

3. Oft werden von den Arabisten anatomische Ausdrücke in einem anderen Sinne gebraucht, als wir heutzutage damit verbinden, wie in Note 1 auf *pag.* XXXI dieser Einleitung zu

sehen ist. Um Missverständnissen vorzubeugen, wurde in diesen Fällen dem missbrauchten Ausdruck, seine richtige Bezeichnung zwischen Klammern beigesellt. Ebenso einige Male bei jenen Worten, welche die Italiener, wenn sie um einen lateinischen Ausdruck in Verlegenheit waren, aus ihrer Muttersprache entlehnten, wie *Ditellus*, *Titillicum*, *Portinarius*, *Appodiamentum*, *Crepatura*, u. m. a.

4. Bei der von Prof. Müller in lateinischen Lettern gegebenen Aussprache arabischer Worte, bedeutet ein kurzer Querstrich (_) unter einem Consonanten, dass dieser verschärft auszusprechen ist (d̲ = ض, t̲ = ط, s̲ = ص, z̲ = ظ). Dasselbe Zeichen über einem Vocal zeigt an, dass dieser lang zu halten ist. Ein Punkt unter *h* (*ḥ* = ح), verlangt die geschärfte, tief gutturale Aussprache desselben, und das Zeichen ' drückt einen der arabischen Sprache eigenthümlichen Kehllaut (ع) aus, welcher wohl durch das Gehör zu erlernen ist, durch Buchstaben aber nicht bezeichnet werden kann.

5. Da ich den arabischen Text des Albucasis erst erhielt, als der Druck des Buches schon weit vorgeschritten war, wurde es nöthig, zu einigen Worten des Textes Nachträge zu geben, in welche auch einige sprachliche und geschichtliche Notizen aufgenommen wurden.

Das von Herrn Dr. Friedlowski zusammengestellte Verzeichniss aller in diesem Buche vorkommenden, arabischen und hebräischen Ausdrücke, wird Jenen gute Dienste leisten, welche einzelne Fremdworte aufsuchen wollen.

§. 1. Abgas, Amnios.

Abgas ist in den lateinischen Texten eine seltene Erscheinung. Die ersten Uebersetzer des Avicenna wussten vermuthlich nicht, was sie aus dem, im *Canon* öfter vorkommenden Worte machen sollten, und wie es im Latein wiederzugeben wäre. Der griechischen Sprache, welche erst nach dem Falle von Byzanz, in Italien in Aufnahme kam, waren sie unkundig, und kannten somit, aller Wahrscheinlichkeit nach, das *Amnios* des Galenus nicht. Sie behielten somit das arabische Wort bei, unter welchem die innerste Eihülle des Embryo verstanden wird. Im *Canon, Lib. III. Fen. 21, Tract. 1, Cap. 2, „de generatione embryonis“* heisst es: *„foetus continetur tribus panniculis; uno, in quo contexuntur venae* (unser Chorion), *altero, qui vocatur Biles* (unsere Allantois), *tertio, qui dicitur Abgas* (unser Amnios)“. Der *Liquor Amnii* wurde für den Schweiss des Embryo gehalten, *„foetus sudorem in se asservans“* (Vesal). — *Abgas* ist nach Müller: انفس, sprich: *Anfas*. Das Wort theilte das Loos so vieler anderer arabischer Ausdrücke, welche sich bei ihrer Aufnahme in die lateinischen Uebersetzungen, grosse Misshandlungen gefallen lassen mussten. Aus *Anfas* wurde *Abgas* gemacht.

Mundinus und seine Nachfolger, kamen nicht in die Lage, vom *Abgas* zu sprechen, weil sie den schwangeren Uterus, welchen zu sehen sie keine Gelegenheit hatten, in ihren

Schriften gar nicht behandelten. Sie führen die Eihüllen, und den Mutterkuchen, nur im Allgemeinen als *Secundae* oder *Secundinae* auf: *perinde, ac si secundus veluti esset partus* (Fallopia[1]). Wird aber *Abgas* hie und da in anatomischen Schriften erwähnt, so ist es zu *Abeas* oder *Alicas* entstellt[2]). *Aurelia*, unter welchem Namen das Amnios im lateinischen Avenzoar auftritt, ist wohl nur eine verschriebene *Areola*, da das wassergefüllte Amnios, einen durchsichtigen Hof *(areola)* um den Embryo herum bildet. Zuletzt taucht *Abgas* im Adrianus Spigelius auf, aber als *Abigas*[3]). Seither ist es so verschollen, dass selbst die anatomischen Synonymien von Pierer und Schreger, *Abgas* gänzlich ignoriren. Hiemit wäre die kurze Geschichte des *Abgas* erzählt. Ich habe nur noch hinzuzusetzen, dass Berengarius[4]) für *Abgas* auch *Aecham* setzt. — Mehr lässt sich über das griechische *Amnios* sagen.

Soll man *Amnios* oder *Amnion* schreiben? Für beides giebt es Anhaltspunkte. Der beste Gewährsmann für *Amnios* ist Galenus[5]), welcher diese Haut ἀμνεῖος nennt. Amnios wäre demnach als *Amnīos*, nicht als *Amnios* auszusprechen, und nicht das Amnios, sondern der Amnios zu sagen, da ἀμνεῖος *generis masculini* ist. Der viel spätere Julius Pollux hat ἀμνίον. Die Wahl steht uns frei. Da nun ἄμνιον in der Odyssee das Gefäss heisst, in welchem das Blut der Opferthiere aufgefangen wurde, so kann dieses Wort in keiner Beziehung zur fraglichen Haut stehen, und muss *Amnios* für das richtigere gehalten werden. Die Wurzel von beiden Ausdrücken ist ἀμνός, *agnus*, Schaf.

---

[1]) Im Hippocrates *(Aphorism. V. 49)*, und im Paulus Aegineta *(de re medica, Lib. VI, Cap. 75)*, heissen die *Secundinae*: τὰ δεύτερα, von δεύτερος, der zweite.

[2]) Berengarii Carpensis *Comment. in Mundinum, pag. 254, a.*

[3]) *De formato foetu, Cap. 6, de amnio membrana.*

[4]) *Lib. cit. pag. 254, a.*

[5]) *De Hippocratis et Platonis decretis, Lib. VI, Cap. 6.*

Wie kam aber das Schaf dazu, seinen Namen in der Anatomie einzubürgern? Beim Schlachten und beim Opfern der Schafe, stiess man auch auf trächtige. Die sehr dünne und durchsichtige innere Haut, welche den Schafembryo zunächst umgiebt, lässt diesen mit allen seinen Theilen, vollkommen klar und deutlich durch sich hindurchsehen. So erhielt sie denn auch vom Schafe ihren Namen: ἀμνίος. **Vesal**, welcher die griechischen Worte aus der Anatomie auszuscheiden bemüht war, übersetzte *Amnios* mit *Membrana agnina*, unsere „**Schafhaut**". So auch im **Selneccerus**:

„*Tertia, sed tenuis pellis tegit undique foetum,*
„*Agninam, quod sit mollis ubique, vocant.*"[1]

Die Ausdrücke: *Armatura* und *Vestis foetus*[2], — *Amiculum (quia foetum amicit et obvolvit*[3]), — *Indusium (quia embryonem proxime induit*[4]), — *Charta virginea*, wahrscheinlich weil sie bei der Geburt reisst, wie der Hymen bei der Begattung[5]), — *Involucrum interius s. tenue*[6]), wechseln bei verschiedenen älteren Autoren mit einander ab, konnten aber das uralte *Amnios* nicht verdrängen. Eine dünne und leicht zerreissliche Membran, wie das Amnios ist, *Armatura* zu nennen, gehört der Sitte jener Zeit an, welche es liebte, für die Körperorgane recht sonderbare, auffallende und imposante Namen auszuwählen, wie *Scutum cordis* für das Brustbein, *Pectus pedis* für den Fussrücken, *Morsus Adami* für das Zungenbein, *Oculus genu* für die Kniescheibe, *Poma amoris* für die Hoden, *Catapulta* und *Hasta nuptialis* für den Penis, *Calcar capitis* für den Griffel-

---

1) *Libellus de partibus corporis. Vitebergae, 1554, Cap. de partibus, quae generationi serviunt.*

2) **Spigelius**, *loco cit.*

3) **St. Blancardus**, *Anat. reform. P. II, Cap. 29.*

4) **Th. Bartholinus**, *Instit. anat., Lib. I, Cap. 36.*

5) **Van der Linden**, *Philos. med., Lib. II, Cap. 7, §. 17.*

6) **Vesalius**, *De corp. hum. fabr., Libr. V, Cap. 17.*

fortsatz, *Radix ventris* für den Nabelstrang, *Aures cordis* für die Vorkammern des Herzens, *Tensor ani* für den breitesten Rückenmuskel, *Scortum (scrotum) inversum* für die Gebärmutter, *Manus hepatis* für die Pfortader, *Coelum oris* für den harten Gaumen, *Cataracta* für den Kehldeckel, *Hepar uterinum* für die Placenta, *Propugnaculum oris stomachi* für den Schwertknorpel, *Memento mori* für das Schläfebein, u. s. w.

Es kann geschehen, dass bei sehr rasch verlaufenden Kopfgeburten, das Amnios nicht spalt- oder sternförmig, sondern in einem, um den Kopf des Kindes herumgehenden Kreise reisst, wo dann der Kopf mit einer dicht anschliessenden Amnioshaube geboren wird. Eine solche Haube hiess bei den Römern *Galea*. Ich erwähne dieses, weil Santorini [1]) aus der *Galea Amnii* Veranlassung nahm, die Aponeurose unter der behaarten Kopfhaut, *Galea tendinosa capitis* zu nennen. Bei Mädchen hiess die Haube *Vitta*, obwohl dieses Wort eigentlich nur eine Kopfbinde bedeutet [2]), mit welcher anständige Frauenspersonen ihre Haare auf einfache Weise zusammenhielten, um sich von öffentlichen Mädchen zu unterscheiden, welche sehr auffallende Frisuren trugen. Kinder, welche mit der *Galea* oder *Vitta* zur Welt kamen, sollen nach dem Volksglauben glückliche Menschen werden. Daher *Caput galeatum*, ein Glückskind, — das französische *né coiffé*. Ein Sohn des Kaisers Caracalla, welcher mit einem bandartigen Amniosstreif um den Kopf geboren wurde, erhielt daher den Beinamen Diadumenos (von *diadema*). Die Haube selbst kam deshalb zu den Namen Glückshaube und Wünschhütel. Sie wurde sorgfältig aufbewahrt. Getrocknet und gegessen, machte sie unverwundbar. Wurde sie aber gestohlen, kam Unglück und Elend über ihren früheren Besitzer [3]). Wie wenig die Glückshaube schon vor Jahrhunderten werth war, ersieht man, wenn man überhaupt

---

[1]) *Observationes anat. Cap. 1, §. 3.*

[2]) Ovidii *Metamorph. II, 413.*

[3]) Adr. Spigelius, *loco cit.*

noch eines Beweises bedurfte, aus Spigelius, welcher eine Frau kannte, deren zahlreiche Kinder mit der Haube auf die Welt kamen, aber kränklich und schwach waren, und im frühen Alter starben.

Ausser dem Kopf, kann auch eine Hand, ein Fuss, oder der Rumpf, mit einem Amniosüberzug geboren werden, welcher dann *Chirotheca, Soccus*, und *Indusium s. Camisia* hiess[1]. — *Galea* war bei den Römern ein Helm aus Leder, zum Unterschied der metallenen Sturmhaube, welche *Cassis* hiess: *Cassis de lamina est, galea de corio*[2]. Eine Mütze aus Thierfellen, wie sie die römischen Bauern und die alten Bewohner Latiums trugen, hiess *Galerus*[3], welches Wort auch auf die Perrücken überging.

---

§. II. Achib, Calcaneus.

Nur zwei Knochen des Fusses — Fersenbein und Sprungbein — haben ihre arabischen Namen bis in die Restaurationszeit der Anatomie bewahrt. Ein Commentator des Avicenna, Andreas Alpagus Bellunensis, nahm sie unverändert aus dem arabischen Texte auf, und schrieb: *Achib* für Fersenbein, und *Caib* für Sprungbein (siehe dieses Wort, im §. XLIII). Ihm folgten viele Arabisten. Erst im 16. Jahrhundert verliess man diese Ausdrücke für immer. Sie erscheinen nur mehr als Randnoten in der Venetianer Ausgabe des Avicenna, vom Jahre 1564.

Achib kommt von dem arabischen عقب, *'aqib* (M.). *Aqib* ist identisch mit dem הֶעָקֵב, *haacheu*, in der hebräischen Uebersetzung des Avicenna, und mit *Akkebh* der Glossarien (nach

---

[1]) Van der Linden, *Meletemata medicinae Hippocraticae. Lugd. 1666, pag. 129.*

[2]) Isidorus, *Orig. Lib. XVIII, Cap. 14.*

[3]) Virgil, *Aen. VI, 688.*

der alten Aussprache von עָקֵב, als *Aqeb*[1]). Gentilis de Fulgineis und Vesalius schrieben statt *Achib* auch *Abrip*, weshalb mehrere Lexica das verschriebene *Aldip* führen. — Der gewöhnliche Ausdruck für Fersenbein: *Calcaneus*, auch *Calcaneum*, stammt nicht von den Classikern her, sondern von dem Kirchenvater im vierten Jahrhundert, Ambrosius (Psalm. 40). Siehe Isidorus, *Etymologica, lib. XI.* — Pierer sagt (Anatom. Real-Wörterbuch, 2. Band., pag. 13), dass *Calcaneus* dem griechischen καλκανέος des Galen nachgebildet ist. Ich finde im Galen, wie im Aristoteles, immer das homerische πτέρνα für Fersenbein und Ferse. Καλκανέος existirt im Griechischen nicht. — Gut lateinisch ist nur *Os calcis*, nach der Autorität des Celsus: „*os ex transverso talorum* (das Sprungbein) *super os calcis situm est*". Da an der Ferse die Sporen getragen werden, fand auch der Tropus des Bauhin[2]): *Calcar pedis*, und jener des Eustachius[3]): *Os calcaris*, das Spornbein, Beifall und öftere Wiederholung. Sehr häufig steht für Fersenbein ganz einfach *Calx*, wie in den Schriften Vesal's und seiner Schüler.

Die πτέρνα des Galen, kommt, als Ferse, schon in der Ilias vor (XXII, V. 396 und 397):

„Ἀμφοτέρων μετόπισθε ποδῶν τέτρηνε τένοντε
„Ἐς σφυρὸν ἐκ πτέρνης — — — —

wo von der Stelle am Fusse gesprochen wird, an welcher Achilles der Leiche des Hektor die Riemen durchzog, um sie dreimal um Ilions Mauern zu schleifen:

„*Ter circa Iliacos raptaverat Hectora muros.*"

---

[1]) In Martini's *Lexicon philologicum* steht für *aqeb*: *akdh*. Diese Worte bedeuten eigentlich hohl oder krumm, und drücken nur eine Eigenschaft des Fersenbeins aus, nämlich die Concavität seiner unteren Fläche. Sie werden deshalb auch für Hohlfuss, *Planta*, gebraucht.

[2]) *Theatrum anat., Lib. IV, Cap. 43.*

[3]) *Opuscula anat., pag. 187.*

Diese *Pterna* vegetirt noch in der Anatomie, im *Musculus pterno-dactyleus*, wie J. Riolan[1]) den kurzen Beuger der Zehen nannte, seines Ursprungs am Fersenbein wegen. Jedenfalls ist *Pterno-dactyleus* besser als das Zwitterwort mehrerer Myologen: *Pediaeus (pes*, mit dem griechischen Ausgang αιος).

Wie kommt es, dass Kalk und Fersenbein denselben lateinischen Namen führen: *Calx*. Hierüber ist Folgendes zu sagen. Die weisse Bauchlinie, *Linea alba*[2]), hat sich die Anatomie aus dem römischen Circus geholt. *Linea alba* war dort eine mit Kalk oder Kreide weiss gefärbte Schnur, welche quer vor dem Eingang der Rennbahn gespannt war, damit sich die Wagen, hinter ihr, in einer Querreihe aufstellen und ordnen konnten, um beim schnellen Wegziehen der Schnur, das Rennen mit einmal zu beginnen[3]). Die Wagen kamen, nach vollendetem Umlauf, an derselben Stelle an, von welcher sie ausgelaufen waren. Daher wurde *Linea* auch für „Ende" gebraucht, wie z. B. im Horazischen: *Mors ultima linea rerum*. Da nun die *Linea alba* ihre Farbe von gelöschtem Kalk *(calce extincta)*, oder Kreide erhielt, wurde auch *Calx* als Ende einer Sache gebraucht, z. B. von Cicero[4]): *a vertice ad calcem*, und *in calce libri, vel sermonis*, von Quintilian. So kamen denn

---

[1]) *Anthropographia, Lib. V, Cap. 214.*

[2]) Zuerst von Vesal erwähnt, als: „*Linea, quae in abdominis medio candidior apparet.*" *De corp. hum. fabrica, Lib. II, Cap. 32.* Als *Linea alba* wurde sie von Th. Bartholinus benannt: „*quia carnis expers*" *(Instit. anat., Lib. I, Cap. 1)*. Der phantastische Paracelsus erfand für sie den Namen *Galaxia*, Milchstrasse des Bauches, und Sal. Albertus jenen des *Discriminculum (Hist. partium corp. hum., pag. 28)*, welches Wort aber bei Varro und Lucilius „Haarnadel" bedeutet. Seine Abstammung von *discerno*, trennen, mag ihm ein Anrecht geben, die weisse Bauchlinie zu vertreten, da diese die rechte und linke Seite des Bauches von einander trennt.

[3]) Cassiodorus, *Variarum epistolarum, III, 51.*

[4]) *De senectute, 23*, und *Disput. Tusc., I, 8.*

das Fersenbein und die Ferse, als unteres Leibesende, zu ihren Namen *Calx*. Aehnlich bedienten sich auch die Griechen des Wortes πτέρνα, für das untere Ende, oder die Basis eines Körpers.

§. III. Adaicon und Aresfatu, Patella.

Adaicon ist im Rases, und *Aresfatu* im Avicenna, für Kniescheibe zu finden, nicht als Regel, sondern als seltenere Ausdrucksform. Die meist gebrauchte ist *Rasga*, worüber in §. LXXXVII gehandelt wird, in welchem die Nomenclatur der Kniescheibe vollständig zusammengestellt wurde.

---

§. IV. Adjutorium, Alhadab, Os humeri s. brachii.

Nach veralteten Anschauungen gehörten Schlüsselbein und Schulterblatt nicht zur oberen Gliedmasse, sondern zum Thorax. So wollte es Aristoteles[1]), und seine Autorität wurde noch von Bauhinus und Spigelius respectirt. Galen und Rufus Ephesius dagegen, fassten die Schulterknochen, als der oberen Extremität angehörig auf. Für die Gegner des Galen, bestand die obere Gliedmasse aus *Manus magna* und *Manus parva*. Die erstere zerfiel in Oberarm und Vorderarm, — die letztere ist unsere eigentliche Hand.

Ob der Knochen des Oberarmes, *Os humeri* oder *Os brachii* heissen soll, machte den Arabisten keine Verlegenheit. Sie nahmen weder das eine noch das andere an, und nannten das Oberarmbein: *Adjutorium*. Dieses Wort ist das in's Latein

---

1) *Historia anim. I. Cap. 15.*

übertragene العضد, *al-'adid* des Avicenna [1]), welches auch in corrumpirter Form, als *Alhadab* vorkommt. Andreas Bellunensis sagt in der *Interpretatio nominum Avicennae: Alhadab est pars brachii a cubito ad humerum*, während *Alsahad* [2]), als *pars brachii infra cubitum* definirt wird. Man nahm es aber mit diesem Unterschied nicht immer genau, und verwechselte häufig beide Worte. Das *Dara* der Lexica ist nicht Oberarmbein, sondern Arm als Ganzes, mit Haut und Fleisch — das aramäische *Dera'* (דרע). Isaac Joubertus erklärt uns das *Adjutorium* mit den Worten: *appellatur sic, quoniam manui opem fert, ad longius aliquid comprehendendum, vel majus onus amplectendum* [3]). Vesal führt aus dem hebräischen Avicenna: קנה הזרוע, *Qune hazeroa*, für *Adjutorium* an. Eine hebräische Uebersetzung des *Canon Avicennae*, wurde 1491 in Neapel aufgelegt. Der Name des Uebersetzers ist nicht angegeben. Aus ihr nahm Vesal die hebräischen Synonymen der Knochen, welche pag. 141—143, im ersten Bande der Leydener Ausgabe seiner *Opera omnia*, 1725, zusammengestellt sind. Vesal verstand nicht hebräisch. Die Auswahl der hebräischen Worte, und ihre Aussprache in lateinischen Lettern, rührt von einem Freunde Vesal's her, dem gelehrten venetianischen Juden, Lazaro de Frigeis.

Die zwei Gelenkflächen am unteren Ende des *Adjutorium*, heissen im Andreas Bellunensis zusammen: *Alhazi*, jede einzelne aber *Oculus*. Wir werden später auf mehrere solche *Oculi* stossen, z. B. *Oculus scapulae*, im §. XCVII, und *Oculus genu*, im §. LXXXII. Diese Benennung von Gelenkflächen,

---

[1]) *Canon. Lib. I. Fen. 1, Doctr. 5, Summa 1, Cap. 18.* Erstes Wort dieses Capitels.

[2]) *Alsahad*, weist sich aus als das *Al-sā'id*, الساعد, des Avicenna, *Cap. 19, de anatomia cubiti.*

[3]) Alphabetisch geordnete *Interpretatio dictionum Guidonis*, als Anhang zur Leydener Ausgabe der *Chirurgia magna Guidonis de Cauliaco, 1585.*

als Augen, verliert ihr Sonderbares, wenn man berücksichtigt, dass die Griechen unter γλήνη, überhaupt eine glatte glänzende Fläche verstanden, und dieses Wort sowohl auf Gelenkflächen (*Cavitates glenoidales*), als auch auf die spiegelnde Fläche des Auges anwendeten. Die Araber haben aber ihre Anatomie, erwiesener Massen, nur aus den hebräischen Uebersetzungen griechischer Aerzte bezogen. Es handelt sich also hier gar nicht um einen Tropus der bilder- und blumenreichen arabischen und hebräischen Sprache, sondern um die wörtliche Uebersetzung eines griechischen Ausdruckes.

§. V. Adorem, Suturae cranii.

Im Texte des *Canon*[1]) werden folgende fünf Arten von Knochenverbindungen angeführt: 1. *Junctura laxa*, d. i. *Diarthrosis Galeni*, freies Gelenk; 2. *Junctura non laxa*, d. i. *Synarthrosis*, straffes Gelenk, wie zwischen *Metacarpus* und *Carpus*; 3. *Junctura fixa s. Inclavatio*, unsere *Gomphosis* (Zähne); 4. *Almodrus, s. Mulsach, s. Harmonia*, letztere aber nicht nach unseren Begriffen, als Aneinanderschliessen geradliniger Ränder zweier Schädelknochen, sondern was Galen *Syndesmosis* nannte, d. i. Verbindung zweier Knochen durch Bänder, wie der beiden Vorderarmknochen durch das Zwischenknochenband. *Almodrus* und *Almodus* werden auch für Naht überhaupt angewendet. In der *Expositio terminorum arabicorum Canonis*, von Symphorianus Camperius, welche der Uebersetzung des *Canon* von P. A. Rusticus Placentinus angehängt ist, steht: *junctura ad similitudinem dentis serrae*. — *Almodrus* und *Almodrusu* ist das arabische المدروز, *al-madrūz*, und *Mulsach, Mulsahag, Melsac*, das arabische ملزق, *mulzaq* (M.). 5. *Adorem*

---

[1]) Erstes Capitel des ersten Buches: *de ossibus et juncturis*.

s. *Seren* [1]), *Commissura serratilis*, unsere Naht. Statt *Commissura* stossen wir öfter auf *Conjunctio* und *Complexio serratilis*, wie in den Uebersetzungen des Averroës. Der Translator des Haly Abbas metamorphosirte *Complexio* in *Complosio*, und dem ist es zuzuschreiben, dass die Nähte bei den Arabisten gar nicht selten mit dem absurden Namen *Complosae* angethan werden, welcher, ohne dem oben Gesagten, ganz unverständlich wäre. — Bei den Nähten müssen wir etwas länger verweilen, da die Anatomie mehrere, jetzt allgemein angenommene Benennungen einzelner Nähte (wie *sagittalis* und *arcualis*), den Arabern schuldet.

Was das Wort *Adorem*, auch *Adoren*, *Adorez*, und *Adores*, ohne Artikel *Dorem* und *Dorez* [2]) betrifft, wie es im Alpagus Bellunensis, Jac. de Partibus, Zerbis, Berengarius, und in den ältesten Commentatoren des *Canon*, meistens mit dem Beisatz *serratilis*, gelesen wird, so ist *Adorez* das arabische الدروز, *al-duruz*, der Plural von الدرز, *al-darz*. Müller erklärt das Wort *Darz* für persisch. Da Avicenna lange Zeit in Persien lebte, Leibarzt des Emir Schems el Dauda, selbst Vezir in der Provinz Hamadan des persischen Irak war, weshalb er gewöhnlich den Beinamen *Princeps* [3]) führt, klärt es

---

[1]) *Seren* sollte richtiger *Senen* lauten, da es mit *Senan* und *Senanen*, d. i. *Spina*, verwandt ist, und die Zacken der Nähte mit *Spinis* vergleichbar sind.

[2]) In alten Handschriften und Drucken hat das m am Ende eines Wortes, eine grosse Aehnlichkeit mit z. *M* und *Z* werden deshalb häufig miteinander verwechselt, wie in *Dorem* und *Dorez*, und in *Gnidem* und *Gnidez*. Sieh' §. LXVIII.

[3]) Diesen Ehrentitel schreiben Einige von الشيخ الرئيس her, d. i. Fürst der Aerzte, wie ihn seine Zeit nannte. Wenn er aber in der biographischen Notiz, welche der Uebersetzung des *Canon* durch Ant. Petrus Rusticus Placentinus vorangeschickt ist, *Corduba Princeps* genannt wird, so ist dieses ein grober Irrthum, denn Avicenna war nie in Spanien, wie seine

sich auf, warum im *Canon* auch persische Worte vorkommen, wie in den folgenden Paragraphen sich zeigen wird.

Die Araber sprechen nur von drei Schädelnähten: der Kranz-, Pfeil- und Lambdanaht.

1. Kranznaht.

Die Kranznaht heisst: الدرز الاكليلى, *al-darz al-iklîli*, von اكليل, *iklîl*, Kronenreif; also Kronennaht. In der *Latina interpretatio nominum Avicennae*, von Andreas Bellunensis, lese ich auch: *Fihachaliafuch, id est in commissura coronali, ubi terminatur sinciput; ita exponunt Arabes.* Den Namen dieser Naht überhaupt von *corona*, Kranz oder Krone, abzuleiten, lässt sich nicht rechtfertigen, denn ein Kranz oder eine Krone auf dem Haupte, liegt nicht in der vertikalen Ebene der Kranznaht. Der Ausdruck *Sutura coronalis* ist überhaupt eine ganz verfehlte Uebersetzung des griechischen στεφανιαία im Rufus Ephesius, welches Wort nicht aus στεφάνη, als Krone oder Kranz, sondern von στεφάνη, als vorderer Rand der Kopfbehaarung entstand, welcher sonst auch περιδρομίς hiess [1]). Mit diesem vorderen Rande des Haarbodens fällt die *Sutura coronalis* zusammen. Ihre bogenförmige Krümmung veranlasste die Arabisten, sie auch الدرز الاكليلى, d. i. *Sutura arcualis* zu nennen [2]). — Die abnorme *Sutura frontalis* hiess bei den

---

in der *Geschichte der arabischen Aerzte* von Ferd. Wüstenfeld, Göttingen, 1840, enthaltene Biographie nachweist.

[1]) Vesalius, *de corp. hum. fabrica. Lib. I, Cap. 42 (Varia ossium nomina*, anfangs).

[2]) *Sutura prorae* kommt unter den Arabisten nicht selten für Kranznaht vor, sowie *Sutura puppis* für Hinterhauptsnaht, denn Avicenna verglich das Stirnbein mit dem Vordertheil (*prora*), und das Hinterhauptbein mit dem Hintertheil (*puppis*) eines Schiffes. Komischer Weise werden diese Termini nicht eben selten miteinander verwechselt.

Arabisten *Alfecki*, mit der Bezeichnung: *Commissura, quae incipit a superiori parte frontis, et descendit per nasum.*

2. Pfeilnaht.

Da zum Bogen der Pfeil gehört, erhielt die von der Mitte der *Sutura arcualis* gerade nach hinten ziehende Pfeilnaht, den Namen *Sutura sagittalis (quae stat ut sagitta ad arcum)*, welchen ihr Avicenna zuerst beilegte: الدرز السهمى, *al-darz al-sahmi*, von سهم, *sahm*, Pfeil (M.). Diesen Namen führt sie heute noch. Es ist ganz unrichtig, *Sutura sagittalis* von dem griechischen ὀβελιαῖα [1]) herleiten zu wollen. Denn ὀβελός ist Spiess, insbesondere Bratspiess, wie die Ilias und Odyssee an vielen Stellen beweisen. Ὀβελιαία ist also: spiessige Naht. Der Pfeil heisst griechisch τόξευμα oder βέλος. Ganz richtig haben einige alte Anatomen die Pfeilnaht: *Sutura veruculata* genannt, da *veru*, als Bratspiess, im Virgil und Plinius zu finden ist. Nur hätten sie besser *vericulata* schreiben sollen, da das Diminutiv von *veru*, nicht *veruculum*, sondern *vericulum* ist, wie jenes von *cornu*, nicht *cornuculum*, sondern *corniculum*. Den Schnepfenkopf aber in der männlichen Harnröhre *(Caput gallinaginis)*, auch nach Haller [2]) *Veru montanum* zu nennen, ist blühendster Unsinn, da ein Spiess kein Berg ist. — Ausser *Sutura veruculata*, haben sich noch für folgende Benennungen der Pfeilnaht Patrone gefunden. 1. *Sutura recta*, ihrer geraden Richtung wegen (R. Columbus und Bauhinus). Jene, welche *Sutura recta* adoptirten, nennen die Kranznaht *Sutura transversa anterior*, und die Hinterhauptsnaht *Sutura transversa posterior*. — 2. *Sutura jugalis* und *conjungens* (G. Blasius), da sie die Kranznaht mit der Lambdanaht verbindet, was Rufus Ephesius durch ἐπιζευγνῦσα ausdrückt, von ζεύγνυμι, verbinden. — 3. *Sutura virgata* (Gorraeus, Fallopia), entweder ihres quergestrichelten

---

[1]) Galenus, *de usu partium, Lib. IX, Cap. 17.*

[2]) *Elem. physiol. t. VII, Lib. 27, pag. 1, §. 26.*

Ansehens wegen (von *virga*, in der Bedeutung von Streifen — wie in: *purpureis tingat sua corpora virgis*, Ovid), oder als Uebersetzung des griechischen ῥαβδοειδής des Jul. Pollux, von ῥάβδος, Ruthe, oder auch Streifen. — 4 *Sutura serraeformis* (Dinus de Garbo), als Uebersetzung des griechischen πριονώδης im Galen und Dioscorides, welches Wort eigentlich auf alle wahre Nähte anwendbar ist, wie der barbarische Styl des Carpus sagt: *sunt junctae ut duo serrae, quarum utriusque dentes ingrediuntur alteram* [1]). Schädel ohne Nähte heissen bei den Arabisten *crania canina* [2]), weil bei den Hunden und allen fleischfressenden Thieren, die Nähte sehr frühzeitig verstreichen.

3. *Sutura laude* für *Sutura lambdoidea.*

Diesen auffälligen Namen führt die Hinterhauptsnaht fast bei allen Arabisten. Selten begegnet man dem richtigen Worte *Sutura lambdae*. Der Marburger Professor Joh. Eichmann, welcher seinen ehrlichen deutschen Namen, als Dryander gräcisirte, war im Griechischen sonst so fest, dass er immer *Sutura labdae* schrieb [3]). Diese auch bei Anderen zu findende Entstellung, erklärt sich aus dem, nach alter Weise wie *ā* geschriebenen *am*. Man liess den das *m* vertretenden Circumflex weg, und hatte *labda* für *lambda*. — Aus *lambdae* entstand ohne Zweifel, durch einen Fehler des Copisten, *laude*. Diese Copisten machten, vor dem *magnum inventum* Guttenberg's, aus dem Abschreiben der *Codices* ein Handwerk. Sie gehörten in den Universitätsstädten zwar zu den sogenannten *Suppositi Universitatis*, wie die Pergamentmacher, Buchbinder, und Geldwechsler, waren aber ebenso ungebildet wie diese. Unsere jetzigen Buchdruckergesellen stehen auf einer viel höheren Bildungsstufe. Den

---

1) *Comment. pag. 417, a.*

2) Alex. Benedictus, *Anatomicr. Lib. IV*, *Cap. 7.*

3) *Anatomia humani capitis. Marburgi, 1536.*

Schreibfehler, welchen einer jener Copisten machte, copirten die folgenden getreulich wieder, und so ist *laude* ein fast allgemeiner Ausdruck für Hinterhauptbein und Hinterhauptnaht geworden. Avicenna nennt die Lambdanaht الدرز اللامى, *al-darz al-lâmî* = Naht des Lambda, welcher Buchstabe im Arabischen mit لام, *lâm*, ausgedrückt wird. Das Hinterhauptbein heisst im *Canon* العظم اللامى, *al-'azm al-lâmî*, der Knochen des Lambda, und im hebräischen Avicenna: *Ezem haoreth*. Sonst noch finden wir bei den Arabern (Albucasis, Averroës), das Hinterhauptbein *Alchafa* genannt, im Gegensatz zu *Ifek* und *Jafuk*, Stirnbein. — Wie die Griechen das Hinterhauptbein, der Ansätze der zahlreichen und kräftigen Nackenmuskeln wegen, ἰνίον nannten (von ἴς, Muskel, auch Sehne), so erfanden die *Latino-barbari* für dasselbe den Namen *Os nervorum* und *Os memoriae*, da nach damaligen Ansichten, das Hinterhirn allen Nerven den Ursprung gibt, und zugleich der Sitz des Gedächtnisses ist. Daher schreibt sich der sonst nicht zu begreifende Name: *Sutura nervosa* für die Lambdanaht. Da ferner diese Naht, in Verbindung mit der Pfeilnaht, auch *ypsiloides* hiess (umgestürztes Λ, dessen nach aufwärts gerichteter Stiel, die Richtung der Pfeilnaht darstellt), so wissen wir den Grund, warum auch die Pfeilnaht so oft als *nervosa* und *nervalis* auftritt.

Einige abgetragene und längst schon abgelegte Ausdrücke für Lambdanaht, erklären sich, wie folgt. *Parismon* im Theophilus, der Gleichheit der beiden Nahtschenkel wegen (παρισάζω, gleichen). *Sutura vomeralis* im Carpus, wegen der Aehnlichkeit der Hinterhauptschuppe mit dem Eisen des Pfluges; sofort auch *Hinnon* (ὕννις und ὕνις, Pflug [1]) im Nomenclator des Hadrianus Junius, welches zu *Imon* verschrieben, im Thomas de Garbo gefunden wird. Näher liegt vielleicht noch die Ableitung von ἰνίον, *occiput*, Genick.

---

[1]) ὕννις kommt von ὗς, *Sus*, indem der Rüssel, mit welchem das Schwein den Boden aufwühlt, den ersten Anlass zur Erfindung des Pfluges gab.

4. *Suturae verae et spuriae.*

Noch einen *Terminus technicus* verdankt die Osteologie des Kopfes den Arabern, nämlich *Suturae verae et spuriae.* Weder die Griechen, noch die Römer, unterschieden wahre und falsche Nähte. Die Griechen hatten für das, was wir wahre Naht nennen, die Worte ῥαφή, συμβολή, auch γραμμή. Letzteres stammt vom Schachbrett. Die Linien desselben hiessen γραμμαί, und liessen wohl einen Vergleich mit den Schädelnähten zu, welche das Schädeldach in eckige Felder eintheilen. Die falsche Naht nannten sie προσκόλλημα λεπιδοειδές, schuppenförmige Zusammenlöthung (woher *Sutura squamosa*), oder σύμπηξις εἰς ὄνυχα, nagelartige Verbindung. Celsus kannte wohl die Schuppennaht des Schläfebeins, gab ihr aber keinen besonderen Namen: *quae super aures transversae suturae sunt, totis oris paullatim extenuantur, atque ita inferiora ossa superioribus leniter insidunt* [1]). Dryander nennt die Schuppennaht *Crotaphia,* von κρόταφος, Schläfe [2]).

Avicenna theilte zuerst die Nähte in wahre und falsche ein [3]). Eine wahre Naht nannte er الدرز الحقيقي, *al-darz al-ḥaqīqī,* die falsche aber الدرز الكاذب, *al-darz al-kādzib,* — weil der Wahrheit die Lüge gegenübersteht, eigentlich die „lügende Naht". Dieses übersetzten denn auch die Arabisten mit *Sutura mendax,* oder *Sutura non vera,* häufig auch mit *Sutura mendosa,* wie Mundinus und Berengarius. Sie ahnten nicht, dass das dem *mendax* ähnliche *mendosus,* bei den Classikern immer nur „fehlerreich" bedeutet, von *mendum,* Fehler, während *mendax* von *mentiri,* lügen, kommt. Sie waren auch der Meinung, dass die *Suturae mendosae* nicht durch die ganze Dicke des Schädels durchgreifen, sondern nur äusserlich am Cranium sichtbar sind. Sonst wechseln noch in verschiedenen Schriften die Ausdrücke

---

1) *Lib. VIII, Cap. 1.*

2) *Lib. cit. Suturarum fig. 4.*

3) *Canon, Lib. I, Fen. 1, Doctr. 5, Summa 1, Cap. 11.*

Suturae falsae, fallaces, unguiculares, nothae und *spuriae* mit einander ab. Interessant ist, dass die Alten, wenn sie die falschen Nähte als *Suturae nothae* oder *spuriae* bezeichnen, die wahren immer nur *legitimae* nennen. Es waren gute Lateiner, welche wussten, dass dem *infans spurius s. nothus*, nur der *legitimo toro natus* gegenübersteht.

§. VI. Alabari und Vena chillis, Vena cava.

Aus dem Sinn der Sätze, welche dieses Wort enthalten, ergiebt sich, dass *Alabari* die „Hohlvene" ist. Im Arabischen bedeutet الوريد, *al-warid*, überhaupt eine Vene. Es wird aber vorzugsweise nur auf die Hohlader und Drosselader angewendet, während unter dem Ausdruck *Magari Aldem*, مجارى الدم, alle *Viae sanguinis* verstanden werden. Bedenkt man, dass bei spanischer Aussprache, das *d* am Ende von *Warid*, kaum vernommen wird, so konnte man es auch weglassen. Das giebt *Wari*. Die Spanier setzten auch *b* für *w*, und machten *Bari*. Zwischen dem Artikel *al*, und *Bari* wurde, *euphoniae gratia*, ein *a* eingefügt, wie es so oft geschieht, und es ist aus *Al-warid*, obiges *Alabari* hervorgekommen.

Nur wenige Arabisten führen dieses Wort. Ich finde es nur im Carpus und Achillinus. Die übrigen nennen die Hohlvene: *Vena chilis*, — ein *prima fronte* ganz unverständlicher Ausdruck, welcher aber durch folgende Reflexion verständlich wird. Die Hohlvene hiess bei den Griechen φλὲψ κοίλη. Die Anatomen, welche diesen griechischen Terminus mit *Vena cava* übersetzten, begingen, genau genommen, einen sprachlichen Fehler. Denn κοίλη ist eigentlich nicht „hohl", sondern „bauchig", oder „geräumig", in welchem Sinne es von Homer als Beiwort für die Schiffe der Achäer gebraucht wird. Steht doch auch κοιλία für Bauch, *venter*. Als die griechische Sprache in Italien Aufnahme und Pflege fand, wurde sofort φλὲψ κοίλη nicht mit *Vena cava*, sondern mit *Vena ventrem habens* übersetzt. Dieser Ausdruck war, vor Vesal, fast allgemein geworden. Κοῖλη erlitt von den Arabisten eine gänzliche Umstaltung, indem sie οι und η, neugriechisch wie *i* sprachen und schrieben und χιλι machten. Die Italiener haben kein *k*, sondern brauchen *ch* dafür, das giebt *chili*. Um dieses *chili* declinabel zu machen (denn wir lesen im Accusativ: *Venam chillim)*, wurde ein *s* angehängt, und zuletzt noch das *l* verdoppelt, was sie mit Vorliebe an allen griechischen und lateinischen Worten thaten, wie *Gallienus* für *Galenus*, *Billensia* für *Epilepsia*, *basillare* für *basilare*, und viele andere, zur Genüge beweisen. So musste sich κοίλη in *chillis* fügen. Guy de Chauliac sagt dagegen ganz richtig: *Vena dicta cava vel coele.* — J. Bapt. Bianchi glaubte, dass die *Vena chillis* ihren Namen von *chylus* führe, und der Milchbrustgang sei. Er machte in einer Rede, die der ersten Auflage seiner *Historia hepatica, Taurini, 1711*, beigedruckt ist, den Mundinus, welcher die *Vena chillis* zuerst nennt, zum Entdecker der Chylusgefässe, obwohl diese erst 300 Jahre nach Mundinus, durch Caspar Aselli aufgefunden wurden [1]).

In einem anatomischen Codex aus vor Mundinischer Zeit, von Magister Richardus, heisst die untere Hohlader *Vena kylis*, mit der einfältigen Erklärung: *kylis succus latine est* (er dachte an *chylus*), *unde kylis dicitur vena succosa, quia deportat sanguinem ad nutrimentum membrorum inferiorum* [2]).

Bis zur Entdeckung des Kreislaufes, war die Leber das Organ der Blutbereitung. Die *Venae meseraicae* nahmen die Nahrungsstoffe aus dem Darmkanal auf, führten sie in die Pfortader, und durch diese in die Leber. Dort wurde Blut gemacht, und in die Hohlader gebracht durch die Lebervenen. Von der Leber an, theilt sich der Strom des Blutes in der *Cava*, in zwei Ströme. Der eine geht nach abwärts zu den Bauch- und Beckeneingeweiden, und zu den unteren Glied-

---

[1]) Haller, *Elem. physiol. Tom. I, Lib. II, Sect. II*, §. 2.

[2]) *Edit. Vratisl., pag. 29.*

massen. Das ist die *Vena cava descendens* der Alten. Der andere geht durch das Zwerchfell in die Brust, sendet zum Herzen die *Vena basin cordis cingens* (Vesal), hängt mit dem rechten Herzventrikel mittelst einer Erweiterung zusammen, welche wir *Atrium cordis dextrum* nennen, und theilt sich in zwei Zweige, unsere *Innominatae*, deren jeder einen Ast zum Kopf, als *Vena jugularis*, und einen Ast zur oberen Extremität, als *Vena humeraria* absendet. Diese Gefässe bildeten zusammen, den Begriff der *Cava ascendens*. *Vena cava descendens* und *ascendens* führten also Blut zu den Organen, nicht von den Organen. — Das Blut, welches in die rechte Herzkammer gelangte, wurde theils durch die *Vena arteriosa* (unsere *Arteria pulmonalis*) zur Lunge geführt, nur um dieses Organ zu ernähren, theils aber durch unsichtbare *Pori* in der Scheidewand der Herzkammern, in den linken Ventrikel geschafft. Dort wurde es durch die, mittelst der *Arteriae venosae* (unsere *Venae pulmonales*) aus den Lungen herbeigebrachte Luft veredelt, und zum Träger des in der linken Herzkammer erzeugten *Spiritus vitalis* erhoben, welcher durch die Aorta in alle Theile des Leibes ausgesendet wird, um auf Leben, Verrichtung und Gesundheit derselben Acht zu geben. Bei dieser Spiritusbereitung ging es sehr heiss her. Deshalb wurde das Herz der *Fons caloris* genannt, welcher durch die Lungenflügel kalte Luft zugefächelt erhalten musste, damit er nicht durch seine eigene Hitze verdorre. So lautete der Inhalt der Kreislaufslehre von Galen bis Harvey.

Die Hohlader tritt hart an der oberen convexen Leberfläche, welche *Gibber* und *Gibberum* (Hügel) hiess, hervor, und erhielt deshalb auch den Namen: *Parigibba* (Leonicenus), — ein hybrides Wort aus παρά, neben, und *gibber*. Als Hauptstrasse der Blutbahn, wurde sie auch *Conductus* genannt (Jacobus de Partibus), da man nicht berücksichtigte, dass dieses Wort im guten Latein nur als *Conductus superciliorum* (von *conduco*), Zusammenziehung der Augenbrauen, geduldet wird. Den Namen *Hepatica* und *Jecoraria* (ἡπατίτης) erhielt die *Cava* schon von

Hippocrates, ihres vermeintlichen Ursprungs aus der Leber wegen. Ihre beiden anderen griechischen Namen: δεξαμένη im Hesychius, und ἐπανθισμός im Eudoxius, haben sich schon längst überlebt. Der erstere hat noch Sinn, als *Cisterna (sanguinis)*. Der zweite aber ist für mich unenträthselbar, denn *epanthismos* heisst im Dioscorides das Ausschmücken mit Blumen.

Die lateinischen Namensverschiedenheiten der *Cava*, beziehen sich meistens auf die Stärke ihres Stammes: *Vena ventrem habens, magna, maxima, ampla, crassa,* auch *profunda,* und *mater venarum.* Die Vesal'sche *Vena caudicis* hätte richtiger in *Caudex venarum* umgetauft werden sollen, denn die *Cava* ist ja nicht die Vene des Stammes, sondern der Stamm der Venen.

§. VII. Alanfuta und Alanfache, Venae raninae.

Der Aderlass, welcher in der Medicin unserer Tage, so viel von seinem säcularen Ruf als Heilmittel verloren hat, war in alten Zeiten ein *Remedium primi ordinis* (Guaynerius). Es gab fast keine Krankheit, gegen welche das *tundere venam* nicht gerühmt wurde. Selbst der übelriechende Athem wurde damit curirt. Ein Chirurg des 13. Jahrhunderts, Rogerius Parmensis, Kanzler der Universität zu Montpellier, hat uns ein Verzeichniss der Venen hinterlassen, aus welchen die Aerzte seiner Zeit Blutentleerungen vornahmen. Sie sind: *duas retro aures, duas super aures, duas erga oculos, quatuor in fronte, duae in occipite, de ambobus temporibus duae, sub lingua duae, in medio frontis una, de naribus in phrenesi, duas in collo, duae de manu, duas ad pollicem, una juxta minorem digitum, propter inflationem splenis, duae de suffraginibus* (Kniee), *de tibiis duae, de talo quatuor extrinsecus, inter duos digitos minimos duae, de interiore parte taloris duae.* Wir hoffen, dass er diese Venen richtiger zu treffen, als zu addiren verstand, denn zum

Schluss heisst es: *sunt omnium quatuordecim!* [1]) So viel Blut, und so oft dem kranken Leibe zu entziehen, schien denn doch zuletzt den Aerzten nicht ganz geheuer. Da sie aber das Aderlassen nicht lassen wollten, verordneten sie ganz rationell, dass der Patient das Blut, welches ihm genommen wurde, bevor es erkaltete und gerann, wieder trinken müsse, um einen Theil seiner Seele wieder zurückerstattet zu erhalten. Ich berufe mich auf Salomon Albertus, welcher hierüber sagt: „*sanguinem, quem vulgus chirurgorum, prius adhuc quam intepuerit, ingurgitare cogit eos, quibus detractus est, ratus, subesse animam, quae tali potatione, corpori postliminio restituatur*“ [2]). Diese Worte beziehen sich auf den Schrifttext: „Das Blut ist die Seele“, Moses, *V. Buch, Cap. 12, Vers 23.*

Die griechischen Aerzte aus der methodischen und pneumatischen Schule, waren mit der Anwendung des Aderlasses noch am zurückhaltendsten. Entzündung und Schlagfluss gaben bei ihnen fast die einzigen Indicationen dazu ab. Ansichts- und Streitsache war es, ob die Vene der kranken oder der gesunden Seite, nahe oder ferne vom Sitz der Krankheit, geöffnet, und ob die Blutentziehungen kleinweise und wiederholt, oder auf einmal bis zur Ohnmacht vorgenommen werden sollten. Die Fragmente des Antyllus, welche Oribasius gesammelt hat [3]), geben uns nähere Nachricht hierüber.

Die Araber waren grosse Freunde des Blutlassens aus den Venen, selbst aus den Arterien, letzteres nur an der Stirn, an der Schläfe, und am Hinterhaupt. Die Aerzte des christlichen Abendlandes folgten ihrem Beispiele, und gingen noch einen Schritt weiter, indem sie, wie Petrus von Abano [4]), die *Venaesectio* nur im zweiten und dritten Mondesviertel, oder,

---

1) *Libellus de modis sanguinem mittendi. Basil., 1541.*

2) *Hist. plerarumque partium corp. hum., pag. 55.*

3) *Collectio scriptorum med. Basil., 1557. Lib. VII, Cap. 7, 9, 16 und 18.*

4) *Conciliator controversiarum. Venet. 1496. Fol. 223.*

wie Arnaldus de Villanova[1]), nur an bestimmten Tagen, wenn der Mond im Zeichen des Krebses stand, für rathsam hielten. Weniger scrupulös zeigten sich die mönchischen Aerzte, welche mit dem Aderlass allerlei Missbrauch, auch zu sehr profanen Zwecken getrieben zu haben scheinen, sonst hätte man sich nicht bemüssigt gesehen, Gesetze zu erlassen, welche so lauten: „Kein Arzt soll einem Weibe oder Mädchen die Ader schlagen, ohne dass eine ihrer Verwandten oder Dienstleute dabei zugegen wäre“, mit dem humoristischen Zusatz: *difficillimum enim non est, ut sub tali occasione ludibrium (!) interdum adhaerescat*[2]). Rases[3]), Avicenna[4]), und Albucasis[5]) machen uns mit den Namen der Venen bekannt, welche ihnen an verschiedenen Stellen des Leibes, und jede unter besonderer Indication, zur Aderlässe dienten. Die Aerzte des frühen Mittelalters, deren Idole die Araber waren, liessen die arabischen Benennungen der Venen nicht fallen, entstellten sie aber auf verschiedene Weise, so dass die auf uns gekommenen Worte, von den arabischen Originalen sehr verschieden lauten. Die Anatomen waren wählerischer, und nahmen nur etliche derselben in ihre Schriften auf[6]). Unter diesen Venen, welchen besondere Paragraphe dieses Buches gewidmet sind, befindet sich auch die *Vena Alaufuta*. Sie wird in lateinischen

---

1) *De phlebotomia*, im *Speculum introductorium medicinae. Basil., 1585. pag. 494*, und *de regimine sanitatis. Ibid. pag. 767.*

2) Lindenbrogii *Codex legum antiquarum Wisigothicarum, Tit. I, pag. 204.*

3) *Liber Elhavi (Continens). Venet., 1500. Lib. XIII, Cap. 10, Fol. 170*, und *Lib. IV, Cap. 2, Fol. 76.*

4) *Canon. Lib. III, Fen. 10, Tract. 5, Cap. 1.*

5) *De chirurgia, Oxonii, 1778. Vol. I, Lib. 2, pag. 460.*

6) Das zwölfte Capitel in dem „Feldtbuch der wundartzney“ von Hans von Gersdorf, giebt Zeugenschaft, dass noch im sechzehnten Jahrhundert, die von den Arabern aufgestellten Aderlassvenen, und die Indicationen zu ihrer Auswahl, unverändert und ungeschmälert bestanden.

Canon von Gerardus Cremonensis, als eine der Zungenvenen erwähnt[1]), von welchen es heisst: *sunt venae sub lingua, et super linguam, quae sunt in longitudine minuendae* (der Länge nach zu eröffnen), *quia sanguinem constringere* (stillen), *qui fluit ex phlebotomia in latitudine facta, est difficile, et ex his venis est Alanfuta* (in der Randnote von A. Bellunensis: *Alanfache), quae est inter mentum* (Kinnbacke) *et labium, et phlebotomatur propter oris foetorem.* Sie ist also eigentlich keine Vene der Zunge, sondern eine Vene der Unterlippe. *Alanfache* ist arabisch العنفقة, *al'anfaqah* („*pili qui existunt inter labium et mentum*", Freytag, *Lex. arab.*). — Unter den Venen *super linguam* versteht Avicenna, die Venen im freien Theile der Zunge *(Extremitas s. Apex linguae)*, welcher im lateinischen Albucasis als *Alnatha*, und im Rases als *Alaeleti* benannt wird.

Berengarius[2]) erwähnt zuerst die *Venae sublinguales* als *Venae raninae: sub lingua sunt duo notabiles venae, quae phlebotomantur in synanche, quae sunt rubrae, interdum nigrae, et interdum virides (?), et vocantur ab aliquibus raninae.*

§. VIII. Alarcub, Vena ad calcem.

Ueber diese Vene heisst es im Avicenna: *Vena, quae est in postrema parte calcanei, et est quasi ramus Sapheuae, et operatur quantum ipsa.* Eine Note des A. Bellunensis fügt hinzu: *Vena alarcub* und *alaurchob.* Der Text des Avicenna sagt: العرق الذى خلف العرقوب *(al-'irq alladzi chalfa-l-'urqūb)*, „die Ader, welche hinter der Fersensehne liegt". Statt *Alarcub* treffen wir auch *Alarchub*, in der Bedeutung als Knöchel, und als Achillessehne. Die Lexica definiren العرقوب *(al-'urqūb)* „*magnus tendo, in tibia hominis ad calcem pertingens*".

1) *Lib. I, Fen. 4, Doctr. 5, Cap. 20, De phlebotomia, ad finem.*

2) *Isagogae. Cap. de vene linguae.*

§. IX. Albadaram, Ossa sesamoidea hallucis.

Wo in den älteren Anatomien von den Sesambeinen gehandelt wird, liest man zuweilen den Zusatz: *haec ossa Arabes* ***Albadaram*** *vocant.* Als variante Schreibart, kommt auch *Albadaran* und *Albadara* unter. Meistens wird dieses Wort nur auf das innere grössere Sesambein der *Articulatio metatarso-phalangea* der grossen Zehe angewendet, wie im Vesal[1]), Riolan[2]), und Bartholin[3]). Das *Albadaram* spielte *„apud magiae et occultae philosophiae cultores"* eine grosse Rolle. Es wurde für das *Lus* des Talmud gehalten, das ist der unzerstörbare und unvergängliche Knochen, aus welchem, am Tage der Auferstehung, der ganze Leib *„velut ex semine"* wieder hervorwachsen soll. Sieh' §. LXXIII, *Lus.*

Das Wort *Albadaram* für arabisch zu halten, haben wir sehr wenig Grund. Weder Haly Abbas, noch Avicenna gebrauchten dasselbe. Die bezüglichen Stellen der lateinischen Ausgaben, erwähnen die Sesambeine immer nur als *Sisamina,* und in der Venetianer Ausgabe des Avicenna von Costaeus und Mongius, welche in den Randnoten die arabischen Ausdrücke für die meisten Knochen enthält, fehlt *Albadaram.* Ich bin fest überzeugt, dass die Kabbalisten und Mystiker *(occulti et tenebriosi philosophi,* wie sie Vesalius nennt), sich dieses Wort neu geschaffen haben, wie das bekannte *Abracadabra* des Serenus Sammonicus[4]), das *Abrasaxas* des Andreas Libavius[5]), und mehrere andere, welche nur eine zufällige Lautähnlichkeit mit dem Arabischen haben. Der Leser findet deren viele im §. CIII. Man schrieb anfänglich *Albadara.*

---

[1]) *De corporis humani fabrica. Lib. I, Cap. 28.*

[2]) *Comment. in Galeni librum de ossibus. Cap. penultimum.*

[3]) *Instit. anat. Lib. IV, Cap. 22.*

[4]) *Medicina metrica, Cap. 52.*

[5]) *Examen philosophiae novae. Tom. IV, pag. 55.*

Ein aus Laune angehängtes *m*, musste das arabische Aussehen erhöhen, und die Lexica waren gleich dabei, zu sagen: *est nomen arabicum ossiculi sesamoidei.* Da die griechische Magie auch in die Medicin der Araber Eingang gefunden, würde ihnen ein Wort von so heimischem Klang, gewiss nicht unwillkommen gewesen sein. Der grosse schöne Stern im rechten Auge des Stieres, heisst arabisch: الدبران *(Al-debaran).* In die Anatomie der Araber hat aber *Albadaram* niemals Eingang gefunden.

Nach Gottlob Kühn[1]) ist *Albadara* eine *vox arabica.* Würde L. A. Kraus[2]) Recht haben, dass *Albadaram* von بذر *(badsara, seminavit)* abzuleiten ist, so wäre *Albadara* arabisch البذرة *„semen seu primum plantae germen“.* — Uebrigens führen die Sesambeine ihren Namen *Ossa sesamoïdea (Sisamina* bei den Arabisten), von ihrer Aehnlichkeit mit dem Samen des *Sesamum orientale.* Sieh' §. XCIII.

Nachträglich theilte mir Prof. Müller mit, dass *Albadaram* möglicher Weise das arabische الدابرة *(al-dâbirah)* sein könnte, welches aber, nach Freytags *Lex. arab.*, drei verschiedene Bedeutungen hat: 1. *tendo pedis humani,* 2. *calcar avis,* und 3. *pars ungulae, quae posteriori tarso respondet.* Keine derselben ist auf *Albadaram* beziehbar.

---

§. X. Albartafa, Os ilei, und Anchae, Hüften.

Albartafa, Albartapha und *Albartafa,* soll eigentlich zu *Alharcafa* emendirt werden. Denn es ist das arabische الحرقفة, *al-ḥarqafah,* im Haly Abbas und Ebn Sina. Die Lexica

[1]) In dessen *Editio novissima* des *Lex. med. Steph. Blancardi. Tom. I.*

[2]) *Kritisch-etymologisches Lexicon. 3. Aufl.*

definiren es als *Caput femoris,* während die arabischen Texte es für Darmbein oder Hüftbein gebrauchen. So heisst es im Berengarius: *Albartapha, teste Haly dicitur os ilium* [1]), und im Zerbis: *Os yleum s. Albartapha* [2]). Ebenso Moyses Cordubanus [3]). Im Avicenna gerathen wir noch auf einen anderen Ausdruck für Hüftbein, nämlich: عظم الورك *'azm-al-wark,* das Bein der Hüfte [4]). Sich' auch §. LXI, *Gafkerra.* Sonst bedienen sich die Arabisten, für *Albarfa,* des Wortes *Ancha,* und gebrauchen dasselbe in verschiedenem Sinne. 1. Als Hüftbein, unser *Os coxae s. innominatum,* wie im Constantinus Africanus: *ancha vocatur, quae ligatur cum ossibus ani* (Kreuzbein [5]), und später: *coxa* (Schenkelbein) *rotundatur superius, ut anchas pyxidem* (Pfanne des Hüftbeins) *ingrediatur.* 2. Als Summe der Weichtheile um das Hüftgelenk herum: *Junctura schiae* (Hüftgelenk), *cum tota carnositate ipsam cingente, vocata est ancha.* Zerbis, *loco cit.* Hier lässt er das *Os anchae* aus vier Theilen bestehen: 1. *ad partem sylvestrem* (nach aussen) aus dem *Os ylei s. Albartafa,* 2. aus dem *Os femoris s. pectinis, s. penis* (Schambein) nach vorn, 3. nach unten, aus der *Schia s. Pyxis* (Pfanne des Hüftbeins), 4. nach hinten, aus dem eigentlichen *Os anchae,* worunter er den Theil des Hüftbeins versteht, welcher sich mit dem Kreuzbein verbindet. — Das Schambein fällt uns öfter als *Hibi* auf, selbst als *Bibi;* beide hervorgegangen aus dem griechischen ἥβη (Schamgegend, Behaarung derselben, und somit auch Mannbarkeit bei Hippocrates). Von *Hebe* kommt *Ephebus,* mannbarer Jüngling, und *Musculus ephebaios,* wie der pyramidale Bauchmuskel von Einigen genannt wurde, weil er am oberen Rande der Schamfuge entspringt (ἐπί-ἥβη). — Galen

---

1) *Comment. in Mundinum. Pag. 35, b.*
2) *Opus praeclarum anathomiae. Fol. 172, b.*
3) *Comment. in Avicennam. Fol. 17, a.*
4) *Canon. Lib. IV, Fen. 5, Tract. 1, Cap. 24, de dislocatione anchae.*
5) *De communibus, medico cognitu necessariis locis. Lib. II, Cap. 8.*

theilte das *Os innominatum* nur in zwei Theile ein: *Os ilei* (ὀστέον λαγόνων), und *Os ischii* (ἰσχίον, Pfanne). Letzteres repräsentirte die das *Foramen obturatorium* einfassenden Knochen, also unser Scham- und Sitzbein, welche zusammen auch *Os fenestratum* hiessen. Da die Scham bei den Griechen öfter als κτείς (Kamm) vorkommt, nannte Hippocrates das Schambein ebenso. Daraus entstand das *Os pectinis* des Celsus (für *Os pubis*), an welches wir noch durch den *Musculus pectineus* erinnert werden. Als der Name *Os pubis* allgemein wurde, vergab man das *Pecten* an den scharfen Rand des Schambeins, welcher jetzt noch so heisst, aber besser *Crista ossis pubis* zu nennen wäre. Im hebräischen Rases erscheint das *Os pectinis* als חקה. Uebrigens ist noch zu bemerken, dass unter *Pecten* gewöhnlich beide Schambeine zugleich, und mit der *Symphysis pubis*, verstanden werden. *Medium pectinis* heisst Schamfuge. 3. Als Becken (immer im Plural: *Anchae*), wie im Guido: *per anchas intelligitur pars inferior ventris, a sumine* (Schmerbauch) *usque ad coxas* (Schenkel) *et pudenda, in qua continetur vesica, matrix, longano (rectum), etc.* [1]) 4. In den *Dictiones anatomicae* von Isaac Joubertus, werden die *Anchae* geschildert: *anchae, quas barbari ancas vocant, continent ilia, clunes, et partes verendas.* 5. Als Hinterbacken- und Lendengegend, in welcher Bedeutung die *Anchae* auch im Französischen als *hanches*, im Italienischen als *anche*, und im Englischen als *haunches* vorkommen, mit den Ableitungen *sciancato* und *éhanché*, lendenlahm. *Anchae*, als Hinterbacken, haben sich auch in die Gehirnanatomie eingeschlichen, indem die Sehnervenhügel, welche schon Galenus γλουτά nannte, *tamquam duas nates junctas, anchae vocantur* [2]). Da aber die Autoren *Ancha*, *Anchae*, und *Os anchae*, bald in einem engeren, bald in einem weiteren Sinne anwenden, bald das ganze Hüftbein, bald nur einen Theil desselben darunter

---

[1]) *Chirurgia magna. Tract. I, Doctr. 2, Cap. 7.*

[2]) Matth. Curtius, *Comment. in Mundinum, pag. 464.* Sich' §. LVII, *Embotum*, Num. 8.

verstehen, sehr oft auch *Ancha* mit *Femur, Coxa, Os ilei, Schia* (Hüftgelenk) verwechseln, entsteht eine Verwirrung, in welcher sich zurechtzufinden, nicht immer leicht ist. Heutzutage ist *Anchae* und *Os anchae* aus den Registern der anatomischen Sprache gestrichen. Seine Abstammung aufzuklären, fällt schwer. Der Auslaut des Wortes liesse an griechische Abkunft denken. Die verwandten Worte jedoch, ἄγχι, nahe, ἄγκη, oder ἀγκών, Ellbogen, und ἄγχω, erdrosseln, stehen in keiner Beziehung zu unserer *Ancha*. Die arabische Sprache hat das ähnlich klingende *angk*. Dieses aber ist Hals, somit gleichfalls der anatomischen *Ancha* fremd. Wenn nun Kühn *Ancha* als eine „*arabicis scriptoribus usitata vox*" aufführt, so meint er gewiss nicht die Araber, sondern die Latein schreibenden Arabisten. So bleibt denn nichts übrig, als *Ancha*, mit Diez [1]) und Du Cange [2]), für ein romanisches Wort zu halten, vielleicht verwandt mit dem sabinischen *ancus*, Enke, dem althochdeutschen *ancha*, Genick, und dem *coxendix* des Celsus. Professor Müller hält es für möglich, dass *Ancha* für *Concha* verschrieben ist. Κόγχη drückt, nach Jul. Pollux, nebst Muschelschale und Hirnschale, auch Ohrhöhle und Augenhöhle aus. Warum nicht auch Pfannenhöhle, und als *totum pro parte*, sofort das ganze Hüftbein.

---

§. XI. Alcahab, Os tali s. astragali.

Alcahab, ohne Artikel *Cahab*, ist ein oft wiederkehrender Ausdruck für das Sprungbein. Sich' §. XLIII (*Caib* und *Cahab*), in welchem die reiche Synonymik des Sprungbeins ausführlich abgehandelt wird.

---

1) *Etymol. Wörterbuch der romanischen Sprachen. 2. Aufl., I. Band.*
2) *Glossarium mediae latinitatis. Paris, 1846. Tome VI.*

§. XII. Alcatim, Alchatim, und Alhavim, Vertebrae lumbares.

Von den Commentatoren des Mundinus werden diese drei Worte öfter miteinander verwechselt. Die von den Lexica gegebenen Erklärungen derselben, stimmen nicht zu den Begriffen, welche man sich aus dem Context der Sätze bildet, in denen sie vorkommen. Es hält deshalb schwer, sie scharf von einander zu unterscheiden. Ein Versuch dazu darf gewagt werden.

1. *Alcatim.*

Das doppelsinnige *Alcatim* drückt sowohl Lende, als Concavität des Kreuzbeins aus. Letzteres ergiebt sich aus Mundinus, welcher im Capitel *De anathomia matricis* sagt: *matrix est situata in concavitate Alcatim, quae in parte posteriori est circumdata spondilibus halavis* (Kreuzbein) *et caudae* (Steissbein). Als Lende erscheint *Alchatim* im Berengarius[1]): *Nervi nuchae renum s. alchatim, sunt paria quinque,* — und an einem anderen Orte[2]): *Spondiles alchatim* (Lendenwirbel) *sunt quinque.* Als Lende finden wir *Alcatim* auch im Avicenna an vielen Stellen. Das Cap. 10 des *Canon*[3]) führt die Aufschrift: *De anatomia spondilium lumborum.* So oft in demselben die Lenden erwähnt werden, steht in einer Randnote von Andreas Bellunensis, als Erklärung das Wort *Alchatim.* An einem späteren Orte des *Canon* lese ich: *Primum par nervorum ossis sacri, miscetur cum nervis alchatim* (*lumborum*[4]). — In der *Mantissa nomenclaturae medicae* von Pancratius Bruno, steht: *Lumbi, arabice Katim.* Mit vorgesetztem Artikel, wird aus *Katim, Alkatim.* Das arabische Wort lautet

[1]) *Isagogae breves. Cap. de nervis a nucha* (Rückenmark) *ortis.*
[2]) *Comment. in anathomiam Mundini, pag. 490, a.*
[3]) *Lib. I, Fen. 1, Summa 1, Doctr. 5.*
[4]) *Lib. 1, Fen. 1, Summa 3, Cap. 6.*

nach Müller القطن (*al-qaṯan*). — In den Lexicis erscheint *Alcatim* auch als Mittelfleisch.

2. *Alhavim.*

Alhavim. Dieser Proteus nimmt folgende Gestalten an: *Alanis, Alavis, Alhavis, Halavis, Alhavius*, und *Alhovius*[1]. Alle zeigen die Kreuzwirbel an. *Spondiles Alanis sunt in plicatura a dorso ad caudam*, heisst es im Mundinus, — und: *Os sacrum s. Spondiles tres Alhovius*, im Berengarius.

Die Araber und ihre Anhänger, zählten nur drei Kreuzwirbel, — Galen vier. Im lateinischen Avicenna steht *Alhavis* und *Alhavim* immer für Kreuzbein, welcher Knochen auch als *Alagiazi* und *Alhagiazi* (arabisch العجز, *al-'adschiz*) bezeichnet wird. Gerardus Cremonensis sagt in seiner *Antiqua expositio nominum Arabicorum*[2]: *Alhavis sunt ossa lata, quae sunt sub renibus.* Man könnte darunter auch die Hüftknochen verstehen.

Die sonst noch von den Arabisten gebrauchten Ausdrücke für Kreuzbein: *Os latum, magnum, amplum, Coccyx perforatus*, und das fürchterliche *Subvertebrum* im Salomon Albertus[3], sind Uebersetzungen der griechischen Bezeichnungen: πλατὺ ὀστέον (Homer und Galen), μέγας σπόνδυλος (Hippocrates), τρητὸς κόκκυξ (Rufus Ephesius), und ὑποσπόνδυλος (Oribasius). Für die im Vesal[4] zu findenden Ausdrücke: *Alagas* und *Agit*, fehlt mir die Erklärung. Dagegen lässt sich *Ossarium, Osanum*, und *Osaninm*, wie Guido und seine Zeitgenossen das Kreuzbein nennen, entweder als corrumpirtes *Os sacrum* deuten,

---

1) Die letzten vier Worte als Unarten der italienischen Aussprache, welche das *H* dort anbringt, wo keines sein soll.

2) Im zweiten Bande der Venetianer Ausgabe des Avicenna, von Costaeus und Mongius.

3) *Historia plerarumque partium corp. hum., Witebergae, 1601, pag. 120.*

4) *Opera omnia. Edit. Lugd. Tom. I, pag. 142.*

oder, und zwar mit mehr Grund, als *Os ani*, was die Nachbarschaft des Afters — *Anus* — zulässig erscheinen lässt. Das aus der hebräischen Uebersetzung des Avicenna entnommene עצם פי הטבעת, *Ezem pi hataba'ath*, für Kreuzbein, besagt wörtlich: der Knochen des Mundes des Afters. Wir finden deshalb auch das Steissbein, dessen Spitze noch näher an den After heranreicht, öfter als das Kreuzbein, *Osanium* genannt. Im Constantinus Africanus heisst dasselbe *Os juxta anum*. Hieraus erklärt sich auch der von Vesal angeführte Ausdruck: *Vetula*, für Kreuz- und Steissbein. Denn *Anus* ist nicht blos „After“, sondern auch „altes Weib“ (*anus Cumaea* heisst die Sibylle im Ovid). Vielleicht haben die Falten, welche die Schleimhaut eines zusammengezogenen Afters bildet, Antheil an der Gleichheit beider Worte. Auch im Griechischen heisst ein altes Weib, und die runzelige Haut um den Nabel herum: γραῦς. *Cutis circa umbilicum*, sagt Spigelius, γραῦς *dicitur, quia, in modum frontis vetulae, rugosa sit in homine*[1]). Und so haben denn die Barbaro-Latini, in der Einfalt ihrer sprachlichen Unwissenheit, *Vetula* auch für *Anus* als After gesetzt, und statt *Os ani* (unser Kreuz- und Steissbein) kurzweg *Vetula* geschrieben.

Das allgemein gewordene *Os sacrum*, heiliges Bein, ist eine Uebersetzung des unrichtig aufgefassten ἱερὸς σπόνδυλος des Galen, — nicht heiliger Wirbel, sondern grosser Wirbel[2]). Isidorus giebt noch eine andere Erklärung für dieses „heilige“ Bein. Er sagt: *ima spinae pars, quam Graeci* ἱερὸν ὀστοῦν *vocant, quia primum in infante nascitur, ideoque et hostia* (Opfergabe) *a gentilibus* (Heiden) *diis suis dabatur*[3]).

[1]) *De hum. corp. fabrica, pag. 8.* Im Avicenna wird die faltige Umrandung des Nabels, durch *Albhere* ausgedrückt.

[2]) Ausführliches hierüber in §. 124 meines anat. Lehrbuches, 14. Aufl.

[3]) *Etymologiarum Lib. II, Cap. 1.*

§. XIII. Alchadam und Alcheel, Nackengrube und Nacken.

Ueber *Alchadam* und *Alcheel* Avicennae, *Alagdini* und *Alkelel* des Albucasis, sieh' §. LXXXI, *Nucha* als Nacken. Unter *Alchadam* wird die Grube unter dem Hinterhaupt (Nackengrube), — unter *Alcheel* die Nacken- und obere Rückengegend zwischen den Schulterblättern verstanden.

§. XIV. Alchamba, Hypophysis cerebri.

Poetische Ausdrücke sind selten in der Sprache der Anatomie. Avicenna[1]) erfand einen solchen für den Hirnanhang (*Hypophysis cerebri*), indem er ihn *Alchamba* nannte, welches Wort von Andreas Alpagus Bellunensis, als *Caput rosae* übersetzt wurde. Ausser Magnus Hundt[2]) und Victor Conrad Schneider[3]) nahm kein Anatom diesen morgenländischen Tropus an. Er kommt mir nicht als unglücklich gewählt vor, da der Hirnanhang, und der in ihn eingepflanzte dünne Stiel des *Infundibulum*, mit dem Stengel und dem becherförmig verdickten Kelch einer Rose, aus welchem sich die Frucht (Hagebutte) entwickelt, eine unverkennbare Aehnlichkeit hat. Die Blüthe dieser Rose war also nur von kurzer Dauer.

So blieb denn dem Hirnanhang sein alter Name: *Caro glandosa*[4]), durch lange Zeit, bis Vesal ihr den Namen *Glandula*

---

[1]) *Canon, Lib. III, Fen. 1, Tract. 1, Cap. 2.*

[2]) *Anthropologium, Lips., 1501, Cap. 81, 2.*

[3]) *De catarrhis, Lib. II, Cap. 15, pag. 152.*

[4]) Diese *Caro glandosa* wurde von Mundinus, Carpus, Achillinus u. v. A. gebraucht. Einige, wie z. B. Alexander

pituitaria cerebri gab, bei dessen Aufstellung ihm das Galenische ἀδήν (Drüse) vorgeschwebt haben muss[1]. Die Benennung ist nicht zu rechtfertigen, da man zu allen Zeiten einsah, dass diese *Glandula* keine *Glandula* ist, und niemals Schleim, oder ein anderes Secret, aus ihr erhalten werden kann[2]. Aber die Macht des Vorurtheils reicht über den Verstand hinaus, und ein so genauer und scharfer Beobachter Vesalius war, konnte er sich doch von dem ererbten Glauben an die schleimbereitende und entleerende Thätigkeit dieser Drüse so wenig losmachen, dass er selbst vier Gänge abbildete[3], durch welche das Secret der Drüse, in die Nase und in den Rachen geschafft werden sollte. Die zwei vorderen geleiten zur Siebplatte des *Os ethmoideum*, die zwei hinteren aber zu den zwischen dem Keilbeinkörper und den Spitzen der Pyramiden der Schläfebeine befindlichen Oeffnungen, *Rimae*[4], *per quas pituita ori palatove potissimum*

Benedictus, ignoriren den Gehirnanhang gänzlich, und lassen die „*fluctiones pituitae*", direct vom *Infundibulum*, welches sie *Concavitas conchularis* nennen, zum Gaumen abströmen: *in medio concavitatis conchularis foramentum est, quod deorsum versus, ad rictum palati extremi excretorium descendit, unde pituitae fluctiones a medio cerebro profluunt, et sternutamenta prorumpunt. Anatomice, Lib. IV, Fol. 43, b.*

1) *De corp. hum. fabr., Lib. VII, Cap. 11 (Glandula, qua cerebri pituita excipitur).*

2) Wohl aber liess man die Zirbel, das Wasser der Gehirnkammern absondern. Sie wurde deshalb auch von Vesal für eine Drüse erklärt, und *Glandula nucis pineae imaginem exprimens*, kürzer *pinealis* genannt, nach dem Galenischen κωνάριον, Diminutiv von κῶνος, ein Kegelchen, wie die Zapfen der Pinusarten. Eine dieser Pinusarten, welche essbare Früchte trägt, heisst *Pinus pinea L.* „Zirbel", *unde* „Zirbeldrüse".

3) *Opp. omn., Tom. I, Lib. I, Cap. 12, pag. 44.*

4) Diese *Rimae*, welche nur am skeletirten Schädel offen gesehen werden, am frischen Schädel aber durch den Primordialknorpel

influit. Die Vesal'sche Abbildung wurde vielmal in den Schriften seiner Nachfolger reproducirt [1]), bis endlich V. C. Schneider, durch seine zwar weitschweifigen, aber classischen fünf Bücher: *De catarrhis, Viteb., 1640—1642*, die alte, und von so vielen Autoritäten gestützte Irrlehre von der Schleimdrüse des Gehirns, bleibend widerlegte, und dadurch der Medicin einen noch grösseren Dienst erwies, als die Anatomie dem Vesal zu verdanken hat. Kein Arzt und kein Anatom sollte dieses gründliche und gelehrte Werk ungelesen lassen — wenn er Zeit dazu hat.

Der gegenwärtig ausschliesslich für Gehirnanhang cursirende Name, ist der von Sömmerring [2]) eingeführte: *Hypophysis* (ὑπό, unten, φύω, wachsen), was im Latein als *Appendix*, und im Deutschen als Hirnanhang wiedergegeben wird. Wir wollen das respectable Wort nicht verdächtigen, aber sagen müssen wir doch, dass es von den alten griechischen Aerzten schon für das Ausfallen der Wimperhaare, und für den grauen Staar vergeben wurde. In Blancardi *lex. med.* heisst es ausdrücklich: *Hypophysis cataracta est.*

§. XV. Alchangiar, Processus xiphoideus sterni.

Wer kennt den Handschar nicht? Man hörte so viel von ihm als Waffe in neuerer Zeit. In der *Interpretatio nominum arabicorum Avicennae* von Andreas Bellunensis, ist er abgebildet. Er sieht einem Dolche, mit breiter, zweischneidiger

---

des Schädels verschlossen sind, heissen bei uns jetzt, ihrer unregelmässigen, zackigen Umrandung wegen: *Foramina lacera anteriora.*

[1]) Ich sehe sie in Salomon Albertus vor mir (*Historia plerarumque partium corp. hum. Viteb., 1585, pag. 16*).

[2]) *Hirn- und Nervenlehre, §. 62.*

und scharfspitziger Klinge gleich. Der erklärende Text zu der Abbildung lautet: *Alchangiar significat gladium valde unitatum in Syria, et est ad latitudinem tendens, cujus cuspis est incisivus, et chartilago in fine thoracis* (Brustbein) *assimilatur extremitati gladii praedicti.* *Alchangiar*, mit den Schreibarten: *Alchangri*, *Alchangiari*, und *Alchangiri*, ist also der *Processus xiphoideus sterni*, arabisch الغضروف الخنجري, *al ghudrūf al-chandschari*, d. i. der Knorpel des Schwertes[1]).

In demselben Capitel des *Canon*, werden wir noch mit drei Namen des Schwertknorpels bekannt, welche lange Zeit in Gebrauch waren: 1. *Tutamentum oris stomachi*, — 2. *Cartilago epiglottalis*, — und 3. *Malum granatum* (*Alcanni*, auch *Alki* und *Alkilil*, in der *Interpretatio vocum Mesuae*, von Jac. Sylvius[2]).

Ad 1. Dass der Schwertknorpel ein Schild für die Cardia des Magens abgiebt, glaubten diese Menschen, welche nicht secirten. Sie nannten ihn deshalb وقاية لفم المعدة, *wiqâyah li-fumi-l-mi'dah*, *tutamentum ad os stomachi*, wofür Mundinus und sein Anhang, noch bestimmter *Clypeus* und *Scutum oris stomachi* setzten. Constantinus Africanus sagt: *carthilago seria* (letzter Knorpel), *quae dum acuitur, est sicut gladius, et ori stomachi* (Cardia) *superponitur.* *Cartilago scutiformis* kommt im Guido vor. — Ad 2. Mit der Epiglottis kann nur der breite, spatelförmige Schwertknorpel mehrerer Säugethiere verglichen werden. Dem menschlichen kommt diese Form nur sehr selten zu. Im lateinischen Avicenna stehen die Worte: *inferior extremitas thoracis* (Brustbein) *vocatur epiglottalis, et est tutamentum oris stomachi*[3]). — Ad 3. Bei dem *Pomum granatum* muss etwas länger angehalten werden.

Wie kommt der menschliche Schwertknorpel dazu, mit einem Granatapfel verglichen zu werden? Die Autoren, welche

[1]) *Canon, Lib. I, Fen. 1, Doctr. 5, Summa 2, Cap. 22.*

[2]) Als Anhang von J. Mesuae Damasceni, *de re medica libri tres. Lugd., 1566.*

[3]) *Lib. I, Fen. 1, Doctr. 5, Summa 1, Cap. 15.*

sich des Ausdruckes *Pomum granatum* oder *Malum punicum* bedienen, führen verschiedene Gründe dieses Vergleiches an. *a.* Nic. Massa vergleicht den Schwertknorpel mit der Blüthe des Granatapfels[1]). *b.* Berengarius mit einem einzelnen Blatt dieser Blüthe: *quia assimilatur parti balaustii* (Blüthe) *mali granati.* Mit ihm viele andere. Würde nur auf die breite, sehr seltene Form, des Schwertknorpels anwendbar sein. *c.* Vesalius nur mit der Spitze eines solchen Blüthenblattes: *quia unius balaustii apicis imagini accedit.* *d.* Curtius und Zerbis mit der Rinde des Apfels: *propter similitudinem cum cortice mali granati.* Die getrocknete Schale des Granatapfels ist, wie man in allen Apotheken sehen kann, ebenso dick, steif, und braun, wie ein getrockneter Schwertknorpel. Am Scheitelpunkt des Apfels, lauft die Rinde in kleine Läppchen oder Zacken aus, welche um eine Grube (Butz) herum stehen. Diese Zacken sind zungenförmig, haben etwas aufgekrempte Ränder, und sehen dadurch einer kleinen Epiglottis gleich. Da nun der Schwertknorpel zuweilen auch diese Form zeigt, und deshalb *Cartilago epiglottalis* genannt wurde, kann er aus demselben Grunde, von Jenen, welche in der Wahl der Benennungen nicht eben wählerisch zu Werke gingen, auch *Pomum granatum* genannt worden sein. Alle diese Erklärungen können nicht entsprechen, denn *Pomum granatum* ist der ganze Apfel, nicht seine Rinde, nicht seine Blüthe, nicht ein Blatt

---

[1]) *Chartilago haec habet tres partes angulatas* (ganz unverständlich), *ac si esset flos mali granati. Anatomiae liber introductorius, Cap. 24, Fol. 46, a.* Die Blüthe des Granatapfels hat aber viel mehr Blätter als drei. Der Mann lebte viel in der Einbildung. Er entdeckte auch eine Höhle im Schwertknorpel, welche durch einen Canal mit dem Mediastinum in Verbindung steht. *ibid.* Er scheint das zuweilen im Schwertknorpel vorkommende Loch im Sinne gehabt zu haben, als er diesen Unsinn niederschrieb, — ein Loch, durch welches Amatus Lusitanus, die *vapores tetros stomachi* ausdampfen liess. (*Curationes med., Cent. V, Cur. 95.*)

seiner Blüthe. Die Sache ist vielmehr so zu nehmen. Alle gerundeten Erhabenheiten am menschlichen Leibe — harte und weiche — hiessen einst *Poma*. So die dem Jochbein entsprechenden Wangenhügel: *Poma faciei* [1]) (das französische *pomette*), — die *Prominentia laryngis* am Halse: *Pomum Adami*, — der Hügel des grossen Trochanters: *Pomum coxae*, — der Kopf des Oberarms: *Pomum humeri*, — die Kniescheibe: *Pomum s. oculus genu*, — die Mandeln: *Poma gutturis*, — ein kurzes männliches Glied: *Pomum Veneris*, — die Brüste bei Suidas: μῆλα, d. i. *Poma s. Mala* [2]), — die Hoden: *Poma amoris*, — die Seitenlappen der Schilddrüse: *Poma cartilagini thyreoideae apposita* (Riolan), u. m. a. Ein etwas aufwärts gebogener Schwertfortsatz hebt, wie öfter geschehen wird, die darüber befindliche Haut zu einem Hügel auf, welcher, wie die vorhergehenden, Anspruch auf *Pomum* macht. Warum aber gerade *Pomum granatum?* Nun das mag daher kommen, dass der Granatapfel der einzige grosse Apfel ist, welchen man in warmen Ländern kennt. — Wenn auch der untere Lappen der rechten Lunge, im Mundinus als *Pomum granatum* aufgeführt wird, kann es deshalb sein, dass bei den Wiederkäuern, dieser Lappen der Lunge eine Furche zur Aufnahme des Stammes der unteren Hohlader hat, und der Lappen an der Hohlader zu hängen scheint, wie der Apfel an seinem Stiel.

Die übrigen Benennungen des Schwertknorpels in vergangener Zeit, sind nur Versionen von ξιφοειδής, wie *Processus*

---

[1]) Nach Andreas Bellunensis bei den Arabern *Ugne*, der harte Theil der Wange, zum Unterschied von dem weichen, *Alchad*.

[2]) Citronen und Orangen, Quitten, Aprikosen, und Pfirsiche, hiessen bei den Römern ebenfalls *Mala*, daher *ab ovo ad mala*, vom Anfang der Mahlzeit bis zum Dessert. *Malum punicum s. granatum* erhielt seinen Namen von seinem Vaterlande, und von der Menge seiner Kerne — *a multitudine granorum, granatum dicitur*, Plinius.

und *Cartilago ensiformis*, *mucronata*, *gladialis*, *ensiculata*, und *cuspidata*. *Furcula* und *Furcella*, oder *Forcella inferior s. humilior*, drückt den Gegensatz zu *Furcula superior* aus, unter welcher beide Schlüsselbeine gemeint waren. Sieh' §. LX, *Furcula s. Clavicula*. — Die bizarrste Benennung des Schwertknorpels hat sich in die *Commentaria Berengarii* verloren, *pag. 39, a*: *Engastrimitos* (ἐγγαστρίμυθος) — der Bauchredner. Es steckt Humor darin. Wahrscheinlich wollte er damit das arabische *Os epiglottale* lächerlich machen.

---

§. XVI. Algededi, Os sphenoideum.

Algededi findet sich im lateinischen Haly Abbas als Keilbein. Ohne Artikel, als *Getadi* und *Geteth*, gebrauchen es Carpus und Zerbis. Sieh' §. LXV, *Geteth*.

---

§. XVII. Algumur, Gingiva.

Algumur, العمور *(al-'umūr)*, ist Zahnfleisch. Die Commentatoren des Mundinus bedienen sich häufig dieses Wortes, neben *Caro dentium* und *Gingiva*. Oft steht es ohne Artikel, als *Gumur* und *Gumaur*, sieh' §. LXIX.

---

§. XVIII. Alhaleb, Ureter.

Alhaleb, als Harnleiter, erscheint nur im Gerardus. Gewöhnlich wird der Harnleiter *Vena uritis*, oder *Porus uritis* genannt, und unter diesem Namen auch die Harnröhre zuweilen verstanden.

Nur die höchste Unachtsamkeit konnte für *Vena uritis*, *Vena viridis* setzen, welche uns bei einigen Arabisten unterkommt. — Celsus[1]) nennt die Harnleiter: *Venae albae renum*, Aretaeus[2]): *Canales nervei fistulosi*, Avicenna: *Emunctoria*, De Vigo: *Emontoria*, Vesal: *Meatus urinarii*, und Bauhin: *Ductores urinae*. Auch als *Collum renis* finde ich den Ureter im Guido. Der Name οὐρητήρ, welchen der Harnleiter durch Aristoteles erhielt, kommt von οὐρέω, harnen. — Die Niere stand zur Leber in folgendem Verhältniss.

Nach den physiologischen Ansichten des Alterthums, war die Leber das Organ der Blutbereitung. Sie hiess bei den Arabisten *Epar*, *Jocur*, *Jecur*, und *Ficatum*. Die letztere Benennung ist gut römisch. *Ficatum* ist nach Apicius, einem berühmten römischen Gourmand zur Zeit des Tiberius, welchem auch ein Buch über die Kochkunst zugeschrieben wird, die Leber eines mit Feigen *(ficus)* gemästeten Thieres. Aus diesem *ficatum* entstand das italienische *fegato*, und das spanische *higado*. — Der Chylus wurde der Leber durch die *Venae mesaraicae* und die Pfortader *(Vena janitrix)* zugeführt[3]). Sie machte Blut aus ihm, indem sie ihn von vier Unreinigkeiten säuberte, welche er mit sich brachte. Die erste davon war die gelbe Galle, *cholera* (bei den alten italienischen Anatomen: *colera* und *collera)*. Die zweite war die berüchtigte schwarze Galle *(melancholia s. cholera nigra)*, welche durch die *Vena splenica* in die Milz abgeführt, theilweise aber auch durch einen Ast dieser Vene (eines unserer *Vasa brevia*) in den Magen ergossen wird, *ad excitandum appetitum* (Guido). Die dritte Unreinigkeit war die *Superfluitas aquosa*, welche aus der Leber, durch die Hohlader, in die Nieren kommt, und von dort durch den Harnleiter in die Harnblase. Die

---

[1]) *De medicina, Lib. IV, Cap. 1.*

[2]) *Edit. Boerhavii, pag. 53.*

[3]) *Venarum mesaraicarum officium est, ad hepar deferre totam bonitatem chyli.* De Vigo, *Opera in chyrurgia, Fol. 8, b.*

vierte Unreinigkeit, das *Phlegma*, wird als Schmiermittel der Gelenke verbraucht — die *Synovia* des Paracelsus. Um dieser vierfachen Absonderung zu genügen, hat die Leber vier Lappen erhalten. Diese Lappen der Leber hiessen im Allgemeinen: *Fibrae*[1]), *Penulae* und *Paenulae*, auch *Pinnae, Capita, Carunculae, Penacula, Alae, Promontoriola*, und *Additamenta*[2]), im Einzelnen aber: *Auriga, Culter (Machaera), Mensa*, und *Focus*. So der Gedächtnissvers des Seluoccerus:

„*Partibus his etiam tribuerunt nomina multi,*
„*Auriga et culter, mensa, coquensque focus.*"

Mundinus und Massa sprechen von fünf Leberlappen in *Syma hepatis* (concavo Leberfläche). Sie können dieselben nur bei fleischfressenden Thieren gesehen haben. *Syma* ist ganz gewiss das *Femininum* von *simus*, aufwärts gebogen oder concav, mit der beliebten Substitution von *y* für *i*. Albertus Magnus sagt: *Symam hepatis voco concavum ejus, gibbum vero convexam ejus rotunditatem*[3]). Der fünfte Leberlappen hiess *Reticulum jecoris*. Es wird seiner in der Opferanatomie[4]) und in der *Haruspicina* gedacht. Bei den Griechen hiessen die Leberlappen λοβοί (das lateinische *lobi*). Auf ihre Gegenwart oder ihr Fehlen, auf ihre Grösse und Zahl, auf die Tiefe der Einschnitte zwischen ihnen, wurde beim Wahrsagen der

---

[1]) Das Wort *Fibra* hatte in der classischen Sprache einen ganz anderen Sinn, als in der anatomischen. *Fibrae* hiessen die Eingeweide:

„*Protinus ereptas viventi corpore fibras*
„*Inspiciunt, mentemque Deûm scrutantur in illis.*"

Cicero, Plinius und Celsus gebrauchen *Fibra* für die Lappen der Eingeweide, z. B. *Pulmo in duas fibras dividitur* (Celsus), und *quid fissum hepatis, quid fibra valeat* (Cicero).

[2]) Zerbis, *Op. cit., fol. 25.*

[3]) *Op. cit., Cap. 5, pag. 91.*

[4]) *Levit. III, V. 4, 10.*

Priester sehr viel gehalten. Die *Haruspicina* hiess deshalb bei den Griechen: ἡπατοσκοπία (Suidas[1]). Eine Leber ohne Lappen (ἄλοβος) vorzufinden, deutete ebenso sicher ein grosses Nationalunglück an, als wenn ein Maulesel mit drei Füssen geboren wurde.

---

§. XIX. Alhasusa und Alhalesa, Vena occipitalis.

Vena alhasusa kann nur die Occipitalvene sein. Auf keine andere Vene passen die folgenden Worte des Avicenna[2]): *Venae, quae sunt post aures sub ossibus eminentibus, a parte nuchae,* mit der Randnote: *Alhasusa, quarum phlebotomia confert alsedar* (chronische *Lippitudo*), *et antiquis capitis doloribus.* Unter *Alhasusa* versteht Sirasis den Warzenfortsatz: *os post aurem eminens, a capillis denudatum.* In der *Interpretatio arabicorum nominum Avicennae* lese ich: *Venae alhalesae* (richtiger *alhasesae*) *sunt venae partis posterioris capitis.* Nur die alten Aerzte, nicht die Anatomen, erwähnen beider Worte. Der arabische Ausdruck ist nach M. الخشيشا *(al-chaschtschâ).*

Ich kann es nicht unterlassen, bei Erwähnung des *Alsedar* als *Lippitudo,* anzumerken, dass dem Arzte der Jetztzeit, die Lectüre medicinischer Schriften aus dem frühen Mittelalter, bezüglich der Krankheitsnamen, insbesondere der chirurgischen, nicht mindere Schwierigkeiten bereitet, als dem Anatomen die Folianten aus jener trüben Zeit. Die Krankheitsnamen sind, wie die anatomischen, zum grossen Theile arabisch. Ich führe einige Zeugen aus meinen Excerpten an:

1) Th. Bartholinus, *de jecoris extispicio,* in dessen *Orationibus, Hafn. 1668, pag. 87.* — Ph. J. Hartmann, *de originibus anat., Berol. 1754, Cap. 2, §. 3.* — C. Cantz, *de Graecorum extispiciis, Gott. 1826,* und J. Hyrtl, *Antiquitates anat., §. 13.*

2) *Canon, Lib. I, Fen. 4, Doctr. 5, Cap. 20.*

Actarmir, Thränenfistel.
Albaras alba et nigra, Lepra.
Albathar, Condylom.
Albehar, Asthma.
Albir, *Sycosis*.
Alchola, After.
Alcomnati, *Ceratoncus*.
Alharas, *Vitiligo alba*.
Alhasaphum (Alhasef), *Hydroa*.
Almismar, Hühnerauge.
Alphac, *Ecchymosis*.
Alratia, *Atresia*.
Altheben, *Pannus oculi*.
Althelil, Hämorrhoiden.
Asafat, *Impetigo*.
Atarfati, *Ectropium*.
Atarmir, *Distichiasis*.
Azirnach, Lipom des Augenlids.
Bathara, *Anthrax*.
Bothor, Pustel.
Buris Avicennae, *Abscessus induratus*.
Cathesim, Stockschnupfen.
Chalca, *Convulsio*.
Chansira, *Struma*.
Cholah, Verrenkung.
Demenul, Carbunkel.
Ebdul, *Tabes*.
Futar, *Excrescentia fungosa*.
Firfir, Röthel.
Garab, Krätze.
Garha, *Vulnus*, *Ulcus*.
Gedem, Rothlauf.
Gienun, *Mania*.
Hasafin, *Morbilli*.
Humia, *Febris ardens*.
Ikila, Krebs.
Jarcan, *Hydrops*.
Kurkem, Geschwür.
Kutubuth, *Melancholia errabunda*.
Maran und *Malsan*, Pflaster.
Mesire, Leberanschwellung.
Mirachia, Unterleibsleiden.
Nasda, fleischiger Auswuchs.
Rosboth, *Excrescentia*.
Sacrah, Apoplexie.
Sadach, *Contusio*.
Sahara (*Zaara* des Avicenna), Schlaflosigkeit.
Sathagie, Knochensplitter.
Sebel, *Chemosis*.
Sefiros, Abscess.
Selaa, Furunkel.
Sibare, *Phrenitis*.
Silach, *Defluvium capillorum*.
Sirsa, Schorf.
Susa, Beinfrass.
Susati, *Encanthis*.
Taquia, Empyem.
Thelil, Goldader.
Vaga alchatim, *Lumbago*,
Vaga alchasira, Colik.
Zachema, *Coryza*.
Zachi, *Tympanites*.
Zahir, *Dysenteria*.
Zalik almazarin, *Lienteria*.
Zaphra, Cholera.
Zaratan, Knoten in der Brust.
Zarca, Glaukom, u. v. a.

§. XX. Alheame, Vena frontalis.

Vena alheame est vena in summitate frontis, inter duo supercilia, heisst es im Andreas Bellunensis. *Summitas frontis* steht hier für *Sinciput*, Oberkopf, welches Wort allgemein, aber sehr unrichtig, *Syncipat* geschrieben wird, denn es ist aus *Semicaput* contrahirt. Im Avicenna treffen wir auf *Kathan* für *Sinciput*.

Alheame ist also die Stirnvene. Sie diente zur Aderlässe bei Kopfverletzungen und Schlagfluss. Die Chirurgen des Mittelalters erwähnen sie oft, — die Anatomen niemals. Avicenna empfiehlt ihre Eröffnung, welche quer gemacht werden soll [1]), gegen Kopfschmerz, *gravitas oculorum, hemicrania, et ulcera capitis*. Aus der *Vena media frontis* Blut zu entziehen, war auch bei den Römern gegen Gemüthskrankheiten und Verrücktheit üblich, wie im Distichon des Juvenal:

„*Frontis ei mediam medicus pertundere venam,*
„*Cum ratione solet, qui ratione caret.*"

Der ehrliche Schylhans rühmt das Blutlassen aus der Stirnvene „für des haubtes blödigkeyt [2])". Der Mann hätte bei uns viel Praxis bekommen können. Ein Knittelvers hat diesen, schon seit zwei Jahrhunderten, vielleicht mit Unrecht, vergessenen Aderlass verewigt:

Nun laß die Adern an der Stirn,
Zum Haubtweh und tobenden Hirn,
Desgleichen, wenn du sorgen thätst,
Daß du den Aussatz in dir hättst [3]).

---

[1]) Wie bei allen Kopfvenen, *melius est, ut transverse phlebotometur.*

[2]) *In amentibus et attonitis* (besinnungslos) *evacuatur, ex alto enim materiam trahit*, heisst es im Benedictus, *Op. cit., Lib. V, Cap. 5.*

[3]) Dienliches Aderlaßmännlein, als Anhang zu „Alberti Magni, von Weibern und Geburthen", ohne Druckort und Jahreszahl.

Da die Stirnvene nicht paarig ist, sondern nur Eine vorkommt, welche der Medianlinie der Stirn entspricht, wird sie öfter auch *Vena media* oder *mediana frontis* genannt.

Der Verbindungszweig der Stirnvene mit der vorderen Gesichtsvene, wurde am inneren Augenwinkel, *Angulus lacrymalis, Almachdin,* unter specieller Anzeige, statt der *Vena frontalis* angestochen. Um ihn besser hervortreten zu machen, wurde der Hals zusammengeschnürt, *per pressionem suffocantem,* welche gewöhnlich, ich weiss nicht warum, *Pressio judaica* genannt wird.

Avicenna empfiehlt auch die Vorsicht bei der *Venaesectio in angulo lacrymali, phlebotomum non profundare,* nicht zu tief einzustechen, *quia fortasse fient fistulae, ex percussione ossis* [1]).

---

§. XXI. Alhiliri und Alhiliricti, Processus styloideus.

Ausser Berengarius bedient sich kein Arabist des Wortes *Alhiliri* und *Alhiliricti,* für Griffelfortsatz des Schläfebeins. In dem Capitel seiner *Isagogae breves,* welches die Aufschrift führt: *de mandibulis s. maxillis inferioribus,* gedenkt er des Muskels, welcher den Unterkiefer herabzieht, mit folgenden Worten: *„musculi vero aperientes oriuntur a loco, arabice dicto Alhiliricti, quae sunt duo ossa acuta, acularia et sagittalia dicta, addita occipiti, et ista ossa sunt post aures“.* Dass hinter diesen Worten, welche aus dem Avicenna abgeschrieben sind [2]), unser *Musculus stylohyoideus* steckt, liegt auf der Hand, obwohl Berengarius den hinteren Bauch des *Biventer maxillae* gemeint zu haben scheint, von dessen Ursprung am Warzenfortsatz ihm nichts bekannt war. Im Guido heisst es:

[1]) *Canon, Lib. I, Fen. 4, Doctr. 5, Cap. 20.*

[2]) *Canon, Lib. I, Fen. 1, Doctr. 5, Summa 2, Cap. 9.*

musculi, qui aperiunt os, veniunt a parte aurium. Im lateinischen Avicenna kommen die Griffelfortsätze mehrmals als *Ossa shemie, alabariae,* und *alaberiae* vor. Dass es sich um die Griffelfortsätze handelt, ergiebt sich aus dem Zusatz: *ad acuum similitudinem.* Die Warzenfortsätze heissen *Alhaulami*, nach Andreas Bellunensis: unbehaarte *loca post aures. Shemis* hängt mit سماع, *samā'*, Gehör, zusammen.

Galen gebrauchte zuerst für den Griffelfortsatz, die Ausdrücke στυλοειδής und γραφιοειδής. Ersterer wurde allgemein, obwohl γραφίς besser ist als στῦλος, da es keine Nebenbedeutungen hat. Γραφίς ist der Griffel aus Metall oder Bein, mit welchem auf wachsüberzogenen Tafeln geschrieben wurde. Στῦλος ging in die lateinische Sprache über, als *stylus*, ein Schreibinstrument, an dem einen Ende spitzig, an dem anderen mit einem flachen Blatte versehen, um das irrig Geschriebene wieder durch Streichen auf dem Wachse auszulöschen, daher *stylum vertere*, corrigiren, wie im Horazischen:

> *Saepe stylum vertas, iterum quae digna legi sunt*
> *Scripturus.* — — — —

Stylus ist aber auch Pfeiler, Zeiger der Sonnenuhr, Schaft, Sonde, und Spitze einer Fussangel *(stylus caecus)*, welche in Menge in's Gras gelegt wurden, um die feindliche Reiterei, durch Verwundung der Füsse der Pferde, am Verfolgen der Fliehenden zu hindern [1]). *Graphioideus* wäre also besser als *styloideus*. Seiner scharfen Spitze wegen, that der Stylus gelegentlich die Dienste eines Dolches. Julius Cäsar wurde mit dem Stylus erdolcht — das italienische *stiletto*. Die besten Autoritäten schreiben im Latein *stilus*, nicht *stylus*. Mir scheint ebenfalls *stilus* richtiger, denn im griechischen στῦλος ist das *y* lang, im lateinischen *stylus* aber kurz, wie aus dem angeführten Vers zu ersehen. Dieser *stilus* müsste dann nicht von στῦλος, Pfeiler, sondern von στέλεχος, Stiel, abgeleitet werden.

---

[1]) Silius Italicus, *Bellum punicum, X., 414.*

Processus belenoideus, für Griffelfortsatz, ist grundfalsch; — soll *belonoideus* sein, von βελόνη, Nadel. Es liesse sich aber auch *belemnoideus* sagen, von βελέμνον, *sagitta*. — *Plectrum*, als Griffelfortsatz, ist das griechische πλῆκτρον, ein Stäbchen von Elfenbein, mit welchem der Zitherspieler die Saiten anschlug. Nur die Barbaro-Latini gebrauchen es, neben *Calcar capitis*, und *Os calaminum*, was besser *calamo simile* heissen sollte. Ihr *Os clavale* ist ebenfalls ein arger Fehler, denn die *clava Herculis* war doch nicht spitzig. Gegen die *Acus ossea* des Fallopia, wäre nichts einzuwenden, als dass sie, nach dem Gesagten, überflüssig ist. — Im hebräischen Avicenna heisst der Griffelfortsatz חמו מרחץ, *chemo markezz*, im *Lexicon pentaglotton* מכתב (*maktab*, d. i. *acus chirurgica*, nach Buxtorf's *Lex. chald. rabb.*).

---

§. XXII. Alhosos, Os coccygis.

Nicht im Mundinus, aber in seinen Erklärern, gerathe ich so oft auf das Wort *Alhosos*, als vom Steissbein die Rede ist. Die Steissbeine heissen in den lateinischen Uebersetzungen der Araber: *Alhosos, Alhasos, Alhusos*, bei Zerbis auch *Albosos, Alohosos*, oder *Spondyles caudae*. Im arabischen Text des Avicenna steht: العصعص, sprich: *al-'uṣ'uṣ*, vulgär: *al-'aṣ'oṣ*. Der arabische Titel des bezüglichen Capitels im *Canon*[1]) lautet: في تشريح عصب العجز والعصعص, *fi taschrîḥ 'aṣab al-'adschiz wal-'uṣ 'uṣ*, *de anatomia nervorum nuchae* (Rückenmarksnerven) *ossis sacri et coccygis*. Die *Interpretatio latina nominum Avicennae*, welche im zweiten Bande der Venetianer Auflage des Avicenna (1564) enthalten ist, sagt: *Alhasos est extremitas dorsi* (zu verstehen als Spitze, unteres Ende des Rückgrats), *continens tres spondiles, terminatur ad ficteri* (After), *dicitur os caudae*. Avicenna liess vom *Alhosos* einen

---

[1]) *Lib. I, Fen. I, Doctr. 5, Summa 3, Cap. 6.*

unpaaren Nerven ausgehen, welcher sich in den *Musculis fecteris* (After) und *virgas* (männliches Glied) verlieren soll [1]), und das Capitel des ersten Buches seines *Canon*, welches vom Steissbein handelt, führt den Titel: *De anatomia Alhosos*. Im lateinischen Rases heisst das Steissbein *Alhaos* [2]), *quia in fine est*. Aus diesem wurde unter der Feder des Nic. Leoniceuus: *Abhaum* und *Abhaus* [3]), woraus sich das im Vesal zu lesende, komisch klingende *Abhans* aufklärt. Sonst bedienten sich die Arabisten noch der Ausdrücke *Cauda*, *Os caudae*, *Vertex*, und *Orropygium*, welches letztere bei Georgius Valla auch als Kreuzbein auftritt. *Vertex* ist die schlecht übersetzte κορυφή des Jul. Pollux, welche besser mit *Acumen* oder *Apex* hätte gegeben werden sollen, als Endspitze des Rückgrats. *Orropygium*, auch *Uropygium*, wurde dem Aristoteles entnommen, welcher die Schwanzfedern der Vögel ὀῤῥοπύγιον nannte. Ὀῤῥος bedeutet Steiss und Bürzel. Das Steissbein hiess deshalb bei unseren deutschen Vorfahren: „Bürzelbein". Im hebräischen Avicenna steht חזה, *Chase*, für Steissbein.

§. XXIII. Aliheric und Alieheric, Venae labiorum.

Die Lippenvenen führen verschiedene Namen. Ich finde bald *Alieheric* (das aus dem Persischen stammende الجهارك, *al-dschahârik* des Avicenna [4]), bald *Giearech* [5]), bald

[1]) *Canon, Lib. I, Fen. 1, Doctr. 5, Summa 8, Cap. 6.*

[2]) Berengarii *Commentaria, Fol. 495, b.*

[3]) *Ibid., Fol. 491, a.*

[4]) *Canon, Lib. III, Fen. 8, Tr. 1, Cap. 9: in superfluitate calida gingivarum* (Entzündung), *administra evacuationem et phlebotomiam aliheric.*

[5]) *Canon, Lib. I, Fen. 4, Doctr. 5, Cap. 20: venae quae sunt in labiis, dictae Gierarech, sunt quatuor.*

Alierich [1]), bald *Guherich* oder *Algiemreth* im Berengarius. Der Name scheint verwandt mit *Jaharich*, die innere Seite der Lippen, welche im Andreas Bellunensis auch als *Alharat* und *Alheratit* erwähnt wird.

Die Eröffnung der Lippenvenen wurde von den Arabern häufig vorgenommen, gegen *Alcola* (Aphten), Zahnschmerz, Schlaffheit, Entzündung, Abscess, Fisteln und Geschwüre des Zahnfleisches. Albucasis giebt zur Eröffnung der Lippenvenen folgende merkwürdige Regel: *stringe collum, resolve labium* (umschlagen), *et aspice ad duas venas, si autem dubitas, intende ad incisionem majorem* [2]). Die Phlebotomien an den Lippen werden wohl in der Regel Scarificationen gewesen sein. Aber das Würgen *(stringe collum)*, um die Lippenvenen strotzend zu machen, ist doch etwas zu heroisch für eine so unbedeutende Operation. Bei Gelegenheit der Phlebotomie aus den oberen Lippenvenen *(Algeherich)*, erfahren wir zu unserem Staunen, dass auch an der Nasenspitze, *in extremo nasi*, Blut gelassen wurde. Avicenna [3]) erwähnt diese Blutentziehung. Zuerst wird die Nasenspitze stark niedergedrückt, und dann ein Messerchen bis auf die Nasenscheidewand eingestossen. Die Blutung ist in der Regel nur gering, hilft aber gegen blöde Augen, Nasenpolypen, und Alchaleph *(lentigo faciei)*. Da die Nasenspitze, nach einem solchen Angriff, bleibend roth wird *(rubedo perseverans)*, ist der kosmetische Nachtheil dieser Blutentziehung grösser als ihr therapeutischer Nutzen. — Das Wort *Aliheric*, richtiger *Aldschahārik*, drückt eigentlich die Zahl der Lippenvenen aus — vier. Prof. Müller schrieb mir über die persische Abkunft dieses Wortes: *Aldschahārik* ist ein persischer Ausdruck, der in's Arabische aufgenommen wurde. Das Wort wird auch richtiger الجهارك *(al-dschahārrak*

[1]) Andreae Bellunensis *Interpretatio nominum Avicennae.*

[2]) *Methodus medendi. Edit. Basil., Lib. II, pag. 173.*

[3]) *Loco supra citato.*

geschrieben. Es ist das persische رگ چهار (tschahār rag) „die vier Adern". چهار (tschahār) bedeutet im Neupersischen „vier" und رگ (rag) „Ader".

§. XXIV. Almabat und Almabit, Vena saphena minor.

Unter diesem Namen scheint Avicenna das in die Kniekehlenvene sich entleerende, obere Ende der *Vena saphena minor* zu verstehen, welche sonst auch *Vena scia* oder *sciatica* genannt wird. Er sagt: *Vena, quae phlebotomatur sub genu poplitis, quae tantum efficit, quantum et Saphena, sed est fortior Saphena in provocatione menstruorum, et in doloribus ani, et haemorrhoidibus.* Ausser Gerardus und Guilielmus Placentinus, hat sich Niemand dieses Wortes angenommen.

§. XXV. Almagabani, Fauces.

Almagabani (Fauces) ist unter den arabischen Worten der Anatomie, ein verlorener Posten. Ausser Gerardus und Nicolaus Bertuccius [1]), wird es selbst von jenen Uebersetzern verschmäht, welche ihren Text mit arabischen Ausdrücken zu schmücken pflegten. Die Länge des Wortes machte offenbar seinen Gebrauch etwas unbequem. Viel kürzer ist: *Fauces,* über welche wir uns des Breiteren auszulassen haben.

Warum führt eine einfache Verbindungsöffnung zwischen Mund- und Rachenhöhle, einen Namen *in plurali?* Um auf diese Frage zu antworten, müssen wir uns in einem römischen

1) *Collect. artis med. Colon. 1537, pag. 93.*

Wohnhaus etwas umsehen. In den ersten Zeiten *ab urbe condita*, bestand ein römisches Privathaus nur aus zwei Abtheilungen. Die erste, das *Vestibulum*, war das Vorhaus, und zugleich Empfangzimmer für Besucher, — die zweite, das *Atrium*, das eigentliche Wohnzimmer. In diesem stand der Kochherd, *focus*, in der Mitte, — an der Seite der Webstuhl der Frau, *jugum*, die Bilder und Altäre der Hausgötter, *arae*, das Ehebett, *torus*. Ueber dem Focus war eine Oeffnung im Plafond, durch welche der Rauch des Herdes seinen Ausgang fand. Die Wände dieses Gemaches wurden mit der Zeit vom Rauch geschwärzt — daher *Atrium*, von *ater*, schwarz. Wenn der Herr des Hauses heimkehrte, betrat er das Atrium nur in der *Tunica*. Er liess seine weisse Toga im Vestibulum — *inde nomen*, von *vestis*, Kleid. Auf die Anatomie angewendet, sollten die Vorkammern des Herzens eigentlich *Vestibula*, und die Kammern *Atria* heissen, da sie die Haupträume im Herzen sind, wie die Atria es in den Häusern waren. In den späteren Zeiten änderte sich diese Einfachheit gewaltig. Durch Vitruvius und Cassiodorus kennen wir die innere Einrichtung der römischen Häuser in der Kaiserzeit so gut, wie unsere eigenen, auch wenn kein Pompeji wiedererstanden wäre. Das Vestibulum wurde ein offener Platz vor dem eigentlichen Hause, welcher an den beiden Seiten durch eine Mauer, eine Säulenhalle, oder durch Nebengebäude begrenzt war. Von ihm führte das *Prothyrum* in das Atrium, welches als Sitz- und Empfangszimmer diente, und von seiner ursprünglichen Form nur die Oeffnung im Plafond beibehielt, durch welche aber nicht mehr der Rauch hinaus-, sondern der Regen hineingelassen wurde (*Compluvium*). Ein auf dem Fussboden befindliches Bassin, *Impluvium*, nahm den Regen auf. — Eine Fortsetzung, eine Art Alkove des Atrium, war das *Tablinum* — ein Hinterzimmer, in welchem das Familienarchiv, *Tabulae*, aufbewahrt wurde. Das Tablinum communicirte mit dem *Peristylium*, einem Säulengang, welcher im Inneren des Hauses, um einen Hofraum herum angebracht war, und die Zugänge zu den Wohnzimmern der Familienglieder enthielt. Das Tablinum, welches gegen das Atrium und gegen das Peristylium keine Wand hatte, konnte durch Holzschirme, welche ebenfalls *Tabulae* hiessen, geschlossen werden. Um nun in diesem Falle den Verkehr zwischen Atrium und Peristyl zu unterhalten, waren rechts und links vom Tablinum, zwei dunkle Gänge angebracht, welche direct aus dem Atrium in das Peristyl führten, und, auch bei offenem Tablinum, der Dienerschaft zum Hin- und Hergehen dienten. Diese Gänge hiessen *Fauces*[1]), weil ihrer zwei waren. So kam es, dass die, obwohl einfache Passage zwischen Mund- und Rachenhöhle, auch den Namen *Fauces*, oder auch *Isthmus faucium* erhielt, denn *Fauces* ist, nach Theodorus Gaza, der griechische *Pharynx*, — *summum gulae* nach Plinius, der oberste Theil der Speiseröhre. Der enge Eingang des Pharynx von der Mundhöhle her, konnte demnach nicht anders als *Isthmus faucium* genannt werden. Galen dagegen definirt den Pharynx als *Spatium, quod oculis se praesentat, si ore aperto lingua deprimitur, in quo duo orificia (fauces) continentur, alterum stomachi* (Speiseröhre), *alterum laryngis*. Im hebräischen Avicenna wird *Almagabani* mit לוֹעַ, *lō'a*, übersetzt, von לוע, *lū'a*, verschlingen.

Nach Abwicklung dieses etwas langen archäologischen Gespinnstes, habe ich noch der seltsamsten Verwendung des Wortes *Fauces* zu gedenken, welcher sich der Uebersetzer des Haly Abbas, Stephanus Antiochenus, schuldig macht. Bei ihm sind die *Fauces* = Unterkiefer.

—

[1]) Vitruvius, *de architectura*, *Lib. VI, Cap. 8, b.*

§. XXVI. Almahasse, Articulatio carpi.

Almahasse fand ich nur in der lateinischen Uebersetzung des Albucasis[1]). Es wird damit das Gelenk zwischen Vorderarm und Handwurzel ausgedrückt: „*Almahasse*, arab. المعصم, *al-mi'ṣam, est junctura inter brachium et manum*".

---

§. XXVII. Almenthenein, Musculus psoas.

Almenthenein — ein Wort hebräischen Ursprungs — ist Psoasmuskel. Es findet sich nur in der lateinischen Uebersetzung des *Canon* vor. Sieh' §. LXXV, *Matnaim*.

§. XXVIII. Almirach, Abdomen.

Almirach, Unterleib, steht viel häufiger ohne Artikel, als *Mirach* und *Myrach*. Sieh' diese Worte in §. LXXIX.

---

§. XXIX. Almocalim, Galea aponeurotica und Periosteum cranii.

In jenen finsteren Zeiten, welche keine Anatomie dulden wollten, glaubte man fest an den *Panniculus carnosus*, eine muskulöse Haut, welche unter der *Cutis* liegt, und, wie diese,

[1]) *Methodus medendi certa, ex pervetustis exemplaribus emendata, per* Hieronymum Gemusaeum. *Basil. Lib. III, Cap. 28.*

den ganzen Körper umhüllt. Bei Thieren kommt diese Fleischhaut allerdings vor, — im Menschen wurde sie blos angenommen. Selbst als die Zergliederung der Leichen gestattet wurde, hielt man das, was wir jetzt *Fascia superficialis* nennen, sowie das *Platysma myoides* am Halse, und den *Musculus occipito-frontalis*, für Theile dieses *Panniculus carnosus*. Der *Musculus occipito-frontalis*, mit seiner breiten, dem Schädeldach wie eine Kappe angepassten, mittleren Aponeurose *(Galea aponeurotica cranii)*, erhielt von den Arabern den Namen *Al-munchat*. Die Uebersetzer und Erklärer der Araber wählten dafür *Almocatim*. Die Araber verstehen aber sehr oft unter *Al-munchat* auch das Periost des Schädeldaches [1]), wie ihnen denn überhaupt der Unterschied zwischen Schädelperiost und Schädelhaube, nicht klar geworden ist. Sie theilten hierin das Schicksal der Griechen, welche unter den Worten *Pericranium* und *Epicranium*, bald die aponeurotische Schädelhaube, bald die Beinhaut der Hirnschale verstanden.

Im Capitel des *Canon*, welches von den Schädelbrüchen handelt [2]), liegt der Sinn von *Almocatim*, als Beinhaut, klar vor Augen. Avicenna sagt von den Kopfwunden, welche bis auf den Knochen eindringen: *vulnera cranii, usque ad terminum almocati penetrantia*. Der arabische Text lautet: الى حدّ المرخة, *ila ḥadd al-mänḫat* (M.), bis zur Grenze des *Al-munḫat*.

In den Commentarien des Carpus, heisst das Pericranium *Almocati*, — in jenen des Vuillichius *Almocatin*, — im Bauhinus endlich *Almocat*, mit der Angabe, dass es zwischen Beinhaut und Panniculus liegt, wo doch, wie wir Alle wissen, nur Bindegewebe vorkommt. Alexander Benedictus

[1]) Die Uebersetzungen des Avicenna substituiren für dieses Wort: *Panniculus cranium cooperiens*, oder *Panniculus extrinsecus (!)*. So im *Lib. III, Fen 1, Tr. 1, Cap. 2 und 3* des *Canon*.

[2]) *Lib. IV, Fen 5, Tr. 3, Cap. 1.*

nennt es: *Exterior membrana calvariae.* Alle aber stimmen darin überein, dass das *Almocatim* mit der harten Hirnhaut durch Fasern in Verbindung steht, welche durch die Nähte hindurchgehen.

Almocatim ist seit dreihundert Jahren in der Anatomie erloschen.

§. XXX. Alnocha (Sclerotica), Alnusia (Choroidea), und Madirian (Iris).

Von den Häuten des Augapfels retteten drei ihre arabischen Namen, und fristeten dieselben für kurze Zeit, mehr bei den Aerzten, als bei den Anatomen. Sie sind die Sclerotica, welche von den Arabern (Rases) *Alnocha* genannt wurde[1]), die Choroidea, welche im lateinischen Averroës[2]) als *Alnusia* erscheint, und die Iris, ebendort als *Madirian.*

Die Anatomie des Auges (arab. عين, *'ain*, hebr. עַיִן, *'ajin*[3]), wurde von den Arabern noch kürzer zusammengefasst, als von den Griechen. Im *Canon*[4]) finden wir erwähnt:

1. *Cornea, similis in colore cornu subtiliati limatione et abrasione,* — κερατοειδής χιτών (κέρας, Horn), *stratum simile cornu,* Galen.

2. *Tunica dura,* auch *densa,* oder *grossa,* unsere Sclerotica.

3. *Secundina* (unsere Choroidea), nicht weil sie die zweite Augenhaut ist, sondern weil man sie von der *Secundina cerebri,* d. i. von der weichen Hirnhaut, ableitete. Auch liess man

[1]) Zerbis, *Op. cit., Fol. 123, b.*

[2]) *Editio Veneta, 1482, Fol. 18, a.*

[3]) In beiden Sprachen sind die Ausdrücke für Brunnen und Auge gleich, — letzteres wahrscheinlich als Thränenquell genommen.

[4]) *Lib. III, Fen 3, Tr. 1, Cap. 1.*

sie, ihres Gefässreichthums wegen, in derselben Ernährungsbeziehung zum Auge stehen, wie die Nachgeburt, *Secundina*, zum Embryo.

4. Der vordere Abschnitt der *Secundina*, unsere *Iris*, *habet colorem coelestem* (blau [1]), *inter albedinem et nigredinem, et habet fenestram s. foramen* (Pupille), *sicut uva, quando removetur suspensorium ejus* (wenn der Stiel der Beere ausgerissen wird).

5. *Retina, quae est extremitas nervi optici, comprehendens vitreum sicut rete, quapropter nominatur Retina.* Der Uebersetzer des *Canon Avicennae*, Gerardus, war der erste, welcher das schön klingende, aber nicht römische Wort *Retina*, in die Anatomie einführte, wo es für alle Zeiten heimisch geworden.

6. *Tela aranea.* So hiess die von der *Ora serrata retinae* zur Linsenkapsel sich erstreckende *Zonula Zinnii*, ihres gestrahlten Aussehens wegen, welches an die Radiärfasern des Netzes einer Kreuzspinne erinnert.

7. *Corona* heisst theils die Iris, theils was wir *Corpus ciliare* nennen.

8. *Humor gelatinosus seu glacialis*, unsere Linse, und

9. *Humor similis vitro liquefacto*, Glaskörper.

Von einigen dieser Bestandtheile des Auges, haben wir etwas mehr zu sagen.

1. Die Sclerotica wird von den Arabisten immer *Sclirotica* oder *Sclyrotica*, im Gentilis Fulgineus sogar *Schlyrotica* genannt, mit neugriechischer Aussprache des griechischen σκληρός oder σκληρώδης, welche beide Worte aber weder von Galen, noch von Aristoteles gebraucht werden, wenigstens für die fragliche Augenhaut nicht [2]). *Sclerotica* ist somit, wie *Retina*, ein neugebildetes, den Griechen unbekanntes Wort.

---

1) Schon Galen nannte die Iris auch κύανος χιτών, die blaue Haut. *De usu partium, Lib. X, Cap. 4.*

2) Ueber die Namen, welche die Theile des Auges bei den griechischen und römischen Schriftstellern führten, handelt

Sclera, wie die Augenärzte die Sclerotica nennen, hat sich auch in die Anatomie eingeschlichen, und ist sprachlich nicht zu beanständigen. Jedenfalls ist *Sclera* richtiger als *Sclerotica*. Die λευκή des Pollux (weisse Haut), liegt dem Ausdruck *Albuginea* (für Sclerotica) *oculi* zu Grunde. *Albuginea* aber wird von den Arabisten öfter auch die *Conjunctiva* genannt. Salomon Albertus schrieb zuerst schon *Sclera* für *Sclerotica*[1]).

Der Name *Funda oculi* für Sclerotica — Schleuder des Auges — würde uns überraschen, wenn wir nicht wüssten, dass *Funda*, ausser Schleuder, auch die mit der Schleuder geworfene Kugel, und im Macrobius auch Beutel bedeutet. In beiden Anwendungen passt *Funda* auf die Sclerotica, da sie dem Auge seine Kugelgestalt giebt, und wie ein Beutel den Inhalt des Augapfels umschliesst.

Albugo (Benedetti) für *Albuginea* ist verwerflich, da *Albugo* schon lange an die weissen Hornhautflecken vergeben wurde. — *Cornea opaca*, im Gegensatz zur *Cornea transparens*, mag hingehen. — *Album oculi* verdient nur insofern hier einen Platz, als bei äusserer Ansicht des Auges, die dunkle Stelle der Cornea, gegen das umgebende Weiss der Sclerotica absticht. Da aber dieses *Album oculi* zuweilen von Büscheln rother Blutgefässe gestreift erscheint, wurden die Benennungen *haematoides*, *charoides* (richtig *choroides*), und *rhagoides* für *Sclerotica*, obwohl nur ausnahmsweise, gebraucht (Benedetti).

Die Sclerotica galt durch Jahrhunderte allgemein für eine Fortsetzung der harten Hirnhaut (*Sclerotica ex dura matre nascitur*, Guido).

2. Die *Secundina oculi*, *Alnusia* im Averroës[2]), besteht aus Choroidea und Iris. Beide Häute wurden zusammen als

---

ausführlich Hugo Magnus in seiner „*Anatomie des Auges bei den Griechen und Römern*“, *Breslau*, *1878*.

[1]) *Op. cit.*, *pag. 21—24*, wo die Anatomie des Auges abgehandelt wird.

[2]) Berengarii *Commentaria*, *pag. 471*, *a.*

Uvea bezeichnet, nach dem griechischen ῥαγοειδής χιτών, Traubenhaut, indem diese Häute dem Balge einer Weinbeere (ῥάξ) gleichen, deren ausgerissener Stengel ein Loch, — die Pupille [1]) — zurückgelassen hat. Der Gefässreichthum der Uvea, liess sie mit dem Chorion des Embryo vergleichen, daher χοροειδής. Dieser Name verblieb aber nicht der ganzen Uvea, sondern nur ihrem hinteren grösseren Abschnitt (Aderhaut), welchen Valla auch *Tunica sanguinolenta* nannte. Die Iris wurde, ihrer scheibenförmigen Gestalt wegen, *phacoides s. lenticularis* (φακός, Linse) genannt, obwohl das Wort *Iris* schon im Rufus Ephesius aufgenommen erscheint. Der Vesal'sche Ausdruck für Iris: *Circulus oculi,* oder *Corona oculi,* giebt die γραμμὴ κυκλοτερής des Julius Pollux wieder. *Tunica foraminalis* und *coronoidea* heisst die Iris im Carpus, „*quia est perforata sicut corona*".

Das *Corpus ciliare* wird klar und bestimmt zuerst von Salomon Albertus erwähnt [2]). Unter den acht Häuten, welche er am Augapfel aufzählt, ist die fünfte: *velut oculi diametros, quo aqueus et vitreus humor separantur. Ciliare voco, quia ex fibris, ab uvea* (Choroidea) *ciliorum more, quasi radiatione quadam procedentibus conficitur.* Das sind unverkennbar die Ciliarfortsätze.

9. Die *Retina* ist kein Netz. Warum wird sie also Netzhaut genannt? Ἀμφιβάλλω heisst herumwerfen, umfassen und anziehen *(induere)*. *Amphiblema* ist Mantel, und *Amphiblestron* ein Umwurf, eine Umhüllung, ein Gürtel, und erst in secundärer Bedeutung, ein Netz, welches die gefangenen Fische umhüllt. Galen nannte die Netzhaut ἀμφιβληστροειδής, weil sie, eine Umhüllung oder einen Mantel um den Glaskörper

---

[1]) *Pupilla,* κόρη, im Hippocrates ὄψις, kommt von *pupus* und *pupulus,* Bübchen, weil ein Bildchen des Beschauers sich in ihr abspiegelt. Plinius, *Hist. nat., Lib. XI,* 37. Der hebräische Name der Pupille im *Deuteronom:* אישון, *ischōn,* wird im *Biblischen Medicus* mit Männlein, *Virunculus,* übersetzt.

[2]) *Loco supra cit.*

fasst, nicht aber, weil er diese Haut für netzartig durchlöchert hielt. Die Juden und Araber gaben den griechischen Ausdruck durch *Rescheth*[1]), woraus das neulateinische, aber gegen alle Regel gebildete *Retina* entstand, welches sich, trotz seiner Unechtheit, in alle Sprachen einzudrängen wusste. Die Römer kannten, nach Plinius, *Retina* nur als ein Städtchen in Campanien, in der Nähe des Vesuv, das heutige Resina. — Im Selnoccorus heisst die Retina: *Tela lucida*. Lober[2]) nannte sie *Intima oculi*. Da sie das specifisch sensitive Element im Auge vertritt, wäre der passendste Name für sie: *Tunica nervea oculi*.

Was wir gegenwärtig *Zonula Zinnii* nennen, ist in den anatomischen Antiquitäten: *Aranea* (ἀραχνοειδής des Herophilus[3]), aus dem in diesem Paragraph angeführten Grunde.

4. Die Krystalllinse ist reich an altväterischen Benennungen. Wir begnügen uns, nur die öfter wiederkehrenden anzuführen. Einige sind sehr poetisch, andere klären uns allerlei medicinische Krankheitsnamen auf. Benedictus sagt: „*Gutta humoris, ovi albo similis, a qua videndi facultas proficiscitur, chrystalloides nominatur*“[4]), — jedenfalls ein besserer Name, als der *Humor gelatinosus* und *glacialis* der Araber. *Humor adamantinus* und *Gemma oculi*, wurde in den Commentarien des Dinus de Garbo aufgestöbert. Den Grund zu dieser pretiosen Benennung erfahren wir aus dem Berengarius: *in parte anteriori humoris vitrei locatur humor crystallinus, sicut gemma in annulo*[5]). Man hielt die Linse für das, die Scheindrücke eigentlich aufnehmende Organ, daher *Anima oculi*. Galen bewunderte die Linse so sehr, dass ihm der Ausdruck *Divinum oculi* nicht zu überschwänglich vorkam.

[1]) P. Bruno, *Mantissa nomenclaturae medicae.*

[2]) *Praelectiones anat., pag. 397.*

[3]) Celsus, *Lib. VII, Cap. 6.*

[4]) *Op. cit., Lib. IV, Cap. 36*, nach dem κρυσταλλοειδής des Dio Cassius.

[5]) *Isagogae breves, in Cap. de anatomia oculorum.*

Auch von *Gutta* habe ich Einiges zu sagen. Die Linse wurde, *a similitudine cum limpidissima glacie* (Vesal), *Humor glacialis* und *Grando*, Hagelkorn, genannt, denn ihre Gestalt und ihre Durchsichtigkeit liessen sie mit einem gefrornen Wassertropfen vergleichen. Celsus nennt die Linse: *Gutta humoris concreti* [1]. Die Späteren setzten einfach *Gutta* für Linse. Und so lernen wir es verstehen, warum der schwarze Staar, bei welchem die Linse ungetrübt bleibt, *Gutta serena* heisst, der graue Staar aber *Gutta opaca*. — Hippocrates nannte die linsenförmigen Flecken der Sommersprossen: φακός (Linse) und φακοειδής. Letzteres Wort wurde auch auf die Krystalllinse angewendet, als φακοειδής, woraus *Lens* und „Linse" ihren späteren Ursprung herleiten. Im Felix Plater erscheint die Linse als: *Perspicillum* (Augenglas) *nervi visorii*. — Die *Capsula lentis* nennt Bauhinus: *Speculum* [2].

5. Der *Humor vitreus* blieb, was er seit undenklichen Zeiten war: ὑαλοειδής, (Hippocrates). Er änderte seinen Namen nicht. Nur die Araber drückten seine Wesenheit durch eine Umschreibung aus: *vitro liquefacto similis*. Ursprünglich wurde von den Griechen das Wort ὕαλος nur für durchsichtige oder durchscheinende Steine gebraucht, wie Steinsalz, Alabaster, Bernstein, Krystalle überhaupt, und auch Harze. Das Glas hiess zu Herodot's Zeit noch χυτὴ λίθος, gegossener Stein.

6. Der *Humor aqueus* hiess bei den Arabisten *Humor aquae similis* (ὑγρὸν ὑδατοειδές und ὑγρότης λεπτὴ κατὰ τὴν κόρην, die Feuchtigkeit an der Pupille, im Galen), auch *albumineus* und *albugineus*, das ὑγρὸν ᾠοειδές des Aëtius. Ich erwähne noch den *Humor aethereus*, „*quia lucidus et diaphanus, tenuis et purus*", — λεπτὸς καὶ καθαρός (Oribasius). Fast unkenntlich ist der *Humor evagaidos* des Constantinus [3]. Der arme Mönch tractirte das griechische ἀναγής, welches „rein von Schuld"

[1]) *De medicina, Lib. VII, Cap. 6.*
[2]) *Op. cit., Lib. III, Cap. 41.*
[3]) *Op. cit., Cap. 13.*

bedeutet (Aeschylus), als „physisch rein und klar", und alterirte es zu *evagaidos*. Dass er den *Humor aqueus* meinte, bezeugen die Worte: *humor ante crystallinum*.

Die *Conjunctiva* wird von Zerbis[1]) als *Tunica circumocularis* und *Periobtalmium (!)* angeführt. Bei den übrigen Arabisten hiess sie *Consolidans*, *„quia consolidatur in rotunditate circuitus corneae"*, öfter auch *Albuginea*. Sie liessen sie von der *Gingia mater* entstehen. Sieh' §. LXVI.

---

§. XXXI. Alnotrati, Occiput.

Durch *Alnotrati* wird in der *Methodus medendi* von Albucasis, *Lib. II, Cap. 96, De ventosis* (Schröpfköpfe), *pag. 182*, das Hinterhaupt ausgedrückt. Für die Applicirung der Schröpfköpfe, heisst es dort: *„sunt quatuordecim loca corporis, quorum unus est* A*lnotrati, quod est postremum capitis"*. Im *Liber theoricae nec non practicae Alsaharavii* (Beiname des Albucasis), *Aug. Vind., 1519*, steht *Alnocrati*, welches das richtige Wort zu sein scheint, von *Nocra* (arab. نقرة), „was über der Nackengrube ist". Sieh' §. LXXXI, *Nucha* als Nacken.

---

§. XXXII. Alphacum, Os hyoides.

Obwohl das barbarische Latein der Salernitaner, sich der arabischen Nomenclatur im Allgemeinen enthielt, verloren sich doch in dasselbe einige arabische Termini, jedoch in lateinischem Gewande. Ein solcher ist das *Alphacum*, in den

[1]) *Op. cit., Fol. 123 a.*

Fragmentis anatomicis von Richardus Salernitanus. Man erkennt in ihm leicht das *Alfaich* des Avicenna.

Alfaich ist الفايق [1]), *al-fāiq* (M.), Zungenbein. Die bezügliche Stelle lautet: فوق الغلصمة الفايق, *fauq al-ghalṣamah al-fāiq*: „über dem Kehldeckel ist das Zungenbein". In den Commentarien des Berengarius[2]) wird das Wort so erklärt: *Alfaich s. Alsaick vocatur Os laude* (Zungenbein), *quia assimilatur literae* λ. Das hebräische עצם לאמי או למדי, *ezem lhami aut lamdii* (Vesal) beruht auf derselben Formähnlichkeit. Andere, dem Zungenbein gegebene Namen sind: 1. *Lambda* und *Os lambdae*, mit der schon bei der *Sutura lambdoidea* (§. 5, Num. 3) besprochenen Entstellung zu *Os laude*. Der Name passt aber nicht auf das Zungenbein des Menschen, sondern auf jenes gewisser Säugethiere, an welchem die Richtung der grossen Hörner einen Winkel bildet. — 2. *Os ypsiloeides*[3]), contrahirt zum ordinären *hyoides* (Rufus Ephesius). — 3. *Os* υ *referens, vel literae* υ *comparatum*, auch *Morsus Adami* und *Fulcrum linguae* (Vesal). — 4. *Os linguae, gutturis, gulae* (Bauhin und Bartholin). — 5. *Os bicorne* (Monro), — *Parastates, quia laryngi adstat*, daher auch *Assistens* (Gorraeus). — 6. *Pharyngethron: nunc pharyngem, nunc vero os hyoides significans* (Julius Pollux).

§. XXXIII. Alsamach, Meatus auditorius externus.

Die Anatomie des Gehörorgans war den Griechen und Arabern völlig unbekannt. Eine *Terra incognita* war für sie Alles, was jenseits des Trommelfelles liegt. Ich habe deshalb in

---

[1]) *Canon, Lib. III, Fen 9, Tr. 1, Cap. 1.*

[2]) *Pag. 400, a.*

[3]) Dabei ist nur das kleine υ gemeint. Das grosse Υ würde nur auf das Zungenbein des Pferdes anwendbar sein.

der Anatomie des Gehörorgans, nur ein einziges arabisches Wort auskundschaften können. Es ist *Alsamach*, auch *Alsemach*, der äussere Gehörgang, arab. السمخ, — was Andreas Bellunensis *Foramen auris* nennt. Da *Alsamach* in den arabischen Wörterbüchern auch als *Foramen ossis petrosi* definirt wird, könnte man es für den *Meatus auditorius internus* nehmen. Dieses geht jedoch aus zwei Gründen nicht an. Denn erstens führt der *Meatus auditorius internus* bei den Arabisten gar keinen Namen, und zweitens ist bei ihnen *Os petrosum* nicht unser Felsenbein, sondern sehr häufig das ganze Schläfebein, an welchem die stattliche Oeffnung des äusseren Gehörgangs, wohl nicht übersehen werden konnte, und deshalb einen eigenen Namen erhielt.

Alsamach erfreute sich nur eines ephemeren Daseins. Ausser Gerardus, Andreas Bellunensis, und Magnus Hundt, hat es kein anatomischer Schriftsteller gebraucht. Die Aerzte des Mittelalters dagegen sind besser mit *Alsamach* vertraut, verstehen aber darunter auch die Auskleidung der Trommelhöhle, ja sogar das ganze Gehörorgan.

Avicenna liess sich in einen Vergleich des Gehörorgans mit dem Auge ein, und dichtet dem *Alsamach* dieselbe Bedeutung an, welche die Pupille im Auge hat: *Alsamach est sicut foramen uveae* [1]).

Kürzer, als es Mundinus that, kann man die Anatomie des Gehörorgans nicht abfertigen: „*Foramen auris (Alsamach) est longum, terminatum ad os petrosum, in cujus concavitatibus* (Trommelhöhle [2]) *est aër complanatus, qui est instrumentum*

[1]) *Canon, Lib. III, Fen 4, Tr. 19, Cap. 1.*

[2]) Die sonst für die Trommelhöhle in Anwendung gekommenen Ausdrücke, sind Uebersetzungen griechischer Worte, wie *Cochlea, Conchula, Antrum*, und *Pelvis*. Unsere jetzige Nomenclatur für die Bestandtheile des Gehörorgans, rührt von dem genauen und unübertrefflichen Gabriel Fallopia her (*Observationes anat. Venetiis, 1561*). Was er überging, ersetzte Bartholomäus Eustachius, ein zum anatomischen Entdecker gebornes Genie (*Epistolae anat., Venetiis, 1564*).

auditus, et ejus foramina vel cavernositates cooperit panniculus subtilis, contextus ex villis nervorum auditus" [1]). Berengarius hat etwas mehr hierüber zu sagen. Er unterscheidet am Ohrknorpel einen oberen Theil: *Pina s. Pirula*, einen unteren: *Fimbra (Fimbria) s. Lobus*, und einen inneren: *Scaphus*. Die Trommelhöhle nennt er *Vacuitas, in qua est aër complanatus, qui suscipit species auditus* (Gehöreindrücke), *quas dat nervo auditivo, qui dilatatur in panniculum, qui vocatur Meninx auris* (Trommelfell). Mit der *Meninx auris* hängen zwei Knöchelchen zusammen (Hammer und Ambos), „*quae in suo motu se invicem percutiunt, a quibus causantur omnes species soni*" [2]).

Alexander Benedictus nennt die Ohrmuscheln *Cypseles patulae* (*cypselus*, Schwalbe, im Plinius), *alias sinuosae auriculae s. Cochlias*, welche sich in den *Scaphus* (äusserer Gehörgang) fortsetzen, dessen *Cerumen*, contrahirt aus *cera aurium*, *sordes amarae* genannt wird, *quibus, tamquam visco, continentur bestiolae irrumpentes*. Er wusste schon, dass Reizung des Gehörgangs Husten erzeugt, obwohl er den *Ramus auricularis* des Vagus nicht kannte. Das Trommelfell heisst bei ihm *Meninga*, bei Anderen *Myringa* und *Myrinx*, welche Worte Entstellungen von *Meninx* (Haut) sind. Er schrieb auch der *Meninga* eine Verbindung mit der Zunge zu, welche sofort nachspricht, was die *Meninga* hört. So lernt der Mensch reden!

Alle anatomischen Schriften dieser Zeit, bezeichnen die Luft in der Trommelhöhle, als *aër complanatus*. Was es damit für eine Bewandtniss hat, klärt uns der öfters wiederkehrende Ausdruck *complanctatus*, statt *complanatus*, auf. *Complanctatus* ist ein Barbarismus, aber *planctus* ist gut latein, — das rauschende Getöse — von *plango*, schlagen [3]), wie in *tympana*

---

[1]) *Anathomia Mundini. Edit. Möllerstadt. Cap. De anathomia auris.*

[2]) *Isagogae. Cap. de auribus.*

[3]) Besonders das Schlagen mit den Händen auf den Kopf, auf die Brust, auf die Schenkel, als Zeichen der Trauer, — auch bei Vögeln das Schlagen mit den Flügeln.

palmis plangere (Catullus), *litora fluctu planguntur* (Ovid). Die Luft in der Trommelhöhle wird also, durch das Eindringen des Schalles, in Wellenschlag versetzt, woraus sich *aër complanatus* und *complanctatus* verstehen lassen.

---

§. XXXIV. Asfellata, Vena axillaris.

Die Griechen hatten für die Achselvene kein eigenes Wort. Sie konnten den Begriff nur durch eine Periphrasis geben: ἡ διὰ τῆς μασχάλης φερομένη φλέψ, *vena, quae per axillam fertur.* Erst die Araber gaben ihr einen Eigennamen: الابطى, *al-ibṭī,* Achselvene, welchen die Uebersetzer des Avicenna durch *Ascellaris* und *Ascellata,* jene des Rases mit *Assellata* ausdrückten. Aus *Assellata* machte ein stabil gewordener Schreibfehler, die Wortruine aus der Barbarenzeit: *Asfellata.* — Diesen Ausdrücken liegt *Axilla* zu Grunde, welche die Italiener *ascella* schreiben, im Altfranzösischen *aisselle.* Im Mundinus heisst die Achselhöhle *Subassella.*

Die Beschreibung, welche Avicenna von der *Ascellaris* giebt, ist, wie alle seine Angaben über den Verlauf und die Verästlung der Armvenen, im höchsten Grade confus [1]). Er konnte unmöglich sie selbst verstanden haben. In solcher Wortfülle, in solcher Menge von Theilungen und Untertheilungen, kann sich kein Anatom orientiren. So viel lässt sich mit Mühe herausfinden, dass die *Cephalica* den ersten Zweig der *Ascellaris* bildet, und dass die Fortsetzung der *Ascellaris,* die *Basilica* ist. Sieh' die betreffenden Paragraphe: XXXIX und XLVII.

Zwei ungewöhnliche Ausdrücke für Achselhöhle, fallen uns bei den Arabisten auf: *Ditellus* und *Titillicum. Ditellus,* von *digitus,* ital. *dito,* wäre ein „Fingereindruck", mit welchem

---

[1]) *Canon, Lib. I, Fen 1, Doctr. 5, Summa 5, Cap. 8.*

die Achselhöhle sich vergleichen lässt. Auf *Titillicum* stiess ich zuerst im lateinischen Albucasis, *Lib. II, Cap. 24*, später im Guido, Joubertus, und Anderen. Die Wurzel davon ist *titillare*, kitzeln, von τίλλω, *vellere*. Hans v. Gersdorf nennt die Hüftvene: *Titillaris*, wahrscheinlich weil die feine Haut des Leistenbuges, besonders bei Kindern, nicht minder empfindlich gegen Kitzel ist, als die Achselhöhle. Wenn P. M. Schlegelius, im 22. Capitel seines Buches, *de saluberrimo venarum secandarum delectu*, anführt, dass aus der rechten *Vena titillaris* bei Leberleiden, aus der linken bei Milzleiden Blut zu lassen sei, wird er wohl nicht so tollkühn gewesen sein, die Hüft- oder Schenkelvene darunter zu verstehen, sondern etwa die, in die Schenkelvene sich entleerende *Vena abdominalis Halleri*, oder, was wahrscheinlicher ist, die in die Achselvene sich ergiessende *Vena basilica*. — Im Berengarius[1]) findet sich *Titilicium s. Sinus*, als „*Locus sub ala (axilla), qui est emunctorium cordis*". Nicht die Achselhöhle, sondern die in ihr enthaltenen Lymphdrüsen, deren Natur man damals nicht verstand, wurden für Reinigungsorgane *(Emunctoria)* des Herzens gehalten „*quae suscipiunt cordis excrementa*", wie die *Gl. inguinales* die Excremente der Leber, und die *Parotis* jene des Gehirns, als *Emunctoria hepatis* und *cerebri*. — Im Ezechiel wird die Achselhöhle als אציל erwähnt, vom Beiseitlegen, weil sie an der Seite der Brust liegt. Vom „kitzeln" heisst die Achselgrube jetzt noch im Französischen: *le chatouilloir*. Aus der μασχάλη des Hippocrates[2]), entstand, *per abbreviationem*, das selten gebrauchte μάλη, wie aus *Axilla* die häufig, auch in der Anatomie, verwendete *Ala* (z. B. *Glandulae alares*, Lymphdrüsen der Achselhöhle, und *Arteriae alares*). Das hebräische אציל, *Azil*, erinnert etwas an *Axilla*.

[1]) *Commentaria, Fol. 30, b.*

[2]) Μασχάλη *sub humeris cavum est, in quod frequenter luxatus humerus delabitur.* Rufus, *de partibus hominis. Edit. Lond., pag. 50.*

§. XXXV. Assetum s. Antibrachium, Focilia s. Ossa antibrachii et cruris.

Unter der latwinischen Form von *Assetum*, verbergen Lanfrancus, Rogerius, und Zerbis, das arabische *Asseyd*, welches auch als *Asseid*, selbst als *Ascid*, *Asaid* und *Alsaład*, den Vorderarm vertritt. Erst im 16. Jahrhundert verschwindet es, und macht dem barbarischen *Antibrachium* Platz, für welches uns zwei bessere Worte zu Gebote stehen: *Brachium* und *Cubitus*, beide nach Celsus. *Brachium* ist in erster Bedeutung: der Vorderarm. Ovid giebt uns die Reihenfolge der Abtheilungen der oberen Extremität, in den Versen:

„— — — — *laudat digitosque, manusque,*
Brachiaque, et nudos media post parte lacertos."

Lacertus ist hier Oberarm, und *Brachium* Vorderarm. *Cubitus (a cubando)* wäre eigentlich Ellbogen, als gebogener Arm, auf welchen man sich beim Erheben vom Liegen stützt:

„*Ter sese attollens, cubitoque innixa levavit.*"

(Virgil.)

Alle guten Lateiner unter den Anatomen gebrauchen, *duce Vesalio*, *Cubitus* für Vorderarm. Schon der Umstand, dass *Cubitus* ein römisches Längenmaass ist, gleich unserer Elle (*cubiti mensuram progredi*, im Sallust), spricht nicht für Ellbogen, sondern für Vorderarm.

Das arabische Wort im Avicenna für Vorderarm ist: ساعد, *sâ'id*, „Rohr, Röhre", und steht für die beiden Vorderarmknochen, als Röhrenknochen. Mit dem vorgesetzten Artikel, wird aus *Sâ'id*, *Alsaid*, und aus diesem entstand *Aseid* und *Asseyd*, — letzteres aus Vorliebe der Arabisten für die Verdoppelung der Consonanten, und die Verwechslung des *i* mit *y*. Die Lexica definiren *Sâ'id* aber auch als „*pars brachii, ab extremo cubito, usque ad extremitatem digiti medii*", also Vorderarm mit der Hand. Dem Avicenna treu, blieben die älteren Arabisten, wie die Uebersetzer des Avicenna, bei *Cannas* und *Arundines*, wenn sie von den Vorderarmknochen handeln, und nannten die Ulna: *Canna s. Arundo major*, und den Radius: *Canna s. Arundo minor*. Ein Beispiel für alle: *Arundines (Cannae), quae dicuntur Asseyd*, heisst es im Albertus Magnus[1]).

Ueber die, wahrscheinlich semitische *Canna*, muss ich mich etwas weiter auslassen. Sie kommt, als Rohr, bei den Classikern ungleich seltener vor, als *Arundo*, und nur in der Bedeutung „Schilf" (*Canna palustris* im Ovid). *Canna*, als Rohrpfeife, finden wir ebenfalls im Ovid, so wie *Canna Dea*, die Nymphe Syrinx[2]). Da *Canna* auch *Cana* geschrieben wird, liegt seine Verwandtschaft mit dem hebräischen *qânêh* (קָנֶה) auf der Hand. *Qânêh*, mit dem Beisatz הזרוע, *hazerô'a*, steht im Vesal als Synonymon von *Canna brachii*, Oberarmbein, eigentlich „der Röhrenknochen des Armes". Die zu Röhren sich einrollende trockene Rinde des Zimmtbaumes (*Laurus cinnamomum, Linn.*), erhielt ihren Namen *Canella* (*Canelle* der Franzosen) von *Canna*, woher auch die Donnerbüchsen ihren Namen „Kanonen" haben (*cannoni* im Italienischen, grosse und dicke Röhren). Die Röhrenknochen des Unterschenkels heissen bei den Arabisten ebenfalls *Cannae*, wie auch im hebräischen Avicenna durch הקנה הגדול, *ha-qaneh ha-gadol* (grosses Rohr), das Schienbein, und durch הקנה הקטן, *ha-qaneh ha-qaton s. hacotaun* (kleines Rohr), das Wadenbein ausgedrückt wird. Bei den Griechen finden wir ebenfalls das Wort αὐλός, welches Rohr, Röhre, und Flöte bedeutet, zur Bezeichnung der Röhrenknochen gebraucht, wie im Oppianus αὐλοὶ ποδῶν für Schien- und Wadenbein steht. Die Luftröhre heisst im Caelius Aurelianus: *Canna gutturis*. — Mit dem hebräischen *qânêh* identisch ist das arabische *Al-qanâh*, القناة, als Schaft des Pfeiles oder der Lanze, und *Alcanna*, die Wurzel der *Lawsonia*

[1]) *De animalibus, Lib. I, Cap. 12, pag. 42.*

[2]) *Metamorph. I, V. 691.*

inermis, Linn., mit deren Saft die Araber und andere Orientalen, ihre Zähne und Nägel, und die Haare der Mähne und des Schweifes ihrer Pferde, roth färben. — Neben diesen Ausdrücken, treffen wir bei den Arabisten die Vorderarmknochen auch *Focilia* genannt, und repräsentirt *Focile majus s. inferius* die Ulna, — *Focile minus s. superius* den Radius. Beide vegetirten noch im 17. Jahrhundert, im Thomas Bartholinus.

Dem Erfinder des neucreirten Wortes *Focile*, mögen *Focus*[1]), und *focillo*[2]), erwärmen, in Erinnerung gewesen sein. Die *Focilia* haben es also mit Feuer zu thun. Blumenbach[3]) äussert sich hierüber mit Folgendem: „Dass man die beiden Vorderarmknochen *Focilia* nannte, kommt aus dem Arabischen, da *Zend*, im Dual *Zendân*, diejenige Art von Feuerzeug heisst, die aus zwei Stücken Holz, von der Länge und Proportion dieser beiden Knochen, besteht, womit die nomadischen Morgenländer, durch schnelles Aneinanderreiben derselben, Feuer anmachten[4]). Und deshalb haben Avicenna, und andere arabische Aerzte diese Knochen *Zend* und *Zendân* genannt, das dann die ehrlichen *Latinobarbari* durch *Focile* übersetzten." Die bezügliche Stelle im Hyde sagt: „*supradicto nomine* Zend, زند, *apud Arabes significatur igniarium seu*

---

1) *Focus* ist Feuerstätte und häuslicher Herd, daher *pro aris et focis*, und *aliquem focis patriis ejicere* (Cicero), und im Ovid:

„*At focus a flammis, et quod fovet omnia, dictus.*"

2) *Focillare* ist „erwärmen und pflegen", *inde: Focillatio*, ein warmer Umschlag bei Celsus. Es stammt von *foveo*, wie *sorbillo* von *sorbeo*. Bei Dichtern kommt auch *focilo* vor, wie im *Panegyricus ad Pisones* von Lucanus:

„*Sed miserum parva stipe focilat, ut pudibundos*
„*Exercere sales inter convivia possit.*"

3) *Geschichte und Beschreibung der Knochen*, *Gött. 1807, pag. 395.*

4) Th. Hyde, *historia religionis veterum Persarum. Oxonii, 1760, pag. 385 seqq.*, und die Abbildung dazu, *pag. 418.*

focile (ein Feuerzeug), *quod forte petitum videtur ex lingua Persica, a verbo* زدن *(zaden) percutere.*"

In verschiedenen Stellen des Avicenna heisst der Radius: الزند الاعلى, *al-zand al-a'la, focile superius*, und die Ulna الزند الاسفل, *al-zand al-asfal*. Auch findet sich für Radius: الزند الفوقاني, *al-zand al-fauqâni*, und für Ulna: الزند السفلاني, *al-zand al-suflâni*. Der *Canon* [1]) spricht über die Vorderarmknochen in folgenden Worten: الساعد مولف من عظمين متلاصقين طولا ويسميان الزندين, *al-sâ'id muallaf min azmain mutalâsiqain taulan wa yusammayân al-zandain*, d. i. „der Vorderarm ist zusammengesetzt aus zwei Knochen, welche der Länge nach aneinander kleben, und sie werden genannt die beiden *Focilia*". Da unter *Focile* die beiden Hölzer des Feuerzeuges verstanden werden, ist der Plural *Focilia*, für die beiden Vorderarmknochen nicht zulässig. Ebenso unrichtig ist es, je einen Vorderarmknochen als *Focile majus* oder *minus* zu bezeichnen. Man könnte, um richtig zu sprechen, höchstens *Os majus et minus focilis* sagen. — Im hebräischen *Canon* heissen die Vorderarmknochen: Säulen, und zwar der Radius: העמוד העליון, *ha-amud ha-eljon*, die obere Säule, und die Ulna: העמוד התחתון, *ha-amud ha-tachton*, die untere Säule.

§. XXXVI. Bacham s. Girgilus, Ansa nervi laryngei recurrentis.

Um diesen beiden fremdartigen Worten ein richtiges Verständniss abzugewinnen, citire ich vorerst eine Stelle aus dem Capitel des Berengarius: *de anatomia nervorum descendentium* [2]) *et reversivorum*, welche lautet: „*locus, circa quem moventur,*

[1]) *Lib. I, Fen 1, Doctr. 5, Summa 1, Cap. 10.*

[2]) *Nervi descendentes* sind unsere Vagi.

seu cui inhaerent nervi reversivi, a Galeno vocatur Dyablum et Flexor, ab aliquibus Girgilus et Bucham". Hier ist zu bemerken, dass *Nervi reversivi* jene Aeste des Vagus sind, welche wir jetzt als *Nervi laryngei recurrentes*[1]) kennen. Der Vagus wurde damals als *Par sextum nervorum cerebri* gerechnet. Die *Nervi reversivi* umgreifen rechts die *Arteria subclavia*, links die Aorta. Sie krümmen sich um diese Gefässe herum, wie der Strick um die Rolle *(girgilus)*. Der Vergleich gefiel um so mehr, da man diese Nerven, wie Stricke, an der Epiglottis (so hiess der Kehlkopf) ziehen liess, um sie zu schliessen: *trahendo inferius claudunt epiglottim.*

Die *Nervi reversivi* heissen im *Canon*[2]): *Nervi retro redeuntes*, — bei den Arabisten auch *Nervi retrogradi, recursivi, ascendentes*, und *vocales*. Die Mönche von Salerno bildeten für sie, aus dem italienischen *tornare* (umkehren, wenden), den Ausdruck *Nervi tornatiles*. Ich finde ihn in der *Anatomia Salernitana*, welche von C. L. Nagel, nach einer in Breslau aufgefundenen Handschrift aus dem 13. Jahrhundert, 1852 in Druck gelegt wurde, pag. 5. Die meisten dieser Benennungen sind Uebersetzungen eines von Galen gebrauchten Ausdruckes. Er nannte die fraglichen Nerven: *Palindromuntes*, von πάλιν und δρομεύς, der Zurückläufer[3]). Er war es auch, welcher zuerst an lebenden Thieren zeigte, dass mit der Durchschneidung dieser Nerven, die Stimme verstummt. Er hiess sie deshalb auch *Neura phonetica* (φωνή, Laut): *nervos vocales eos consueti nominare, quos ipse inveni (loco cit.)*. Die Stelle, wo die *Nervi vocales* die genannten Gefässe umgreifen, bezeichnet Galen als τραχήλια (von τραχηλίζω, den Hals umdrehen), auch als καμπτήρ, die Biegung, und δίαυλος. Zur Aufklärung dieser

---

1) Von Wrisberg zuerst als *Nervi recurrentes minores* benannt, zum Unterschied der *majores* = *Nervi recurrentes Willisii*, elftes Paar der Gehirnnerven.

2) *Lib. I, Fen 1, Doctr. 5, Summa 3, Cap. 2.*

3) *De locis affectis, Cap. 6.*

Worte diene Folgendes. Seit der 15. Olympiade musste das Stadium der Rennbahn, von den Laufern nicht blos bis zum Ziele, *Meta*, sondern um die *Meta* herum, wieder zurück bis zum Anfang durchmessen werden. Der Lauf erhielt dadurch doppelte Länge, und diese wird durch δίαυλος, Doppellauf, ausgedrückt. Wenn Berengarius aus δίαυλος *Dyablus* machte, that er nur nach seiner Gewohnheit, alle griechischen Worte unbarmherzig zu verstümmeln.

Die Araber verglichen den Ort, *super quem revolvitur nervus ascendens*, mit der Rolle oder Winde eines Ziehbrunnens, *Bachum*, welche denn auch von ihren Uebersetzern getreulich als *Girgilus* und *Girgillus* gegeben wird, *i. e. parva rota, super qua, cum corda, hauritur aqua a puteo* (Berengarius). *Girgilus* stammt aus guter Familie. Nach Isidorus[1]): *lignum est, quod in gyrum vertitur, in transversa pertica mobile, ex quo funis in puteum demittitur, cum situla* (Wassereimer), *hauriendas aquae causa.* Martinius hält *Girgilus* für verwandt mit dem arabischen *Galgil*[2]).

Wenn es überhaupt nothwendig gewesen wäre, die Umschlingungsstelle der zurücklaufenden Stimmnerven um die Aorta und die Schlüsselbeinarterie, mit einem eigenen Namen zu belegen, würde sich *Campter* hiezu viel besser eignen, als *Girgilus*, denn *Campter* (von κάμπτω, krümmen) bedeutet eine Biegung um etwas Feststehendes herum, während *Girgilus*, eine sich drehende Rolle ist. So weit reichte jedoch das Griechische der Arabisten nicht, und an *Ansa* haben sie nicht gedacht.

[1]) *Etymologiae, Lib. XX, Cap. 15.*

[2]) *Lexicon philologicum, Tom. I.*

§. XXXVII. Badera, Labia minora vulvae.

Ich habe dieses arabische Wort nur im Constantinus Africanus [1]) vorgefunden. Der Text lautet: „*Natura feminina* (äussere Scham), *deforis habet frustula de pellibus, quae vocantur* Badera. *Haec frustula sunt in femina, sicut praeputia in masculis.*“ *Badera* wären also die kleinen Schamlefzen. Nach Müller ist aber das arabische بظر, sprich *bazar*, nicht Schamlippe, sondern Clitoris. Es hat also eine Verwechslung stattgefunden, welche man, in Berücksichtigung des Keuschheitsgelübdes, einem Benedictinermönch wohl nachsehen kann, um so mehr, als auch die Anatomen der alten Zeit, die Clitoris, und die mit ihr zusammenhängenden kleinen Schamlefzen, als Ein Organ ansahen, welchem sie den Namen *Clitoris* und *Nympha* beilegten.

Aus *Badera* muss auch *Bardellae* entstanden sein, mit welchem neugeschmiedeten Worte Carpus die kleinen Schamlippen belegt [2]), welche sonst auch von ihm *Alae*, *Cristae*, und *Praetigomata* genannt werden, — letzteres Wort als eine Misshandlung der *Pterygomata*, Flugel, des Julius Pollux.

Die übrigen griechischen Bezeichnungen der kleinen Schamlefzen, als: μυρτοχειλίδες und κρημνοί bei Galen, und ἐπιδερίδες bei Julius Pollux, sind, ihrer Unbestimmtheit wegen, gänzlich verschollen. Sie passen auf die grossen Schamlefzen so gut, wie auf die kleinen, — ἐπιδερίδες auch auf die Clitoris. Nur der von Oribasius erwähnte Name: *Nymphae* [3]), ist diesen Najaden an der Harnquelle für alle Zeit geblieben.

---

[1]) *Opera, Basil. 1536*, im Cap. 33, des Lib. III der diesem Werke angehängten Zugabe, welche den Titel führt: *Operum reliqua, hactenus desiderata, nunc demum inventa.*

[2]) *Commentaria in Mundinum, pag. 208, a.*

[3]) „*Ea propter, quod aquis e vesica prosilientibus proxime adstent.*“ Regnerus de Graaf, *de mulierum organis, Cap. IV.*

Unter den Benennungen, welche die Arabisten der Clitoris geben, kommt auch *Amoris dulcedo* und *Tentigo*[1]) nach Albucasis, *Veneris oestrus* nach Thaddäus Florentinus, und *Albatram s. Albathara (Virga)* nach Avicenna, abwechselnd vor. *Albatram*, ohne Artikel, ist *Batram*, und dieses das kaum mehr kennbare بظر, *bazar*, oder بنظر, *bunzur*. Die *Mentula muliebris* bei A. Laurentius und Bauhin[2]), sagt so viel als *Penis muliebris*. Alle diese Ausdrücke sind verschollen. Nur die *Clitoris* des Julius Pollux perennirt allein in unserer Zeit (von κλειτορίζω, *lascive contrectare*, kitzeln).

§. XXXVIII. Barbachi, Canalis.

Wir begegnen diesem Worte öfter, als „Canal". Es erscheint zuerst in den Randcorrecturen des Andreas Bellunensis zur Uebersetzung des *Canon* von Gerardus. Dort heisst es von einem Aste des dritten Nervenpaares (unser fünftes): *descendit in concavitate barbachi, quod est factum in osse maxillae*, — wahrscheinlich unser *Canalis infraorbitalis*. Die Commentarien zum *Canon* von Galeatus de Sancta Sophia, welcher in Wien im Jahre 1404, die erste öffentliche anatomische Leichensection vornahm, und von Jacobus de Partibus, sprechen ebenfalls von Barbachi, als Canal und Höhle. Das arabische Wort ist entweder بربخ, *barbach*, Canal, oder das zusammengesetzte التجويف البربخي, *al-tadschwîf al-barbachî* (M.), die Höhlung, die canalartige, zum Unterschied von كهف, *kahf*, Höhle überhaupt.

---

[1]) Kommt schon im Juvenal vor, und bedeutet das gesteifte Glied der Scham: *rigida tentigine vulvae*.

[2]) *Theatrum anat.*, *Lib. I, Cap. 40.*

§. XXXIX. Basilica (Vena).

Um über die Genealogie der *Vena basilica* in's Klare zu kommen, berufe ich mich vorerst darauf, dass eine Vene dieses Namens, den griechischen Anatomen unbekannt war.

Das Adjectiv βασιλικός, wurde überhaupt nur selten gebraucht, und stand ganz bestimmt nie in anatomischer Verwendung. Wir kennen die βασιλικὴ τέχνη des Plato (Kunst zu regieren), — einen *Jactus basilicus*, als zweitbesten Wurf im Würfelspiel (der erste hiess *Venus*), — einen *Victus basilicus* (verschwenderischen Haushalt) im Plautus, — die οἱ βασιλικοί, Höflinge, des Plutarch, — und die βασιλικὴ διαδρομή der Athener, ein Wettlauf, welcher im Beisein des Königs oder eines der Archonten stattfand. Wir kennen ferner das Substantiv ἡ βασιλική, Säulenhalle und christliche Kirche [1]), das

[1]) Den Namen *Basilica* gaben die Römer jenen grossen, öffentlichen Gebäuden, welche den Kauf- und Geschäftsleuten als Versammlungsorte dienten, und in welchen auch Gerichtsverhandlungen gepflogen wurden. Sie entsprachen unseren Rathhäusern und Börsen. Sie bestanden, wie unsere gothischen Kirchen, aus einem Mittelschiff und zwei Seitentracten. Säulenreihen begrenzten diese Räume, und trugen zugleich eine Art von Chor, für die Zuschauer. Zur Zeit der Einführung des Christenthums in Rom durch Constantin, wurden mehrere dieser Gebäude, ihrer Geräumigkeit wegen, in Gotteshäuser verwandelt, behielten aber mit ihrer neuen Verwendung den alten Namen bei. (Sulpitius Severus, *Hist. sacra, Lib. II, Cap. 33 und 38*). Noch stehen in Rom fünf solcher *Basilicae* als Kirchen. Sie sind, wie die alten Gerichtshöfe, den ganzen Tag offen, während die anderen Kirchen zu gewissen Zeiten des Tages geschlossen werden. Auf diese Umwandlung der Gerichtshöfe in Kirchen, spielt Ausonius durch die Worte an: *Basilica, olim negotiis plena, nunc votis (Orat. ad Gratianum)*.

βασίλειον, Augenwasser des Aëtius, und das *Basilicon* des Celsus, ein aus Opopanax, Galbanum, Pech und Oel bestehendes Wundpflaster — das *Tetrapharmacum* des Seribonius Largus; — aber eine φλὲψ βασιλική gab es im griechischen Alterthum absolut nicht. In dem erschöpfenden *Thesaurus linguae graecae* von Carolus Stephanus, welcher alle anatomischen und medicinischen Anwendungen griechischer Worte sorgfältig registrirt, suchte ich vergebens nach einer *Vena basilica*. Ebenso erfolglos war mein Nachsehen im Galen, Hippocrates, Rufus Ephesius, Pollux, Oribasius, und Suidas. Was wir jetzt *Vena basilica* nennen, nannte Hippocrates im Buche *de victus ratione in acutis:* τὴν εἴσω φλέβα, innere Vene des Armes. An einem anderen Orte [1]) erscheint sie als ἡ φλὲψ ἡ σπληνῖτις am linken, und als ἡπατῖτις am rechten Arm, Ausdrücke, welche auch im Aristoteles [2]) enthalten sind. Durch die Benennung Ἡπατῖτις, wurde C. G. Kühn zur Bemerkung veranlasst: *basilica, etiam hepatica dicta, a βασιλεύς, rex, quia hepar princeps organon sanguificationis a veteribus aestimatum fuit* [3]), ohne aber einen einzigen Beleg aufführen zu können, dass bei den Griechen je eine φλὲψ βασιλική existirte. Der gelehrte Kenner der griechischen Sprach-Antiquitäten, Kurt Sprengel, führt im zweiten Bande seiner *Geschichte der Arzneikunde*, die griechischen Aerzte auf, welche über den Aderlass geschrieben haben [4]). Eine *Vena basilica* bleibt unerwähnt, obwohl selbst die arabischen Namen der Armvenen aus dem Albucasis citirt werden [5]). — Die Namen *Hepatitis* und *Splenitis* blieben unserer Vene auch bei mehreren griechischen Aerzten. Paulus Aegineta nennt sie μασχαλιαία, von

[1]) *De morbis, Lib. II.*

[2]) *Hist. anim, Lib. III, Cap. 2.*

[3]) Stephani Blancardi *Lexicon med., Edit.* Kühn, *T. I, pag. 214.*

[4]) Sieh' den Index dieses Bandes: Aderlass.

[5]) *Pag. 431* und *432.*

μασχάλη, Achsel [1]) (in der lateinischen Uebersetzung der *Epitome*, steht für *Maschalia: Alaris [i. e. Axillaris]*), und Galen [2]) erwähnt sie als τὴν ἀγκῶνος φλέβα τὴν ἔνδον, *Vena cubiti interna*, welche bei Milzleiden zu eröffnen sei.

Die in der griechischen Terminologie der Anatomie gut bewanderten Anatomen des 16. und 17. Jahrhunderts, wie Andreas Laurentius, Spigelius, Bauhinus, Riolan, und Rolfink, würden es nicht unterlassen haben, ihrer Gewohnheit, mit griechischen Phrasen zu prunken, auch im Capitel der Armvenen treu zu bleiben, und bis auf den griechischen Ursprung des Namens der *Vena basilica* zurückzugehen, wenn dazu eine Möglichkeit vorhanden gewesen wäre. Sie schweigen aber alle hierüber.

So bleibt uns denn nichts anderes übrig, als uns in die mühevolle Nachforschung einzulassen, wer der Erste den Namen *Vena basilica* gebrauchte. Dieser ist der Uebersetzer des Avicenna, der oft schon genannte Gerardus Cremonensis. Wir lesen im lateinischen *Canon* [3]): *primum, quod ex vena spatulari* (Achselvene) *dividitur, est Cephalica; — residuum est: Basilica. Basilica* war also die Fortsetzung der *Vena axillaris*, welche in zwei Zweige zerfällt. Der oberflächliche ist die eigentliche *Basilica*, — der tiefe ist unsere *Vena brachialis*, damals als *Vena alsahad* bezeichnet, über deren Verhalten nichts weiter gesagt wird, als dass sie sich in kleinere Zweige, *Giedul* genannt, auflöst, und diese in die noch kleineren *Suacki*. *Giedul* ist ganz verbildet. Das arabische Wort ist: جدول, *gadwal* oder *dschadwal* (M.). Das als *Basilica* übersetzte Wort im Urtext des Avicenna, lautet الباسليق, *al-basilik*.

---

[1]) *Epitome, Lib. VI, Cap. 40.*

[2]) *De curandi ratione per sanguinis missionem, Cap. 14.*

[3]) *Lib. I, Fen 1, Doctr. 5, Summa 5, Cap. 4*, in welchem die Armvenen mit minutiöser, aber sehr verworrener Ausführlichkeit abgehandelt werden.

Basilica, als Blutader, ist und bleibt demnach ein Wort arabischen Ursprungs, und hat mit „König" (βασιλεύς) nichts zu schaffen, welcher arabisch *Malik* heisst.

Als Beleg für die arabische Abstammung des Wortes *Basilica*, kann es ferner dienen, dass nur jene Autoren des Mittelalters, welche ihre Anatomie aus dem Avicenna schöpften, von einer *Vena basilica* sprechen, während die wenigen anatomischen Schriftsteller, welche der Sprache des Galen treu blieben, nur eine *Vena per brachium missa*, oder *per brachium descendens* anführen, wie z. B. Alexander Benedictus[1]). Dass aber dem Mönche Gerardus, als er das arabische *al-bāschilik* zu übersetzen hatte, seine Kirche *(Basilica)*, deren Benennung dem Fremdwort ähnlich klingt, zuerst in den frommen Sinn kam, finde ich ganz natürlich. Naiv ist die Erklärung, welche Vuillichius über den Sinn des Wortes *Basilica* giebt: *propter magnitudinem suam, regium imperium affectat*[2]). Als die stärkste unter den Venen des Armes, und als Fortsetzung der *Vena axillaris*, wurde die *Basilica* auch *Mater venarum brachii* genannt.

Als Anzeigen der *Venaesectio basilica* galten die *aegritudines, quae sunt sub gutture et collo, nimirum in pectore et in partibus, quae sunt circa ventrem*[3]). Es wird dem Chirurgen zugleich ganz recht empfohlen: *„ne profundius phlebotomum imprimat, nam sub vena est arteria"*[4]).

---

1) *Anatomice, Lib. V, Cap. 4.*

2) *Comment. anat., Lib. IV, pag. 278.*

3) Albucasis, *Methodus medendi, Edit. Basil. 1541, Lib. II, Cap. 95, pag. 175.*

4) *Ibid., pag. 174.*

§. XL. Beriteron und Berietinem, Peritonaeum.

Beide Ausdrücke im Avicenna für Bauchfell. Sieh' §. XCV, *Siphac*. Offenbar sind die beiden Worte für nichts denn Arabisirungen des griechischen *Peritoneum* anzusehen.

---

§. XLI. Bilhasseisse, Arteria occipitalis.

Bilhasseisse gehört dem Albucasis (Abul Kasem, mit dem Beinamen Alzahravi, weil Alzahra bei Cordova, die Residenz der maurischen Kalifen, das jetzige Zahera, sein Geburtsort war). Es ist offenbar gründlich verunstaltet. Keine Fährte führt uns zum Ursprung dieses absonderlichen Wortes. Da der arabische Text des Albucasis mir nicht vorliegt, ist eine Rectificirung des Wortes unmöglich. Die Umstände, unter welchen es gebraucht wird, lassen seine Bedeutung als *Arteria occipitalis* nicht verkennen.

Die arabischen Aerzte übten, nebst der Phlebotomie, auch die Arteriotomie. Sie eröffneten die Schläfe- und Hinterhaupt-Arterie. Das Verfahren bei dem Aderlass aus der *Arteria occipitalis* verdient Erwähnung: *Catarrhi, quando fluunt ad oculos aut pectus, ad incisionem arteriarum Bilhasseisse veniendum est. Frica locum cum panno aspero, ut arteriae appareant, considera ubi pulset vena* (Venen und Arterien wurden von den Arabern mit dem Namen *Venae* belegt), *dein incide utramque cum spatumili utrimque acuto, incisione perveniente ad os, et sit illud per latitudinem capitis, et si vis, intromitte spatumile sub arteria, et incide eam ad supra. Si autem arteria non appareat sensui, tunc oportet, ut mensures ab aure spatium trium digitorum, dein signa cum encausto, et finde usque ad os, et illud quod oportet emittere, sunt sex uncias*[1]).

Durch den berühmten Chirurgen des 13. Jahrhunderts, Rogerius Parmensis, Kanzler der Universität Montpellier, kam der Name *Bilhasseisse* in Frankreich in Aufnahme, und vegetirte, bis zur Zeit des Bauhinus, auch bei einigen Anatomen. Bauhinus ist der letzte Anatom, welcher die *Arterias bilhasseisse* kennt. Er gedenkt ihrer als *arteriae, quas post aures inciduntur*[2]). In K. Sprengel's *pragmatischer Geschichte der Arzneikunde, 3. Aufl., 2. Thl., pag. 461,* findet sich die Hinterhaupts-Arterie, als الخسيس, *al-ḫasis,* erwähnt.

Von den *Venis occipitalibus* lese ich im Hippocrates[3]), *quod earum incisio in Scythis, sterilitatem et impotentiam ad Venerem excitare dicitur.*

Albucasis führte auch die Eröffnung der Temporal-Arterie aus, mit nachfolgender doppelter Unterbindung derselben, und giebt hiezu die Anweisung: *excoria cutem, donec pervenias ad arteriam, deinde projice in eam uncum, et trahe eum ad superiora, donec extrahas arteriam ex cute, et libera eam ex tunicis, quas sunt ex omni parte. Quodsi arteria est magna, oportet ut liges eam in duobus locis filo duplo ex serico aut ex cordis alhohod*[4]) (Flachsfäden?).

§. XLII. Cahabin, Malleoli.

Das hebräische Wort *Cahabin,* für Knöchel, kommt im Zerbis und Vesalius vor. Ersterer sagt vom Sprungbein *(Op. praeclarum, pag. 121): Os Cahab* (Sprungbein), *medium*

[1]) Albucasis, *methodus medendi certa, Basil. 1541, Lib. II, Cap 2.*

[2]) *Theatrum anat., Lib. III, Cap. 45. Randnote j.*

[3]) *De aëre, aquis et locis, comment. Septal.,* in Rolfincii *Diss., Lib. V, Cap. 38, pag. 990.*

[4]) *Methodus medendi, Lib. II, Cap. 3.*

est inter duas cruris cannas (Unterschenkelknochen) *et Calcaneum, et inter cavillas* (Knöchel) *haeret, quae Cahabin dicuntur.* Vesalius führt *Cavillae, Claviculas,* und *Cahabin*, als Synonyma für *Malleoli* auf *(Opera omnia, Tom. I, pag. 143).* — *Cahabin* ist arabisch, aber mit hebräischen Zuschnitt. Es stammt von *Alcahab, Cahab s. Caïb,* Sprungbein. Der Name des Sprungbeins wurde auf die Knöchel übertragen. Die lateinischen Autoren des Mittelalters, erlaubten sich dasselbe mit dem Worte *Talus* (Sprungbein). Sie nannten die Knöchel: *Tali s. Taleoli.* Bei Vesalius heisst es: *Malleoli Latinorum nonnullis male tali appellantur.* In der *Mantissa nomenclaturae medicae hexaglottae*, von Pancratius Bruno, erscheint das hebräische Wort *Carsol*, ebenfalls als Sprungbein und als Knöchel. Die lateinischen Uebersetzer des Avicenna führen die Knöchel theils als *Gibbositates*, theils als *Extrema, a duabus cannis egredientia* auf, *quae tarsum a suis partibus* (Seiten), *sylvestri et domestica* (arabische Ausdrucksweise für aussen und innen) *circumdant* [1]).

Das griechische σφυρόν, als Knöchel, kommt schon bei Homer vor *(Ilias, 17, 290).* Es ist mit σφῦρα, Hammer oder Schlägel, verwandt, und dieses mit σφαῖρα, Kugel, weil die alten Hämmer nur Schlägel mit rundlichen Köpfen waren. Die von den Knöcheln heraufkommende Blutader, welche die Araber *Säfen* nannten, hiess deshalb bei den Griechen σφυρῖτις φλέψ, bei Cornelius Celsus *Vena ad malleolum.*

Das lateinische *Malleolus* ist ein Diminutiv von *Malleus*, wie das italienische *Martellino* (Knöchel) von *Martello* (Hammer). *Malleus* war, wie σφυρόν, ein grosser, schwerer, hölzerner, rundkopfiger Schlägel, mit welchem der *Popa* (Priester) den Opferstier auf den Kopf schlug, ehe der *Cultrarius* ihm die Kehle durchschnitt [2]). Etwas kleiner, aber an Gestalt dem *Malleus*

---

[1]) *Canon, Lib. I, Fen 1, Doctr. 5, Summa 1, Cap. 30.*

[2]) Ovid, *Metamorphos. II, 625.* Dieser *Malleus* ist abgebildet in Anthony Rich, *Röm. Alterthümer, pag. 377.*

ähnlich, war der *Malleolus*, ein Wurfgeschoss, welches aus einem hölzernen Schaft bestand, an dessen Vorderende ein mit brennbaren Stoffen gefülltes, rundliches, dem Kopfe eines Spinnrockens ähnliches Drahtgitter befestigt war. Aus dem Gitter ragte eine starke eiserne Spitze hervor. Das Geschoss wurde brennend auf feindliche Schiffe und Verhaue geschleudert, bohrte sich mit seiner Spitze fest, und steckte, was in seiner Nähe war, schnell in Brand [1]). Die Knöchel sind nun auch verdickte Enden der Knochenschäfte des Unterschenkels, erinnern dadurch *quoad formam* an *Mallei* und *Malleoli*, und vindicirten sich sofort auch diese Namen. Dieselbe Schlägelgestalt verhalf auch einem Gehörknochen, welcher mit einem Hammer, wie wir ihn jetzt gebrauchen, keine Aehnlichkeit hat, zu seiner Benennung: *Malleus*. — Die Deutschen nennen kleinere, durch die Haut sicht- und fühlbare Knochenhervorragungen gerne Knöchel, wie die Köpfe der Metacarpusknochen, und die Interphalangeal-Gelenke der Finger an der geballten Faust. Die sicht- und greifbaren *Malleoli* am Fuss, erhielten, aus demselben Grunde, auch denselben Namen: Knöchel, bei älteren Anatomen: Knoden, wobei man an die *Nodi* des Celsus (Knoten) denken muss. Eigentlich ist jeder kleine Knochen ein Knöchel. — Die bei Hippocrates und Julius Pollux vorkommenden Ausdrücke: πέζα und πέρας, sind zu unbestimmt, um sich in der anatomischen Sprache behaupten zu können. Πέζα ist ein dorisches Wort für πούς, Fuss, und πέρας ist Ende. Sie konnten also wohl für die Knöchel gebraucht werden, welche die unteren Enden der Unterschenkelknochen sind. — Das englische *Ankle*, und das holländische *Enkel*, sind aus dem deutschen Enkel abzuleiten *(Talus)*, und dieses von *Anke*, nach Frisch *(Observ. ad Gloss. Cangii) cruris pars infima, quae in pede stat, et quae in dialectis adhuc dicitur Aenkel.*

---

[1]) Livius, *XXXVIII, 6.* — Cicero, *Catilina, I, 13.* — Vitruvius, *X, 16, 9.*

§. XLIII. Caïb und Cahab, Talus s. Astragalus.

Unter allen Benennungen des menschlichen Sprungbeins von einst und jetzt, ist die einzig richtige, aber ganz ausser Gebrauch gekommene: *Os balistae*. Alle übrigen drücken etwas aus, was das Sprungbein nicht ist — einen Würfel. Gehen wir sie einzeln durch, und beginnen wir mit dem arabischen *Caïb*, *Cahab*, *Chahab*, *Alcahab*, und *Alchaab* des Mundinus und seiner Anhänger. Albertus Magnus nennt das Sprungbein *Achib*, und verwechselt somit seinen Namen mit jenem des Fersenbeins. *„De nominibus non curandum, modo res sit eadem."* Guido.

كعب *(ka'b)* ist Würfel. Das Sanctuarium der Moslim — der schwarze Stein in Mecca — führt von seiner Würfelgestalt den Namen كعبة, *ka'bah*. Im Mundinus lesen wir: *„conjunctura Caïb* (Sprunggelenk), *nominata est ab illo osse, quod vocatur Caïb* (Sprungbein)" [1]), — und im Berengarius: *„in pede habes Os cahab, Os calcanei et naviculare, et quatuor ossa rasetas"* [2]). Diese *Ossa rasetas* waren das Würfelbein und die drei Keilbeine [3]). So alle übrigen Arabisten.

Dass die Araber das Sprungbein *Caïb*, „Würfel" nannten, thaten sie als Nachbeter der Galen'schen Osteologie, in welcher das Sprungbein den Namen *Astragalus*, Würfel, führt, *„quod nomen civitate Romana donatum est"*, Spigelius. Ἀστράγαλος ist ein Homerisches Wort, und bedeutet ebenso Würfel, als Wirbel. So ist νεῖατος ἀστράγαλος, der erste Halswirbel, und ἀστράγαλοι in der *Ilias, XXIII, 88*, sind Würfel. Die Halswirbel der Hausthiere, wahrscheinlich mit abgebrochenen Bogen, waren die ersten Würfel, mit welchen die Kinder spielten (ἀστραγαλίζω, würfeln). Im Englischen heissen Knöchelchen aus

---

[1]) Im letzten Capitel: *de anathomia cruris et pedis.*

[2]) Letzte Worte des letzten Capitels: *de anatomia pedum.*

[3]) Sieh' §. LXXXVI.

Elfenbein, zum Spielen für Kinder, *huckle-bones*, verwandt mit *hock*, Sprunggelenk des Pferdes. — Später verwendete man das Sprungbein (Fesselknochen) der Schafe und Ziegen als Würfel, obwohl es nicht ganz cubisch ist, sondern, nebst vier planen, auch zwei convexe Flächen hat. Aus diesem Grunde führten die ältesten griechischen Würfel nur auf vier Seiten Augen [1]). Noch später verfertigte man sechsseitige Würfel, κύβοι, aus Elfenbein, auch aus den kantigen Zweigen eines in Kleinasien einheimischen Strauches, welcher dadurch zu seinem botanischen Namen *Astragalus* kam.

Da ein Würfel weder Kopf noch Hals hat, passt der Name *Astragalus* auf das menschliche Sprungbein durchaus nicht [2]), — ebensowenig die lateinische Uebersetzung von ἀστράγαλος: *Talus* [3]), obgleich es von Celsus für Knöchel sowohl, als für Sprungbein gebraucht wird. — Bei den Classikern ist *Talus* auch „Ferse“, wegen des viereckigen *Tuber calcanei*, — *a vertice ad talum*, vom Scheitel bis zur Ferse; — bei Ovid auch

---

[1]) 1 und 6, 3 und 4, standen sich einander gegenüber, 2 und 5, welche auf die zwei convexen Seiten hätten kommen müssen, blieben weg. — Wie wir aus Seneca und Suetonius ersehen, war das Würfeln auch bei den Römern ein sehr beliebtes Spiel für Männer und Frauen. Die Frauen suchten die in die Luft geworfenen Würfel, mit dem Rücken der Hand aufzufangen. Abbildung in Anthony Rich, *Römische Alterthümer, pag. 60.* — Es wurden immer vier Würfel aus der Hand, oder aus einem Becher, πυργίς, *fritillus*, geworfen. Der beste Wurf, wenn die Würfel 1, 3, 4, und 6 zeigten, hiess *Aphrodite (Jactus Veneris)*; — der schlechteste *Kyon (Canis)*, wenn alle vier Würfel dieselbe Augenzahl nach oben kehrten.

[2]) Dasselbe Bewandtniss hat es mit den Worten ἄστρις bei Callimachus, und *Astrion* bei Ph. Ingrassias, *Comment. in Gal. librum de ossibus, I, pag. 164.* Sie sind Synonyme für *Astragalus*.

[3]) *Talis ludere*, würfeln, im Cicero, und *nequiore talo ludere*, mit falschen Würfeln spielen, im Martial.

Knöchel[1]). Ein bis auf die Knöchel herabreichendes Gewand führt auch im Deutschen den Namen Talar (*Talare*). — Τέτρωρον und Τετράωρον im Oribasius und Rufus Ephesius (Knochen mit vier Flächen), passen nur auf das Sprungbein der Wiederkäuer, nicht auf das menschliche, — desgleichen die Vesal'sche Uebersetzung von τέτρωρον: *Quatrio*, welche auch als *Quaternio* und *Quartio* entstellt angetroffen wird. Nach all' dem Gesagten, ist auch *Os tesserae* nicht zu brauchen, obgleich es sich häufig aufdrängt. Denn *Tessera* ist, gleich κύβος, ein regulärer Würfel zum Spielen, aber auch ein Würfel aus Stein oder Holz, zum Pflastern der Fussböden: *„tesseris struere pavimenta"*, Vitruv. *Tesserae* hiessen auch kleine viereckige Täfelchen, wie z. B. jene, auf welche die Parole für die Soldaten geschrieben war (Livius). *Tessera* lässt sich also ebenfalls für das Sprungbein nicht verwenden.

Hiemit wären alle, in Monro's *Osteology*, und in Pierer's *Anatomischem Real-Wörterbuch* aufgezählten Benennungen des Sprungbeins, als unrichtig und unverwendbar abgefertigt. Es verbleiben somit blos die Ausdrücke: Sprungbein und *Os balistae*. Der richtige, und verständig gewählte deutsche Name des Knochens, bedarf keiner Rechtfertigung. Der lateinische Name *Os balistae*, ist nicht minder bezeichnend und zutreffend, da er die Gestalt des Knochens ausdrückt. Wir wissen zwar nicht, wie die römische Baliste construirt war[2]). Aber das Wort *Balista* wurde im Mittelalter auf Armbrust übertragen, jener bekannten Schiesswaffe, welche ihren Namen von *Arcubalista* im Mönchslatein, contrahirt *Arbalista*, nicht aber von Arm und Brust herleitet. An jeder Armbrust ist ein

---

[1]) *Metamorph. VIII, 808.*

[2]) Weder die Worte des Vitruvius Pollio, *de architectura, Lib. X, Cap. 11*, und des Ammianus Marcellinus, *rerum gestarum, Lib. XXIII, Cap. 4*, noch die bildliche Darstellung auf der Säule des Marcus Aurelius, können uns den Bau der Baliste verständlich machen.

beweglicher, durch ein viereckiges Loch im Schaft oder Kolben durchgehender Bügel angebracht, dessen oberer Theil, Nuss genannt (*Nux* und *Nodus balistae*), die gespannte Sehne in einer Vertiefung seiner hinteren Fläche hält, und an dessen unteren Theil durch den Finger gedrückt wird, um die Sehne losschnellen zu machen. Nuss und Drücker haben einige Aehnlichkeit mit Kopf und Körper des Sprungbeins, wodurch der Name *Os balistae* als vollberechtigt erscheint. Die Armbrust verschwand mit dem Erscheinen der Feuerwaffen. Das *Os balistae* aber existirt jetzt noch in allen anatomischen Handbüchern als Synonymon für *Astragalus* und *Talus*, ist etymologisch mehr werth als beide, und sollte deshalb von rechtswegen, zu allgemeiner Anwendung kommen, was auch nicht ausbleiben könnte, wenn die Anatomen für die Richtigkeit ihrer Sprache mehr Sinn hätten.

Ich stiess auf das *Os balistae* zuerst im Zerbis[1]: „*per similitudinem nodi balistae*"; und der wackere Feldchirurg Schylhans sagt: „astragalus heyßt in arabischer zung cahab, und ist als großz als ein nuß inn ein armbrost"[2]). — Vesalius hat *Nux balistae*[3]).

§. XLIV. Caisum und Cathesim, Cellulae ethmoidales.

Die Araber und die Arabisten kannten die Nasenhöhle nur sehr wenig. Was sie davon wussten, beschränkt sich auf Folgendes[1]). Die Nasenhöhle wird durch eine Scheidewand

---

[1]) *Opus praeclarum anathomiae, Venet. 1533, Fol. 181.*

[2]) Feldtbuch. *Fol. 15, b.*

[3]) *Opp. omnia, Edit. Leidensis, T. I, pag. 143.*

[1]) *Canon, Lib. I, Fen 1, Doctr. 5, Summa 1, Cap. 4,* und *Lib. III, Fen 5, Tr. 1, Cap. 1.*

(*Interfinium* [1]) in zwei Hälften, *Meatus*, getheilt, welche nach hinten in den Rachen führen. Oben deckt sie die Siebplatte, *Colatorium*. Die Löcher dieses Siebes sind offen, denn die zwei Riechkolben des Gehirns, *Additamenta mamillaria*, auch *Additiones mamillares* (Guido), legen sich nur auf sie hinauf, ohne Aeste durch sie in die Nase zu schicken. Erst durch Nic. Massa lernte man die Nasenäste dieser Kolben kennen, welche nun das erste Gehirnnervenpaar bildeten, wofür früher der Sehnerv galt. Die Gerüche steigen durch die Sieblöcher unmittelbar zum Gehirn auf, so wie andererseits die *Excrementa cerebri* durch diese Löcher, in die Nasenhöhle und in den Rachen ablaufen. Die Nasenhöhle communicirt beiderseits mit der Augenhöhle durch ein Loch. Dass diese Communication zur Thränenableitung dient, war ihnen bekannt; das Loch selbst aber war nicht unser *Ductus lacrymarum nasalis*, sondern die kleine Oeffnung im Nasenbein: *„ossa triangularia, fronti contigua, versus angulos lacrymales* (innere Augenwinkel) *perforantur foraminibus parvis, a quibus humiditates in oculos, et ab oculis in nasum, et a naso in ore penetrare possunt* (durch den *Canalis naso-palatinus?*), *et propter hoc gustatur sapor medicinarum positarum in oculis a lingua"*. Ausser den Nasenbeinen, und den damit zusammenhängenden Nasenflügeln, *Pterygia, Alulae s. Phenae* [2]) (G. Valla), wussten sie von der inneren Beschaffenheit der Nasenhöhle gar nichts, und fertigten die dünnen Knochenblättchen des Siebbeins, die Muscheln, die Thränenbeine, die Pflugschar, und das Gaumenbein, mit der Bezeichnung ab: *Ossa, quae sunt infra basilare.* Dass sie eine schwammige Beschaffenheit haben, geben sie im Allgemeinen

---

[1]) *Interfinium*, *Septum porrectum*, und *Diaphragma* bei Carpus, *Interseptum* und *Discrimen* bei A. Laurentius, *Imbrex* d. i. Hohlziegel, zum Ableiten des Regens, *(imber)* bei Arnobius *(adversus gentes, Lib. III, Cap. 13)*.

[2]) Statt der Flügel, *Alae*, setzte man gleich den ganzen Vogel. Φήνη erscheint in der Odyssee und im Aristoteles als Adler.

zu. Im Berengarius[1]) heisst es: *supra palatum, ad foramina nasi, est via ampla, Chaiasim dicta, per quam, clauso ore, continue spirat et respirat homo. Huic superius sunt certae camerae, anfractus, s. cavernae, sub colatorio, infra embotum cerebri* (Gehirntrichter) *positae, quarum parietes osseae, subtiles et pelliculosae sunt, et hae vacuitates ab aliquibus vocantur nares.* Erst spät, zu Anfang des 17. Jahrhunderts, gab Casserius Placentinus, die erste richtige Beschreibung und Abbildung der Nasenhöhle, im *Pentaesthesion*[2]).

Die schwammige Beschaffenheit der Knochen, *quae sunt infra basilare*, drückten die Arabisten mit den Worten aus: *Caisum, Chaiasum, Kachasim, Chaisim*, mit dem Artikel *Achaiasim* und *Alchaiasiz* (Andreas Bellunensis), seltener auch *Cathesim*[3]). Die *Interpretatio vocum arabicarum Avicennae* von Andreas Bellunensis, enthält Folgendes hierüber: *Chaisun vel Chisun significat concavitatem ossis in naso existentis, et est numeri singularis; Chatasin vero numeri pluralis.* Man sieht, es fehlt an Varietäten des Ausdrucks nicht. Die Medicin jener Zeit machte sich ein eigenes Wort, *Cathesis*, aus ihnen[4]), und behielt es bis auf Forestus bei[5]). Von dieser halb arabischen, halb griechischen *Cathesis*, entstand der *Morbus cathesialis*, welcher, nach seinen Symptomen zu urtheilen, ein schwerer Schnupfen, mit Fieber und vollständiger Unwegsamkeit der Nasenhöhle war, die *Gravedo* des Celsus[6]), und die κόρυζα des Hippocrates,

---

[1]) *Isagogae, Cap. de anfractibus supra palatum.*

[2]) *Edit. Francof. 1610, pag. 115.*

[3]) Laur. Joubertus, *Interpretatio dictionum Guidonis.*

[4]) Guidonis Cauliaci *Chirurgia magna, Tr. VI, Doctr. 2, Cap. 4.*

[5]) Petri Foresti *observationum et curationum chir. libri quatuor posteriores, Raphelengii, 1610,* in welchen, besonders in den Scholien, die arabische *Terminologia anatomica* sehr oft in Anwendung kommt.

[6]) *De medicina, Lib. IV, Cap. 2, §. 4, de destillatione et gravedine.*

was wir „Stockschnupfen" nennen, zum Unterschied vom „fliessenden Schnupfen", *Destillatio* bei Celsus, sonst gewöhnlich *Catarrhus narium* genannt. Im Avicenna ist ein kurzes Capitel dieser Verstopfung der Nasenhöhle gewidmet [1]), in welchem auch die Nasenpolypen *(caro nata)*, als Ursache der Unwegsamkeit erwähnt werden. — Der *Morbus catharialis* fristete sein Dasein noch in den Nosologien des vorigen Jahrhunderts.

§. XLV. Cassum, Sternum.

Cassum sieht ganz lateinisch aus, und ist es auch, als Neutrum des Adjectivs *cassus*, leer, hohl, im Gegensatz zu *solidus*, wie z. B. *nux cassa*, taube Nuss, und *granum cassum*, leeres Korn. Die Dichter gebrauchen *cassus* auch als „ermangelnd oder entbehrend, wie *virgo cassa dote*, ein Mädchen ohne Aussteuer, im Plautus, und *lumine s. aethere cassus*, todt, im Virgil. Der Redensart „*in cassum*", für „vergeblich", bedienen sich die besten Autoren. Von *cassum* in diesem Sinne ist hier nicht die Rede, sondern von *Cassum*, als Substantiv, wie es die alten Anatomen öfter für *Thorax* hören lassen. Dieses *Cassum* ist arabisch, — das القس *(al-qass)* des Avicenna (M.), welches aber nicht *Thorax*, sondern *Sternum* bedeutet. Dass diese beiden Begriffe mit einander verwechselt wurden, erklärt sich aus der mangelhaften Kenntniss des Griechischen, an welcher alle Uebersetzer des Avicenna litten. So übersetzten sie die Aufschrift des Cap. 15 in *Lib. I, Fen 1, Doctr. 5, Summa 1*, welche lautet: فى تشريح القس *(Fi taschrih al-qass* — über die Erklärung des *qass)*, mit: *De anatomia thoracis*, obwohl sie aus dem Inhalt dieses Capitels ersehen mussten, dass es sich um das Brustbein,

[1]) *Lib. III, Fen 5, Tr. 2, Cap. 6, de oppilatione Chaiasim.*

nicht aber um den Thorax handelt [1]). In der Aufschrift des Capitels im vierten Buche des *Canon* [2]), welches von den Brüchen des Brustbeins handelt, behielten sie das arabische *kas* für Sternum bei, machten ein lateinisches Hauptwort daraus, und schrieben: *De fractura casi*. Da nun auf diese Weise *Thorax* und *Cassum* miteinander gleichbedeutend gebraucht wurden, setzten die späteren Anatomen [3]) öfter *Cassum* als Brust für Thorax, und liessen wohl auch für ein so ungewöhnliches Wort, die naive Erklärung vernehmen: *cassum a vacuitate dicitur* [4]), oder *quia exspirando evacuatur*. — Oft wird einer Vene, unter dem Namen *Rivertis* gedacht, welche rechts und links am *Cassum*, in die Bauchwand herabzieht, um sich daselbst mit der Vene der Gebärmutter in Verbindung zu setzen. *Rivertis* ist demnach unsere *Vena mammaria interna*, deren Fortsetzung als *Vena epigastrica superior*, mit der *inferior* anastomosirt. Albertus sagt von ihr: *Rivertis vena communis est matricis et mamillae.*

Sinnverwirrend wirkt der Name *Pectus* für Sternum, wie er bei den Arabisten sich eingeschlichen hat. Sein Verständniss bedurfte der wohlmeinenden, aber ungeschickten Interpretation des Carpus: „*pectus dicitur, quia pexum est inter eminentes mamillarum partes*". *Pexum* heisst aber leider „gekämmt", nicht „eingesenkt", wie Carpus sich dachte.

Mit Στέρνον, unser *Sternum*, drückt Homer immer nur die gewölbte Brust des Mannes aus. Galen gebrauchte es

---

1) *Thorax* für „Brustbein" zu schreiben, war ein sehr gewöhnlicher Fehler: *in parte superiori thoracis* (Brustbein) *sita est pyxis* (Gelenkhöhle), *in qua furcula gulae firmatur*. Joh. de Vigo, *Opera in chyrurgia (Leidener Ausgabe, 1521), Fol. VII, a.*

2) *Fen 5, Tr. 3, Cap. 6.*

3) Z. B. Zerbis, *Opus praeclarum anathomiae, Fol. 55:* „*thorax cassum vocatur*".

4) Nic. Massa, *Liber introductorius anathomiae, Cap. 24, Fol. 1, a.*

zuerst nur für das Brustbein [1]). Unter Στῆθος versteht Homer die männliche und weibliche Brust, so dass Laennec daraus sein *Stethoscope* [2]) bilden konnte. Im Hippocrates steht στῆθος blos für das Brustbein.

Vesal muss *Cassum* für ein griechisches Wort gehalten haben, da er, und mit ihm auch Andere, *Cassos* schreibt, für Brustbein. Sonst bedient er sich des Namens: *Os pectoris*. Er wollte, als Gegner des Galen, selbst das griechische *Sternum* nicht beibehalten, welches Galen aus sieben Knochen bestehen liess, — für jedes Paar wahrer Rippen einen. Auch die Araber hielten an den sieben Knochenstücken des Brustbeins fest, und nannten sie *Setatifu*, nach Andreas Bellunensis. Dass das Brustbein aus sieben Knochen zusammengesetzt sei, ist nur für mehrere Säugethiere wahr. Da man nun in jenen Zeiten, in welchen die menschliche Anatomie unmöglich war, sich mit Thieren behalf, und was man dort sah, auch dem Menschen zuschrieb, erklären sich hieraus viele Irrthümer, mit welchen die alte Anatomie überladen ist [3]). Die Thiere, welche zu anatomischen Untersuchungen verwendet wurden, waren natürlich meistens Hausthiere. Aber auch Affen, Bären und Hirsche werden genannt. Merkwürdig

---

1) *Administ. anat.*, *Lib. VII*, *Cap. 2.*

2) Ein arger Missgriff, da das Wort, bei richtiger Zusammensetzung, nur στηθοσκοπεῖον lauten darf.

3) So ist z. B. der Herzknochen, das Wundernetz der Carotis, der *Bulbus olfactorius s. Processus mammillaris* des Gehirns, und der Blinddarm, den Wiederkäuern entnommen. Wie wenig das, was wir im Menschen Blinddarm nennen, Anspruch darauf hat, für eine besondere Abtheilung des Darmrohres zu gelten, weiss jeder Anatom. Der Blinddarm ist nur der Anfang des Colon. Nicht so bei den Affen, Wiederkäuern, Schweinen, Einhufern und Nagern. Hier bildet er einen langen und weiten Blindsack, welcher bei einigen Nagern selbst den Magen an Grösse übertrifft. Im Menschen sollte nur der Wurmfortsatz „Blinddarm" genannt werden.

in dieser Beziehung ist eine Stelle im Magister Richardus[1]) (13. Jahrhundert), welche sagt: *quoniam horribile est, corpus humanum ita tractare, a modernis magistris fit anathomia in brutis animalibus, quorum quaedam sunt similia hominibus in exterioribus, ut symia et ursus, quaedam in interioribus ut porcus, et in talibus fit competens anathomia, in aliis vero inutiliter.* Diese Stelle lässt sich noch in einer Beziehung verwerthen. Man weiss nämlich nicht, an welcher von den damals bestandenen Universitäten, Richardus Magister war. Es gab deren nur vier: Bologna, Neapel, Montpellier, und Paris. In Bologna, Neapel, und Paris, waren sicher keine Bären zu haben, wohl aber in Montpellier aus den nahen Pyrenäen.

Es lohnt sich, von einer Stelle des Vesal[2]), welche von der Gestalt des Brustbeins handelt, nähere Notiz zu nehmen. Wir theilen jetzt allgemein das Brustbein in drei Stücke ein: *Manubrium*, Griff, *Corpus*, Klinge oder Körper, und *Processus xiphoideus*, Schwertknorpel. Vesal weist darauf hin, dass unser *Manubrium*, eigentlich nur der Knopf am Schwertgriff ist, *quia illi manubrii parti correspondet, quae sub parvo digito in apprehensione consistit.* Was wir *Corpus sterni*, Klinge, nennen, ist der eigentliche Griff: *pars quam manus tota complectitur*, an welchem die Grübchen zur Aufnahme der Rippenknorpel, denselben Nutzen gewähren, *quem in gladiis ex manubrii asperitate quaerimus, quoties intortis, nodosisque funiculis, aut scabra piscis cute, illud obduci curamus.* Wer ein Brustbein, ohne Vorliebe für die gegenwärtig übliche Eintheilung ansieht, muss gestehen, dass *Manubrium* und *Corpus sterni* zusammen, eigentlich den Griff eines Schwertes vorspiegeln, dessen Klinge zum kurzen *Processus xiphoideus* eingegangen ist. Die Nachfolger des Vesal theilten mit ihm diese Auffassung. *Nodus pugionis (pugio,* Dolch, von *pungo)* ist bei Bartholinus[3])

---

[1]) *Pag. 17* und *18* der Breslauer Ausgabe der *Anatomia Richardi.*

[2]) *De corp. hum. fabrica, Lib. I, Cap. 19.*

[3]) *Instit. anat., Lib. IV, Cap. 18.*

unsere Handhabe oder Griff, welchen Rolfink *Caput s. Pomum pugionis* nennt, während unsere Klinge: *Capulum* (von *capio*) *s. Manubrium* genannt wird[1]). Spigelius, Bauhinus, und alle *Anatomici majorum gentium* des 16. Jahrhunderts, folgten der Anschauungsweise Vesal's. Erst seit Heister wurde es zur allgemeinen, obwohl unrichtigen Gepflogenheit, den Knopf des Schwertgriffes für die Handhabe, und den Griff für die Klinge zu nehmen[2]).

— — — — — *video meliora proboque,*
Deteriora sequor. — — —

§. XLVI. Cavilla, Os sphenoideum s. paxillare.

Das Wort *Cavilla*, treffen wir bei den Classikern in einer anderen Bedeutung an, als ihm von den Anatomen beigelegt wird. *Cavilla* ist bei Plautus neckender Scherz, — *Cavillum* bei Apulejus Stichelei; — daher *Cavillator* ein Humorist. Cicero und Livius gebrauchen das Zeitwort *cavillari*, für bespötteln und aufziehen, und Quinctilian: *infelix verborum cavillatio* für Wortmäklerei. Im Sextus Pomp. Festus (*de verborum significatione, lib. 3*) lese ich: *Cavillum, cavillatio, id est irrisio;* bei Joh. Ger. Voss: *jocosa calumniatio. Cavus*, hohl, scheint dem Worte seinen Ursprung gegeben zu haben — hohles Gerede. — *Cavillandum est* wird auch für *cavendum est* gebraucht, wenn man sich mit besonderer ängstlicher Vorsicht zu hüten hat. Alles Uebrige sagen die Lexica.

Cavilla, als anatomischer Terminus, findet sich zuerst bei den Uebersetzern des Haly-Abbas, in dessen *Liber*

---

[1]) *Diss. anat., Lib. II, Cap. 41.*

[2]) *Compendium anat., §. 135.*

regius[1]), *Venet. 1492.* Das arabische Wort ist قبيلة, sprich: *qabîlah*, Keil oder Pflock, in Golii *Lexicon arabicum* mit der Bemerkung: *pars capitis, sive cranii tabula, aliis per suturas commissa.* Das wäre also unverkennbar unser Keilbein. Dieses arabische *qabîlah*, ist nun die Mutter des anatomischen Wortes *Cavilla.*

Die Anatomen gebrauchen *Cavilla* in dreifachem Sinne: 1. als Keilbein der Schädelbasis, 2. als Sprungbein, und 3. als Knöchel (*Malleolus*).

Cavilla, sowohl als Keilbein, als auch als Sprungbein, trifft man bei den Arabisten nur selten an. Haly Abbas gebraucht es fast ausschliesslich[2]), Vesal[3]) aber führt es nur noch unter den Synonymen dieser beiden Knochen an. *Cavilla*, als Keilbein, wurde durch Avicenna, welcher fünfzig Jahre nach Haly Abbas schrieb, ausser Verkehr gesetzt. Er gab dem Keilbein den Namen *Geteth* (*Algededi*[4]). Mit diesem Worte drückte er seine Ansicht über das Keilbein, als Grundbein des Schädels aus, weshalb auch die Uebersetzer des Avicenna, für Keilbein immer *Os basilare* setzen. Unter den hebräischen Synonymen des Vesal, erscheint das Keilbein als מושב המוח, *moschab hamoach*, d. i. wörtlich: Sitz (Unterlage), *sella*, des Markes.

Dem früher Gesagten zufolge, beruht der arabische Name des Keilbeins, so gut wie sein griechischer (σφηνοειδὲς ὀστοῦν, von σφήν, Keil), und der ihm von Vesal zuerst gegebene

---

[1]) *El-Maliki*, so genannt, weil es dem Bujiten-Sultan Adhad ed-Daula Ben Buweih, dessen Leibarzt Haly Abbas war, gewidmet ist.

[2]) Conrad Victor Schneider, *de catarrhis, Wittebergae, 1660, Lib. 1, Cap. 2, pag. 158 sqq.*, wo eine reichhaltige und sehr gelehrte Abhandlung über die Abstammung des Wortes zu finden ist.

[3]) *Opp. omnia, Edit. Lugdun., Tom. I, pag. 141* und *143.*

[4]) Sieh' diese Worte in §. LXV.

lateinische Name: *Os cuneiforme s. cuneo comparatum*, auf der Einkeilung des Knochens zwischen seinen nächsten Nachbarn. Das Sprungbein steckt nun ebenfalls wie eingekeilt zwischen den Knöcheln und dem Fersenbein. Haly Abbas gab ihm deshalb auch denselben Namen wie dem Keilbein: *Cavilla* (*Kabala* [1]).

Von den Anatomen des Mittelalters, seit Constantinus Afer, wurde der Name *Cavilla* auch auf die Knöchel (*Malleoli*) übertragen, und nicht ganz mit Unrecht, da das arabische Wort, auch Zacke und Stift bedeutet, und die Knöchel, wie zwei Zacken, das Sprungbein zwischen sich fassen [2]). — Die *Cavillae*, als Knöchel, sind auch in die romanischen Sprachen übergegangen, wie die *chevilles* der Franzosen bezeugen. Den längsten Namen, welcher je einem anatomischen Object beschieden war, führen die Knöchel in der hebräischen Uebersetzung des Avicenna. Sie heissen dort: שְׁתֵּי קְצָוֹת תְּבוּלְטִים מִשְּׁנֵי הַקָּנִים, *schetē qezāwōth habōletim mischenē haqanim*, d. h. zwei Ecken, welche hervorstehen an den Röhren (Schien- und Wadenbein). Es gefiel auch Einzelnen, das Diminutiv: *Cavillula* und *Cavicula*, statt *Cavilla* zu gebrauchen, und da dann Andere diese *Cavicula* für einen Schreibfehler hielten, substituirten sie das nach ihrer Meinung richtige Wort: *Clavicula*. So erklärt sich allein die absurde Benennung der Knöchel in alter Zeit, als *Claviculae*.

Nicht arabischen, sondern neulateinischen Ursprungs ist *Cavilla*, als „Höhle". Diese *Cavilla* bedeutet so viel als

---

[1]) Man will eine Verwandtschaft zwischen *Kabala*, als Sprungbein, und dem hebräischen כִּבְּלָא (*kiblā*) erkennen, wie das Sprungbein im Talmud heisst (Buxtorf, *Lex. rabb. talmud.*). Im Jodocus Vuillichius (*Comment. anat., Argent., 1544, pag. 398*), lese ich zum letztenmal: *os tali, vulgo cavilla dicitur*. Später verschwindet *Cavilla* als Sprungbein gänzlich.

[2]) Zerbis weist dem Sprungbein seine Lage *inter cavillas* an, *Op. cit., pag. 181*.

Cavitas. Sie steht im Hyginus für die Hohlkehle des Fusses. Auch im anatomischen *Vocabularius (sic!)* des Schylhans[1]), lese ich *Cavilla* als „fůſsʒhólẏ" erklärt.

Jene alten anatomischen Autoren, welche die arabischen Ausdrücke durch lateinische zu ersetzen anfingen, bedienten sich für *Cavilla* (Keilbein) des Ausdruckes *Os paxillare,* fehlerhaft auch *baxillare* und *baxillum. Paxillus* ist bei Varro und Columella ein kleiner Pflock oder Keil. Entweder stellt es das Diminutiv von *Palus,* Pfahl, dar, oder es ist *Palus* aus *Paxillus* durch Elidiren der Silbe *xi* entstanden. Letzteres scheint das Richtige, da auch aus *pauxillum* (wenig) *paullum,* aus *vexillum velum,* aus *maxilla mala,* aus *taxillus talus,* aus *axilla ala,* durch dieselbe Elision entstanden sind. Die Worte *Paxillus* und *Palus* für Pflock, waren aber bei den Römern wenig gangbar. Ein Adjectiv *palaris (sylva palaris,* ein Wald, aus welchem die Soldaten die Pfähle für ihre Verschanzungen holten), und das Wort *depalatio* bei Vitruvius (Abbrechen der Verschanzungen) stammt von ihnen. Häufiger wurde *Sudis* für Pfahl gebraucht, wie z. B. in: *ripa, acutis sudibus munita,* im Julius Cäsar. Der lateinische *palus* wird im deutschen „Pfahl", im französischen *palissade,* im spanischen *valo,* und im italienischen *baloardo* wieder erkannt. Obwohl Pflöcke und Keile auf dieselbe Weise, durch Schlagen, eingetrieben werden, hiess doch nur der Keil: *Cuneus,* wofür im Altdeutschen Wecke, und im Englischen *Wedge* gebraucht wird. Aus diesem Grunde hiess das Keilbein bei den alten deutschen Anatomen das Weckenbein, im Englischen jetzt noch *the wedgelike bone,* und im Holländischen *het wigge-been.* Im *Spiegel der Anatomie, Augsburg, 1646,* wird das Keilbein, durchwegs Sesselbein genannt, nach dem lateinischen *sella,* welchen Namen Fallopia zuerst dem Keilbeinkörper gab: *os, quod ego, a similitudine, sellam vocare soleo.* In dieser *Sella* sitzt die *Glandula pituitaria cerebri* (Hypophysis). Da

[1]) In dessen Feldtbuch der wundartzney. Straſsburg. 1517.

aber *Sella* nicht blos Sessel, sondern auch Leibstuhl bedeutet, so wurde dieses Wort anstandshalber nur mehr im Sinne des Vegetius, nämlich als Sattel aufgefasst, und sofort das Adjectiv *equina* von A. Laurentius[1]), bald darauf aber *turcica* von Adr. Spigelius[2]) angehängt. Das griechische Wort ἐφίππιον für Sattel, ist eine erst der neueren Zeit angehörige Ausdrucksweise. Im Galenus vermisst man sie, sowie in den alten griechischen *Onomasticis*.

—

§. XLVII. Cephalica (Vena).

Der Inhalt dieses Paragraphs dürfte den Leser nicht weniger überraschen, als jener des §. XXXIX (*Basilica*).

Κεφαλικός heisst Alles, was den Kopf, und somit das Leben betrifft. Es giebt *Pharmaca* und *Emplastra cephalica*, eine *Poena cephalica*, Lebensstrafe, und *Dicasteria cephalica*, Criminal-Gerichtshöfe, aber eine φλὲψ κεφαλική ist bei keinem griechischen Anatomen aufzutreiben. Die reichhaltigen anatomischen *Onomastica* von Pollux und Rufus Ephesius, erwähnen dieses Wortes nicht. Das Wort gehört überhaupt nicht der classischen Zeit an, in welcher Hippocrates und Galenus ihre Werke schrieben, sondern wird in den oben angeführten Anwendungen, erst von späten Autoren gebraucht. Die Griechen hatten für die Vene, welche wir *Cephalica* nennen, ganz andere Ausdrücke. Im Hippocrates stossen wir auf eine φλὲψ ἔξω κατ' ἀγκῶνα, *Vena externa cubiti*, — im Aristoteles und Galen auf eine φλὲψ ὠμιαία und ἐπωμιαία (von ἐπωμίς, Schlüsselbein, unter welchem Knochen sie aus der Tiefe der Achselhöhle auftaucht). Vesalius übersetzte ὠμιαία richtig mit

---

1) *Hist. anat. hum. corp., Lib. II, Cap. 14.*

2) *De corp. hum. fabrica, Lib. II, Cap. 10.*

Humeraria. Celsus fasst die *Cephalica* und *Basilica* unter dem allgemeinen Ausdruck *Venas brachii* zusammen. Griechische Ausdrücke, welche er sonst gerne anbringt, fehlen hier in seinen Schriften.

Wer hat also der Erste die *Cephalica* genannt? Es war Armegandus Blasius de Montepessulano, der Uebersetzer der *Cantica medicinae Avicennae* [1]). Alle anderen Uebersetzer der Werke des *Princeps medicorum*, haben dieses Wort ebenfalls angenommen. Im arabischen Text steht القيفال, *al-kifâl*, in vulgärer Aussprache *al-kĕfâl*, von welchem es zur *Cephalica* nicht mehr weit ist. Diesem *kĕfâl* bleibt das griechische κεφαλή gänzlich fremd. Beide Worte lauten nur ähnlich, bedeuten aber nicht dasselbe. Der Kopf heisst arabisch *ras*, — das hebräische *rosch*. Sollte *al-kifâl* für die Araber ein Fremdwort gewesen sein, so haben sie es sicher nicht von griechischen Anatomen übernommen, für welche es keine κεφαλική gab.

Kifal oder *Kefal* mit *Cephalica* zu übersetzen, hatte Armegandus einiges Recht. Man liess aus dieser Ader Blut bei Kopfleiden. *Phlebotomiae cephalicae juvamentum est, quod attrahit sanguinem ex capite, et confert ad aegritudines oculorum* [2]). Man war für diese Aderlässe mehr eingenommen, als für andere, weil, wie Albucasis [3]) sagt: *nulla vena minori periculo inciditur, quoniam sub ea est neque nervus, neque arteria.* Paulus Aegineta zeichnet, aus demselben Grunde, die *Vena cephalica*, mit dem Ehrenprädicat παντελῶς ἄφοβος [4]) aus, d. i. „keine Furcht einflössend“.

Der Grund, warum die *Cephalica* bei Kopfleiden geöffnet wurde, war ein rein anatomischer. Die *Cephalica* entspringt

---

[1]) *Pars quarta canticorum, No. 4* und *5*, im zweiten Bande der *Editio Veneta Operum omnium Avicennae, 1564.*

[2]) Albucasis, *Methodus medendi, Lib. II, Cap. 95.*

[3]) *Lib. cit., pag. 178.*

[4]) Ἐπιτομῆς ἰατρικῆς, *Lib. VI, Cap. 40.*

bei Thieren, welche damals die ausschliesslichen Objecte anatomischer Untersuchungen abgaben, nicht aus der Achselvene, sondern aus der *Vena jugularis externa*. Diese letztere führte, nach damaligen Begriffen, Blut zum Kopf, nicht vom Kopf. Die Venäsection ihres grössten Astes, musste also als ein wirksames Derivans bei entzündlichen Krankheiten des Kopfes erscheinen. Auch im Menschen findet sich zuweilen ein über das Schlüsselbein sich hinüberlegender Verbindungsast zwischen *Jugularis externa* und *Cephalica*, welcher schon von Vesalius erwähnt wird [1]). — Die Araber stachen die *Cephalica* entweder nur an, oder schnitten sie mit einem eigenen Messer, welches *Albessil* hiess, der Länge nach eine Strecke weit auf.

---

§. XLVIII. Chebel hakeseph, Funis argenteus, für Medulla spinalis.

Nicht dieser hebräische Ausdruck, sondern seine lateinische Version, als *Funis argenteus*, richtiger *Funis argenti*, tritt uns in den mittelalterlichen Denkmälern unserer Wissenschaft, für „Rückenmark", nicht eben selten entgegen.

Chebel hakeseph, חבל הכסף, stammt aus dem alten Testament [2]). Die bezügliche Stelle verdient, dass wir sie anhören. Sie lautet in der Uebersetzung Luthers: „Ehe zersprengt wird der Silberstrang, und zerschellt wird die goldene Schale, und der Eimer zerlechze, und das Rad zerbreche am Born." In einer puritanischen Bibel vom Jahre 1660 lese ich diesen Text: „*Or ever the silver cord be loosed, or the golden bowl be broken, or the pitcher be broken at the fountain, or the wheel*

---

[1]) Abgebildet in Henle's *Handbuch der Anatomie, 3. Bd., pag. 393*, nach Nuhn.

[2]) *Ecclesiastes, Cap. 12, Vers 6.*

be broken at the cistern.“ Der Text der Vulgata weicht von beiden ab: *antequam rumpatur funiculus argenteus, et recurrat vitta aurea, et conteratur hydria super fontem, et confringatur rota super fontem.* Die Unterschiede der drei Texte sind aber keine wesentlichen.

Die Allegorie dieser Worte drückt, für die Anschauung eines Unbefangenen, das Zusammenbrechen des leiblichen Lebens aus [1]), welches mit einem Brunnen verglichen wird, dessen Maschinerie aus Eimer, Strick, und Rad, als wesentlichen Theilen, besteht. Lyrische Verschwendung von Gold und Silber, verschönert das Bild. Es handelt sich ja nicht um einen gewöhnlichen Brunnen.

Wenn die Ausleger der Schrift, unter Silberstrang das Rückenmark, unter goldener Schale das Haupt, unter Eimer das Herz verstehen, welches Blut aufnimmt und ausschüttet, und unter Rad sich den Respirationsapparat denken, dessen Ein- und Ausathmungen mit einander abwechseln wie das Ziehseil auf der Winde des Brunnens sich auf- und abwickelt, so ist ihre Lyrik noch kühner, als jene Salomonis war. Ich habe den gelehrten und ausführlichen biblischen Commentar von Franz Delitzsch [2]) sehr aufmerksam durchgelesen, finde mich aber, durch das, was er bietet, nicht veranlasst, von meiner prosaischen Ueberzeugung abzukommen, dass der *Funis argenteus* ein Brunnenseil, und kein Rückenmark ist.

Die meisten Anatomen, deren Leben in die Zeit der Wiedererstehung unserer Wissenschaft fällt, waren geistlichen Standes. Ihnen musste ein Ausdruck, welcher aus den „heiligen Büchern“ hervorgegangen, besser gefallen, als das

---

[1]) Die Aufschrift des Cap. XII, und der Vers 7 desselben, weisen unverkennbar darauf hin: „Denn der Staub muss wieder zur Erde kommen, und der Geist wieder zu Gott, der ihn gegeben hat.“

[2]) *Ueber die poetischen Bücher des alten Testaments. Leipzig, 1875, pag. 404—412.*

schmucklose anatomische Wort. Sie hielten sich deshalb mit Vorliebe an ersteren, und glaubten ihren Styl damit zu verschönern. Jetzt verwundert man sich über den *Funis argenteus* nur mehr in der anatomischen Synonymik. Sieh' §. LXXXII, *Nucha*, als Rückenmark.

§. XLIX. Chistis, Vesica fellis.

Zu den Sonderbarkeiten des lateinischen Styls der Arabisten gehört es, dass sie Galle durch *colera, collera*, und *cholera*, und Gallenblase durch *fel* oder *chistis* ausdrücken. Auch im Deutschen setzt der vulgäre Sprachgebrauch Galle für Gallenblase. — Die Etymologie von *Chistis* kann eine doppelte sein: 1. als κύστις, und 2. als das arabische كيس, *kis*, welches Beutel und Hodensack bedeutet, und als *kis al-mirrah* oder *al-ṣafrâ* (Beutel der Galle) im Avicenna, und *kis hamarah* (המרה *Rabbinorum*), im hebräischen *Canon* für Gallenblase gebraucht wird.

Ich glaube, dass die *Chistis* der Arabisten, nicht nach der griechischen κύστις des Galen[1]) gebildet wurde. Denn zur Zeit der Arabisten, las man den Galen nicht im Original. Man kannte nur die erbärmliche lateinische Uebersetzung von dem Benedictiner Nicolaus Rubertus de Regio, welche auf Befehl des normännischen Königs von Sicilien, Robert, verfasst wurde, und jene von Diomedes Bonardus, Arzt zu Brescia. In beiden erscheint die Gallenblase als *Folliculus bilis*. Wäre der griechische Urtext für Bildung und Gebrauch des Wortes *chistis* massgebend gewesen, so hätte man den Zusatz χοληδόχος, „galleaufnehmend", nicht weggelassen, welcher im Galen immer neben κύστις als Gallenblase steht, um sie von κύστις schlechtweg, d. i. Harnblase zu unterscheiden. Die Vorliebe

[1]) *De usu partium, Lib. IV, Cap. 12.*

der damaligen Zeit für *y* (man schrieb *dyrit, scrypsit, Yris, Yleon,* und *Ysophagus),* hätte diesen Buchstaben gewiss nicht in *i* umgewandelt. Es ist also anzunehmen, dass *chistis* nach dem arabischen *kis,* nicht aber nach dem griechischen κύστις gebildet wurde. Andreas Bellunensis sagt ganz mit Recht: *Chistis est vocabulum corruptum, quia arabice dicitur Chis.*

Mundinus und die Schaar seiner Anhänger, liessen die Gallenblase mit zwei Gängen zusammenhängen: „*fel* (Gallenblase) *duos habet poros; — unus ad hepatis concavitatem tendit* (unser *Ductus hepaticus*), *alter* (unser *Ductus choledochus*) *in varias partes dividitur, ad superiora intestina* (das wäre richtig), *et ad fundum stomachi tendentes*" (das ist Unsinn[1]).

Mit dem Wort *Cholera,* drückten die Griechen zuerst eine Dachrinne aus, durch welche der Regen abströmt. Erst in secundärer Weise bedeutet dasselbe jene Krankheit, bei welcher nicht blos Galle, sondern weit öfter auch andere Flüssigkeiten, mit Gewalt, wie aus einer Rinne nach oben und nach unten aus dem Leibe ergossen werden (Alexander Trallianus). Die Ableitung dieses Wortes von χολή, Galle, scheint mir nicht so gut, wie jene von χολάδες, Gedärme. Denn erstens ist es nicht immer Galle, was bei dieser Krankheit entleert wird, und zweitens nannten die Griechen eine hartnäckige Darmverstopfung auch χολέρα, mit dem Beiwort ξηρά (trocken). Die Galle, als Flüssigkeit, kann aber nicht trocken sein. Die Worte des Celsus[2]) verdienen Beachtung: *Cholera simul vomitus et dejectio est, intestina torquentur, bilis supra et infra erumpit primum aquae similis, deinde ut in ea caro recens lota esse videatur, interdum alba, nonnunquam nigra, etc.* Die weisse, schwarze, oder dem Fleischwasser ähnliche Auswurfsflüssigkeit *bilis* zu nennen, würde heutzutage Niemand einfallen.

Auffallend muss es uns erscheinen, dass die Griechen dem weiblichen Substantiv κύστις, wenn sie die Gallenblase damit

---

[1]) Joh. de Vigo, *opera in chirurgia, Fol. VIII. b.*

[2]) *Lib. IV, Cap. 11, de intestinorum morbis.*

ausdrücken wollen, immer und ohne Ausnahme das männliche Beiwort χοληδόχος anhängen. Bei den späteren Griechen wird auch κύστις, als Harnblase, mit dem männlichen Adjectiv οὐροδόχος oder οὐρηδόχος versehen.

§. L. Ciendeg, Locus fonticuli frontalis.

Der Punkt, wo sich die Pfeilnaht mit der Kranznaht kreuzt, heisst im Zerbis[1]): *Ciendeg*, im Vesal[2]): *Zeudech Mesuae*. Das Wort gilt für hebräisch. Seine Verwandtschaft mit dem arabischen *sindaq*, weist ihm ein anderes Nationale zu. Ausführliches hierüber in §. CII. *Zeudech*.

§. LI. Clibanus, Thorax.

Ueber *Clibanus* — ein Wort persischer Abstammung (?) — ist das Nähere enthalten in §. LXXXIX, *Sadarassis*.

Clibanus vertritt in anatomischen und chirurgischen Schriften des 14. und 15. Jahrhunderts, die Ausdrücke *Pectus* und *Thorax*. Im Guido finden wir z. B.: *mediastinum dividit clibanum in partem dextram et sinistram*, und an einer anderen Stelle: *clibanus est arca membrorum spiritalium*, und *collum sequitur clibanus*, „die Brust folgt auf den Hals". Was wir Organ nennen, nannte die Anatomie der damaligen Zeit: *Membrum*. So sagt Guido, als er von der Aufgabe der Anatomie spricht: *in quolibet membro* (Organ), *videnda sunt novem, scilicet positio, substantia, complexio* (Gefüge), *quantitas* (Grösse), *numerus, figura, colligantia* (Verbindung), *actio, atque utilitas*.

[1]) *Opus praeclarum anathomiae. Edit. Venet. 1533, Fol. 110. b.*
[2]) *Opera omnia, Edit. Lugd., Tom. I, pag. 141.*

§. LII. Costae verae et spuriae.

Die Eintheilung der Rippen in wahre und falsche, gehört in die arabische Hinterlassenschaft. Den Griechen und Römern war sie unbekannt.

Die Griechen hatten folgende Eintheilung der Rippen: 1. ἀντίστροφοι, *costae recurvae*, die zwei ersten, ihrer starken Krümmung wegen, deshalb auch καμαρώδεις, von καμάρα, *camera*, Gemach mit gewölbter Decke, Schlafkammer, — 2. στερεαί, *firmae et robustae*, die dritte und vierte, — 3. στηθώδεις, *pectorales*, und μακρότεραι, *longae*, die fünfte und sechste, ihrer Länge wegen, — 4. παραστάδια, die siebente und achte, — 5. ῥοαί und νόθαι die übrigen. Wir nennen häufig die zwei letzten falschen Rippen: *Costae fluctuantes*, da ῥοαί von ῥοή, Fluss oder Fluth, abstammt. Selten heissen die falschen Rippen λοξαί, die schiefen, auch μαλθακαί, die schwächlichen, und χόνδροι, die knorpeligen. Der Ausdruck χόνδροι gilt, streng genommen, nur für die letzte, nach Celsus' irrigen Worten: *ima costa majori parte nil nisi cartilago est.* Die Bezeichnung: ἄκανθαι, die spitzigen, ist nur auf die zwei letzten falschen Rippen anwendbar, deren zugespitzte Knorpel, frei in die Bauchwand hineinragen. Diese Benennungen, und namentlich ihre Begründung, in welche sich van der Linden näher eingelassen hat, ist nichts weniger als befriedigend. Hippocrates nannte die sieben oberen Rippen, deren Knorpel sich an das Brustbein anschliessen, συναπταί, von συνάπτω, verbinden. Galen bezeichnet sie als γνήσιαι, contrahirt für γενήσιαι, von γένος, also „zum Geschlecht gehörig", „vollblütig", im Latein *germanae s. legitimae*. Von ἀληθής, wahr, und seinem Gegensatz ψευδής, finde ich nichts. Νόθος, welches auch im Latein zur Bezeichnung der falschen Rippen gebraucht wird — *Costae nothae* — drückt, *vi nominis*, „unehelich" und „unterschoben" aus.

Klar und bestimmt werden die *Costae verae* den *mendaces* zuerst gegenübergestellt von Avicenna[1]), als الاضلاع الصادقة, *al-adlā' al-ṣādiqah* (wahre Rippen), und als الاضلاع الكاذبة, *al-adlā' al-kādzibah* (lügnerische Rippen).

Auf Grundlage der angeführten griechischen und arabischen Benennungen, entstanden die mittelalterlichen Namen: *Costae verae, perfectae, completae, legitimae, germanae,* für die wahren oder echten, und *Costae non verae, imperfectae, deficientes* (Carpus), *curtatae* (Gerardus), *non completae, spuriae, illegitimae, adulterinae, nothae, conglutinatae* (da sie sich mit ihren Knorpeln aneinander schmiegen), *mendosae,* für die falschen Rippen. Wie schon in §. V, No. 4, gezeigt wurde, sind die *Costae mendosae,* ein heller Barbarismus, da *mendosus* „fehlerreich" bedeutet, und mit *mendax* verwechselt wird.

Das griechische Wort πλευρά, Rippe, drückt eigentlich nur die Seite der Brust aus, auf welcher die Rippen liegen, — *Pleuritis* des Aëtius = Seitenstich. Πνευρά, von πνέω, athmen, für πλευρά zu schreiben (Athmungsknochen für Seitenknochen), ist gesucht, und ohne allen Halt, denn in der griechischen Sprache giebt es keine πνευρά. Aus dem Pollux entlehnte ich die Worte: σπάθη (unsere Spatel), und πλάτη (die Schaufel des Ruders), auch παλάμη, woher *palma manus,* die Flachhand, und *palmus,* eine Spanne, römisches Längenmaass von zwölf Zoll, abgeleitet ist. Sie passen nur auf das vordere, etwas breitere Ende der Rippen. Das hintere Ende hiess κώπη, Griff des Ruders, und seine Verbindung mit den Wirbeln ἕδρα bei Galen, der Sitz, *sedes.*

Wenn Aristoteles den Menschen ἑπτάπλευρος nennt, kann er nur an die wahren Rippen gedacht haben. Aus Vesal[2]) entnehme ich: *generosissimos Ligures in veterum monumentis heptapleuros fuisse nominatos.* Sind nur die wahren Rippen gemeint, so begreift man nicht, warum gerade die Ligurier

---

[1]) *Canon, Lib. IV, Fen 5, Tr. 3, Cap. 7.*

[2]) *De corp. hum. fabrica, Lib. I, Cap. 19.*

siebenrippig genannt werden. Muss einen anderen Grund haben.

Im *Biblischen Medicus*, führen die Rippen, ohne Unterschied zwischen wahren und falschen, den Namen צֵלָע, *zela'*.

§. LIII. Cucupha, als Galea cranii.

Auf *Cucupha* stiess ich nur einmal in den *Commentariis in Avicennam* von Didacus Lopez, Toleti, 1527. Zur Bezeichnung des Haarbodens liest man dort: *capillata capitis cucufa*. Kühn hält das Wort für chaldäisch [1]), Krause für ägyptisch [2]). Aus dem Chaldäischen ergiebt sich dafür קַרְקַף, *qarqaf*, „Haupt", aus dem Aegyptischen *Kyfi*, „das Harz in den Mumien". Scribonius Largus, Arzt in Rom zur Zeit des Tiberius, führt das *Cyphi* als ein in Aegypten vielgebrauchtes Räucherpulver auf [3]). Ebenso Hieronymus [4]), und Dioscorides, welcher zwei Arten von τὸ κῦφι unterschied, das *solare* und *lunare*, *s. majus* und *minus*.

Cucupha ist in der älteren Medicin sehr bekannt, als „Kräutermütze", *sacculus cephalicus*, welche gegen Kopf- und Augenleiden frei auf dem Kopfe, oder unter Hut und Perücke getragen wurde. Diese Mütze war mit Spezereien, aromatischen Pulvern und Kräutern gefüttert, und abgesteppt. Solche Stoffe wurden in den Apotheken speciell für die genannte Verwendung vorräthig gehalten, als *Species cephalicae pro cucupha* [5]).

[1]) Steph. Blancardi *Lex. med.*, *T. I*, *pag. 466*. Ebenso im *Dict. des Sciences méd.*, *T. 7*.

[2]) *Kritisch-etymolog. Lex.*, *pag. 231*.

[3]) *Compositiones medicamentorum*, *Cap. 70*.

[4]) In *Jovin. II*, *8*.

[5]) Petrus Morellus, *de methodo praescribendi remediorum formulas*, *Lib. II*, *Sect. 2*, *Cap. 3*.

Noch zu Anfang dieses Jahrhunderts, war die *Cucupha* aus Schierling, gegen Kopfgrind empfohlen (Murray). Jetzt ist sie vielleicht mit Unrecht gänzlich ausser Gebrauch gekommen. — Das spanische Wort *cofia*, und das italienische *cuffia*, „Weiberhaube", können ihre Abstammung von *Cucupha* nicht verleugnen. Ich glaube auch nicht zu fehlen, wenn ich das Wort *Culpha*, worunter Albertus Magnus die Vorhaut des männlichen Gliedes versteht [1]), für eine verdorbene *Cucupha* (Mütze) halte. Steht doch auch im Cauliacus *Mitra virgae*, für *Praeputium*, und im Schylhans: „Capellus ist hub (Haube) an den end der mans růten."

Curiositatis causa führe ich aus dem alten Gorraeus [2]) ein Recept zur Bereitung der *Cucupha* an:

R: *Sampsuci* (d. i. Majoran), *Rorismarini*, *Stechados* ā *pug. i.*
Rosarum rubrarum pug. i ʒ.
Corticis citri, Granorum Alkermes ā ʒ *iii.*
Macis, Piperis longi, Cubebarum, Caryophyll. ā ʒ ß.
Fiat pulvis, ex quo cucufa fiat inter duas syndones (Seidentafeln), *cum pauca bombace* (Baumwolle) *interbastata, vel cum tomento sive bourra, vel rasura squarlatae, seu panni coccinei, ad formam et mensuram datam.*

§. LIV. Domesticus und sylvestris.

Eine Eigenthümlichkeit des Lateins aller Arabisten, zeigt sich durch die Periphrase: *in parte domestica* oder *familiari*, und *in parte sylvestri*, zuweilen auch, wie im Mundinus, *versus*

[1]) *De animalibus, Lib. I, Cap. 24, pag. 69.*

[2]) *Formulae remediorum*, als Anhang zu den *Opera, cum interpretatione, Paris, 1622, pag. 165, N. 26.*

domesticum und *vermes sylvestre*, für innen und aussen. Keiner von ihnen spricht je anders. Mundinus möge für Alle Zeugenschaft geben. Es heisst im Capitel: *de anathomia brachyi et manus: in parte domestica digitorum videbis carnem. — in parte sylvestri vero non est tanta multitudo carnis.* Das wäre: Die innere Seite der Finger ist fleischig, die äussere weniger. Diese Ausdrücke schreiben sich von den Uebersetzern des Avicenna her. So heisst es: „*Adjutorium* (Oberarmknochen) *a parte domestica concavum est, a parte sylvestri gibbosum*" [1]), und etwas später, im 30. Capitel, dass die *Malleoli*, das Sprungbein, *a parte domestica et sylvestri* einfassen. Fast auf jeder Seite des *Canon*, und in allen Schriften der Arabisten, stösst man auf diese seltsame Ausdrucksweise. Erst im Anfang des 17. Jahrhunderts verschwindet sie aus der anatomischen Terminologie, und erhielt sich nur als *Angulus domesticus* und *sylvestris oculi* (innerer und äusserer Augenwinkel) noch etwas länger.

Die arabischen Worte für *domesticus* und *sylvestris* sind: انسي *(insi)*, und وحشي *(wahschi)*. Nach Müller's Erklärung, ist das erstere in der Bedeutung „anliegend", verwandt mit انيس *(anis)*, *familiaris*, *sodalis*, also was im selben Hause ist. Das zweite entspricht dem lateinischen *exterior*, gilt aber auch für *ferum et sylvestre animal*, da es von وحش, *wahsch*, *solitudo*, Einöde, Wald, auch *ferocitas*, abstammt, *sylvestre* also für draussen, „in der Wüste, im Walde", als Gegensatz des „zu Hause" in Anspruch genommen wird. *Domesticum* und *Sylvestre* vertreten, nach diesem Aufschluss, ganz gut: „innere und äussere Seite".

---

[1]) *Canon, Lib. I, Fen I, Doctr. 5, Cap. 18.*

§. LV. Dorem, Suturae cranii.

Dorem sind die Schädelnähte. Sich' §. V, *Adorem*.

---

§. LVI. Dura und Pia Mater.

Dura und *Pia Mater* sind Uebersetzungen arabischer Worte. Sie wurden, trotz ihrer Sonderbarkeit, als *Termini technici anatomici*, in alle Sprachen aufgenommen. Es ist eine Eigenthümlichkeit des Arabischen, dass durch die Verbindung der Worte, welche Vater (اب, *ab*), Mutter (ام, *umm*), und Sohn (ابن, *ibn*) bedeuten, mit einem gewissen zweiten Worte, ein dritter neuer Begriff ausgedrückt wird. Es liegt immer etwas Poetisches in dieser zusammengesetzten Form des Ausdruckes. So ist z. B. *Pater mulieris* = Ehemann, — *Pater vigiliae* = Hahn, — *Pater salubritatis* = Zucker, — *Mater divitiarum* = Schaf, — *Mater siderum* = Nacht, — *Mater exercitus* = Fahne, — *Mater renarum* = Hohlvene, — *Mater caloris* = Fieber, *Mater capitis* = Scheitel, — *Mater herbarum* = Artemisia, — *Filius arcus* = Pfeil, — *Filius campi* = Getreide, — *Filia oculi* = Pupille, — und so ist auch *Mater cerebri* = Hirnhaut, arabisch ام الدماغ, *umm al-dimâgh*.

In der Auffassung der Hirnhäute als *Matres cerebri*, ging Haly Abbas voran, dessen Uebersetzer, Stephanus Antiochenus, *anno* 1127, das arabische *Umm al-dimâgh*, als *Mater cerebri*, wiedergab. Hiemit ist zugleich bewiesen, dass die harte Hirnhaut, ihren Namen *Mater*, nicht davon haben kann, dass das Pericranium, die Sclerotica des Auges, die Scheiden der Nerven, das Trommelfell, und das Periost, von ihr, wie von einer Mutter erzeugt werden, — eine Ansicht, zu welcher sich die meisten älteren Anatomen, selbst jene von guten Namen, wie Vesal, Fallopia, und Riolan, bekannten. — Man kannte im Alterthum nur zwei Hirnhäute, die äussere und die innere. Galenus und Oribasius nannten die äussere, dicke und starke, μῆνιγξ σκληρὰ oder παχεῖα *(dura s. crassa)*; die innere, ungleich zartere, μῆνιγξ λεπτή *(tenuis s. subtilis)*. Wie ist nun die letztere zu dem auffälligen Namen *pia* gekommen? Das *Umm al-dimâgh* des Haly Abbas, ist ein *crassum* und *tenue*. *Tenue* wird durch das Wort رقيق, *raqiq*, ausgedrückt. Dieses Wort aber besagt auch nach Schneider: *pium, et misericordem, et affectu benigno praeditum*. Der Uebersetzer des Haly, welcher Mönch war, hatte natürlich an *pius* mehr Gefallen, als an *tenuis*, oder *subtilis*, und mit ihm alle übrigen Anatomen des Mittelalters, welche mitunter geistlichen Standes waren. Sehr gelehrt und sehr weitschweifig handelt über die Schicksale der *Pia Mater*, V. C. Schneider [1]).

Im Avicenna vermisse ich die Ausdrücke *Pia* und *Dura Mater*. Die Hirnhäute heissen bei ihm *Panniculi*, غشايين, *ghischâjain: quorum unus subtilis*, رقيق, *raqiq*, (d. i. *pia mater*), *sequitur cerebrum*, — *alter spissus*, صفيق, *ṣafîq*, (d. i. *dura mater*), *sequitur os* [2]).

Die harte Hirnhaut führt im Avicenna auch den Namen *Siphac*. Sich' dieses Wort in §. XCV. — Im Averroës finden sich die Hirnhäute als *Operimenta cerebri*, bei Moyses Cordubanus als *Pelliculae* und *Tegimina*, bei Macrobius als *Omenta* [3]), bei Zerbis als *Myringes* [4]), welches Wort, wie die im Guido

---

[1]) *De catarrhis, Lib. II, Cap. 2, pag. 12—17.*

[2]) *Lib. III, Fen 1, Tr. 1, Cap. 1, de anatomia cerebri.*

[3]) Salomon Albertus, *Hist. partium corp. hum., pag. 5.*

[4]) Bei vielen älteren Anatomen, meist Arabisten, steht *Myrinx* für Trommelfell, z. B. bei Th. Bartholinus, *Instit. anat., pag. 296.* — Es giebt ein arabisches Wort مريخ *(Mirrich)*, aber dieses *Mirrich* blieb der Anatomie fremd. Es ist der Planet Mars damit gemeint. — *Myrinx* ist ganz entschieden ein entstelltes μῆνιγξ, als „Haut" im Allgemeinen.

Cauliacus vorkommenden *Meringes*, und die noch schlechteren *Meringe* und *Menice* des Hans von Gersdorf, aus *Meninges* verbildet ist, welches, mit neugriechischer Aussprache, und einem *r* statt *n*, *Miringes* lautet. Den Beweis dafür giebt uns Magister Richardus[1]), welcher sagt: *cerebrum duabus miringis obvolutum est, ut defendatur a duricia cranei.* Wenn die *Pia Mater* von den Anatomen der alten italienischen Schule, *Secundina cerebri* genannt wird, wie die *Choroidea* auch *Secundina oculi*, so geschieht dieses nicht deshalb, weil die *Pia* die zweite der beiden damals bekannten Hirnhäute war, sondern weil sie in derselben Ernährungsbeziehung zum Gehirn steht, wie die Nachgeburt, *Secundina*, zum Embryo.

Als die *Arachnoidea* bekannt wurde, nahm man sie nicht unter die *Matres cerebri* auf. Sie war noch zu jung, im Vergleich mit den beiden anderen ehrwürdigen Matronen, welche schon fünfhundert Jahre vor der Entdeckung der *Arachnoidea*, auf der Welt waren. Varolius[2]), und Casserius[3]), kannten nur kleinere Partien dieser Membran an der *Basis cerebri*, und zwischen Kleinhirn und verlängertem Mark. Der *Societas anatomica Amstelodamensis* war es vorbehalten[4]), sie als eine continuirliche Hülle des Gehirns und Rückenmarks darzulegen (1664 und 1665), und ihr den Namen zu geben, unter welchem sie jetzt verstanden wird. Sie verdient ihn besser, als der vordere Abschnitt der Retina[5]), welcher ihn bisher führte.

---

1) *Op. cit., pag. 21.*

2) *De nervis opticis, Patav. 1573, pag. 7.*

3) *Tabulae anatomicae, Lib. X, Tab. 7.*

4) Fr. Ruyschii *Epist. 9, pag. 8.*

5) Eigentlich die jetzige *Zonula Zinnii*. Sie wurde schon von Herophilus, ihres strahligen Ansehens wegen, welches mit den Radiärfasern eines Spinnennetzes verglichen werden kann, *Arachnoïdes* genannt. Celsus, *Lib. VII, Cap. 7, §. 13, de oculorum natura.*

§. LVII. Embolus, Infundibulum cerebri, Vermes und Nates.

Einige Kunstausdrücke in der Gehirnanatomie, sind lateinische Uebersetzungen von Worten, welche die Araber zur Bezeichnung gewisser Gehirntheile gebrauchten. Ausser *Dura* und *Pia Mater*, welcher der §. LVI dieser Abhandlung gewidmet war, spreche ich hier noch von dem *Embolus s. Infundibulum*, von den *Vermes* und *Nates cerebri*.

1. *Infundibulum*, der Hirntrichter, ist das verbesserte *Infusorium*, mit welchem die Uebersetzer des Avicenna, das arabische قمع, *qima'*, wiedergaben. Dieses *qima'* wurde als eine nach unten gehende Verlängerung der zweiten Gehirnkammer aufgefasst. Die zweite Gehirnkammer des Avicenna, ist unsere dritte. Er nannte sie aber nicht „Hirnkammer", sondern sah in ihr, ihres spaltförmigen Ansehens wegen, nur einen Verbindungsweg der vorderen Hirnkammern mit der hinteren (unsere vierte). Deshalb gab er ihr den Namen دهليز المضارب, *dahliz al-madārib*. *Dahliz* ist nach Müller ein persisches Wort, und heisst *Atrium* oder *Vestibulum*. *Madārib* ist arabisch, und zwar der Plural von *madrib, os continens medullam*, wie die Lexica sagen. Die Arabisten machten ihr *Delliz* und *Delizi medareb*, aus dem arabischen *Dahliz al-madārib*. Die Lexica lassen sich in der Bestimmung anatomischer Ausdrücke mancherlei zu Schulden kommen. So ist hier unter *os continens medullam* nicht überhaupt „Knochen" zu verstehen, wo der Zusatz *continens medullam* überflüssig wäre, weil er sich von selbst versteht, sondern „Wirbel", oder die das Rückenmark umschliessende „Wirbelsäule", für deren Vorsaal die Araber die Gehirnkammern hielten. Sie können es an Thieren gesehen haben, dass das hintere Ende ihrer dritten Hirnkammer (unsere vierte), bis in den Anfang des Rückenmarks hinabreicht. — Sonst heisst „Wirbel" im Avicenna: خرز, *Charaz*, in der hebräischen Uebersetzung des *Canon:* חוליות, *Chulioth* (Vesal).

Von den beiden lateinischen Ausdrücken für Trichter, ist *Infusorium* ein den Classikern unbekanntes, und aus der *Vulgata* entlehntes Wort, während *Infundibulum* bei Cato und Plinius für Trichter, und Schüttkasten bei Mühlen vorkommt. Das Galen'sche πύελος ist nicht Trichter, sondern Wanne, bei Homer ein Trog, woraus die Gänse fressen [1]). Das Hippocratische χώνη, bedeutet ebenso Tiegel als Trichter. Diese Ausdrücke konnten sich nicht halten. Die Anatomen verschiedener Zeiten substituirten ihnen deshalb andere, wie *Pelvis, Lacuna, Colatorium, Cyathus, Aquaeductus, Concha, Manica Hippocratis* (wie in den Apotheken der Filtrirtrichter hiess), und, mit Rücksicht auf die Verwendung des Trichters, welche, nach alter Ansicht, in der Ableitung der *Purgamenta cerebri* bestand, auch *Cloaca* und *Sentina* (Senkgrube).

Haly Abbas, von dessen Werken nur die lateinische Uebersetzung, nicht aber der arabische Urtext in Druck gelegt wurde, gebraucht für Trichter das Wort *Embotus*. Es wurde deshalb für arabisch gehalten [2]). Ob mit Recht, kann mit Bestimmtheit nicht entschieden werden, da der arabische Text des Haly Abbas nicht vorliegt. Beachtung verdient es, dass Constantinus Africanus, welcher der arabischen Sprache vollkommen mächtig war, und in seinen *Opera omnia*, 1536 in Basel aufgelegt, viele arabische Worte gebraucht, auch den Hirntrichter als *Embotus* aufführt. Im Conrad Victor Schneider [3]) lese ich: *omnes, qui ex arabicis monumentis olim scientiam hauserunt, Emboti verbo utuntur*. Möglich wäre es aber dennoch, dass die anatomischen Schriftsteller im 2.—4. Jahrhundert dieses Milleniums, welche ebenso schlechte Griechen wie Lateiner waren, aus dem griechischen *Embolus*,

---

[1]) *Odyss. XIX, 553.*

[2]) *Via, a concavitate cerebri* (Hirnkammer) *ad glandem ossis sphenoidis, Arabibus Embotus vocatur*, heisst es im Nicolaus Leonicenus, *Opp. omnia, Lib. III.*

[3]) *De catarrhis, Lib. II, pag. 153.*

Embotus machten. *Embolus* ist eigentlich Schiffsschnabel, wurde aber von den Aerzten jener finsteren Zeiten, für ein chirurgisches Werkzeug von Trichter- oder Röhrenform gebraucht, mittelst welchem sie Flüssigkeiten in verschiedene Körperhöhlen einspritzten (ἐμβάλλω). In Castelli *Lex. med.* wird *Embotus* mit *Tubulus* und *Siphunculus* gleichgestellt. Berengarius Carpensis sagt von diesem *Embotus: Vacuitas* (hohler Gang) *tendens versus os basilare* (Keilbein), *a Mundino lacuna, ab Avicenna caput rosae, ab aliis embotum vocatur, quia est lata superius, stricta inferius, et per istud embotum evacuantur humiditates superfluae cerebri*[1]. — Noch im Bauhinus hat sich der *Embotus* erhalten. — Wahrscheinlich ist *Embotus* nicht arabisch, sondern nur das verzerrte griechische ἔμβοθρος, — ein Wort, welches, wie βόθρος und βοθρίον, Grube und Vertiefung ausdrückt. Als solche erscheint doch das *Infundibulum* dem Anatomen zunächst.

2. *Vermis* ist die lateinische Uebersetzung des arabischen *Dud*, دود, Wurm, als *nom. unit.* دودة, *dudah*. Avicenna belegt mit diesen Namen die Adergeflechte der Seitenkammern des Gehirns, deren rundliche, langgedehnte Gestalt, und rothe Farbe, an einen Regenwurm erinnert. Der Galen'sche Name *Plexus chorioidei s. choroidei*[2], kommt bei keinem Arabisten vor. Dass der *Vermis* des Mundinus, Carpus und Achillinus, heutzutage seinen Besitzer geändert hat[3], darf nicht wundern,

---

[1] *Isagogae breves in anatomiam. In cap.: De medulla cerebri.*

[2] *Chorioideus* ist richtiger als *choroideus*, denn χορός bedeutet „Tanz", und χόριον, nach Aristoteles (*Hist. anim. VI, 8*) „die Gefässhaut des Embryo", sonst auch überhaupt eine Haut — das lateinische *Corium*. Wenn also Galen die Adergeflechte des Gehirns an vielen Stellen πλέγματα χοροειδῆ nennt, kann es sich nur um einen vererbten Schreibfehler handeln.

[3] Den Namen *Vermis* trägt gegenwärtig der Mitteltheil des kleinen Gehirns. Er hat Anrecht darauf, da das quergestreifte

da solche Veränderungen häufig in der Nomenclatur der Gehirnorgane vorgekommen sind. So wurden z. B. die Gehirnkammern, wie die Herzkammern, häufig *Thalami* genannt[1], und zwar sprachlich ganz richtig, da *Thalamus* „Zimmer oder Gemach" bedeutet. *Thalamus* war aber lange schon durch Galen an die Sehnervenhügel vergeben, welche denn auch, während die Hirnkammern als *Thalami* galten, *Eminentiae magnae cerebri* oder *Colliculi nervorum opticorum* genannt wurden, bis ihnen Th. Willis ihren legitimen Namen zurückgab. Die Benennung *Nates* erhielten bald die Sehhügel, bald das vordere oder hintere Vierhügelpaar, welche sich auch um den Namen *Testes* stritten.

Als man das *Rete mirabile Galeni* (δικτυοειδὲς πλέγμα), im Menschen nicht wiederfinden konnte, wurden die *Plexus chorioidei* als *Retia mirabilia* von Realdus Columbus[2]) ausgegeben und benannt, und als Constantinus Varolius zuerst die kleinen Hydatidenbläschen bemerkte *(Bullae ovatae)*, welche den Adergeflechten zuweilen ein körniges Ansehen geben, erklärte er sie für drüsiger Natur, und nannte sie *Plexus glandulosi*[3]). Der Name *Vermes* verblieb ihnen sehr lange, da er zugleich die Verrichtung dieser Gebilde, nach damaligen physiologischen Vorstellungen ausdrückte. Sie sollten sich

---

Ansehen desselben, an den quergeringelten Leib einer Raupe erinnert, was schon der Galenische Name: *Epiphysis scolecoides (De usu partium, Lib. VIII, Cap. 12)* ausdrückt, — von σκώληξ (Spulwurm, Seidenwurm). Nur der Seidenwurm wird gewöhnlich unter diesem Wurm verstanden. Deshalb führt er so oft das Epitheton: *bombycinus*.

[1]) Sonst auch noch von den Arabisten *Facultates*, *Specus*, *Cavitates*, *Camerae*, *Cellae*, *Sinus*, und im Nic. Massa auch *Clibanus*, wovon in §. LXXXIX mehr.

[2]) *De re anatomica, Lib. VII, pag. 183—185.*

[3]) *De nervis opticis, Patav. 1578, pag. 8*, und *De resolutione corp. hum., Francof. 1591, pag. 9.*

nämlich, wie Würmer, verlängern und verkürzen, und zwar willkürlich, und durch Aneinanderpressen der Sehnervenhügel, oder Entfernung derselben von einander, die dritte Hirnkammer zuschliessen oder öffnen. „*Substantia rubea, vermis dicta, ex venis et arteriis composita, ab uno extremo ad aliud cujuslibet ventriculi tendit, et motum habet, aperiens et claudens ventriculum voluntarie*“ [1]). Auch diese Vorstellung ist dem Avicenna entnommen [2]). — Constantinus Africanus nennt die mittlere Hirnkammer: *Via perforata*, als Verbindungsweg zwischen der vorderen und hinteren, von welchen die erstere *Ventriculus prorae*, und die letztere *Ventriculus puppis* genannt wird, da er, nach arabischem Muster, den Vorderkopf mit der *prora*, und den Hinterkopf mit der *puppis* eines Schiffes verglich. Die *Via perforata* hatte Folgendes zu leisten. Die vordere Hirnkammer (unsere *Ventriculi laterales*) erzeugt Gedanken und Vorstellungen; die hintere bewahrt sie auf. Lässt die *Via perforata*, der Zusammenziehung der *Vermes* wegen, die Vorstellungen nicht aus der vorderen in die hintere Kammer hineingelangen, so werden sie vergessen. Wurden sie aber, bei relaxirten *Vermes*, eingelassen, so werden sie aufbewahrt, und gelegentlich reproducirt. Die gefässreichen *Vermes* wurden zugleich, wie das nicht existirende *Rete mirabile* an der *Basis cerebri*, durch die ganze Dauer des Mittelalters, für die Erzeugungsorgane der *Spiritus animales* gehalten. Man hat zu allen Zeiten Alles zu erklären und zu verstehen gemeint. In einer Handschrift über Anatomie von Magister Richardus (13. Jahrhundert [3]), welche im Jahre 1875, von Jul. Florian in Breslau heraus-

---

1) Berengarius Carpensis, *Opus cit.*, *in cap.: De medulla cerebri.*

2) *Canon. Lib. III, Fen 1, Tract. 1, Cap. 2.*

3) Nicht aus dem 14. Jahrhundert, wie Florian meint, denn das crude Latein der Handschrift, stimmt gänzlich mit jenem überein, welches in Salernitanischer Zeit, also im 12. und 13. Jahrhundert geschrieben wurde.

gegeben wurde, kommt folgender Passus über die Gehirnkammern vor: *tres sunt cellulae* (Kammern), *fantastica, logistica, et memorialis, — fantastica est in anteriori parte cerebri, in qua viget ymaginatio, in logistica, quae est in medio, viget racio, in memoriali, quae est in occipicio, viget memoria* [1]).

3. *Nates cerebri.* Die Arabisten nannten die Sehhügel *Anchae*, wohl auch *Coxae*. *Anchae* heissen im Avicenna die Hüften [2]), deren Hauptbestandtheile die Hinterbacken, *Nates*, sind. Es wurden also statt *Anchae* [3]), auch die lateinischen *Nates* [4]) zur Bezeichnung der Sehhügel verwendet. Die Araber folgten hierin dem Galenus, dessen treue Anhänger sie in Allem waren. Galen nennt die Sehhügel, ausser *Thalami*, auch γλουτία, gewiss verwandt mit γλουτός, Hinterbacke [5]). Nur passt die Erklärung, welche er hinzufügt, nicht auf das Gesäss, sondern auf die Oberschenkel: „*ex utraque parte praelongae sunt eminentiae cerebri,* γλουτία *vocatae, quarum concursum et viciniam, cruribus hominum sese mutuo contingentibus, maxime possis assimilare*" [6]). Deshalb nennt Zerbis die Sehhügel auch *Coxae*,

---

[1]) *Pag. 21.*

[2]) In Steph. Blancardi *Lex. med., Edit.* Kühn, heisst es: *ancha, Arabibus scriptoribus usitata vox est.* — *Os anchae* ist das Hüftbein im *Canon, Lib. IV, Fen 6, Tr. 1, Cap. 13.*

[3]) Im Mundinus, *cap. de anathomia cerebri,* wird der Sehnervenhügel als *Anchae* gedacht: „*anchae sunt sicut basis anterioris ventriculi, et sunt ad formam et figuram ancharum*" (Hinterbacken).

[4]) Berengarius, *cap. de medulla cerebri:* „*infra vermes est certa pars cerebri, quae multum assimilatur in figura natibus humanis*", und Curtius, *Commentario in Mundinum, pag. 464:* „*Anchae, tanquam duae nates junctae.*" — Auch die deutschen Anatomen nahmen diese Termini an: *in cerebro sunt anchae, quas Galenus vocat nates.* M. Hundt, *Anthropologium, Cap. 35, Fol. 2.*

[5]) Die Araber haben für Hinterbacken auch ليات, *liyât*, der Plural von لية, *liyat*, Schweif.

[6]) Im letzten Capitel des Buches, *de usu partium.*

was der alte Ausdruck für Oberschenkel ist (*coscia* und *cuisse* in den romanischen Sprachen).

Durch die Wiedererlangung ihres alten Namens, *Thalami*, mussten die Sehhügel den bisher geführten: *Nates*, an einen anderen Hirntheil abgeben. Dieser war das vordere Vierhügelpaar. Das hintere hiess: *Testes s. Didymi, s. Gemelli.* Auf dem vorderen Vierhügelpaar liegt die Zirbeldrüse. Diese hiess damals, ausser *Glandula pinealis* und *Conarium*, auch *Penis cerebri*, ihrer Aehnlichkeit mit einer *Glans penis* wegen. Vesalius konnte es nicht dulden, dass der *Penis cerebri* auf den Hinterbacken aufliege, und nannte deshalb passender das vordere Vierhügelpaar: *Testes*, und das hintere: *Nates s. Clunes cerebri, s. Natulae* [1]). So blieb es längere Zeit, bis die Wahrnehmung, dass diese Hoden des Gehirns viel grösser sind als seine Hinterbacken, Veranlassung gab, die Sache nochmals umzukehren, und das hintere, kleinere Paar des Vierhügels: *Testes*, das vordere, grössere aber *Nates* zu taufen, zum ewigen Andenken an die längstvergessenen *Anchae* der Arabisten, welche nur in den romanischen Sprachen noch fortleben, wie in §. X, Seite 27, erwähnt wurde.

§. LVIII. Eucharus, Pancreas, Mesenterium, Lactes.

Unter der griechischen Maske des *Eucharus*, steckt das *Encharus* der Arabisten. Es giebt kein griechisches εὔχαρος, wohl aber εὐχαρής, anmuthig und wohlwollend. Berengarius [2]) und Zerbis [3]) drücken mit ihrem *Encharus* das Mesenterium aus.

---

[1]) *De corp. hum. fabrica, Lib. VII. Cap. 9.*

[2]) *Isagoge, Cap. de mesenterio.*

[3]) *Opus praeclarum anathomiae, Fol. 18*, auf welchem aber, in gar nicht präclarer Weise, auch *Mesentherium* und *Meseraeum* für

Beide haben den Avicenna nicht gelesen, oder ihn gänzlich missverstanden. Denn im *Canon*[1]) steht: *a vena portae divisi fuerunt rami, qui in corpore, quod Pancreon vocatur, separantur,* und als Erklärung des *Pancreon,* liest man in der Randnote: *Encharas s. Bancharas.* Unter diesen *Rami venae portae* sind offenbar die *Vena mesenterica* und *lienalis* gemeint, welche hinter dem Kopfe des Pankreas, den Stamm der Pfortader bilden. Das gräcisirte *Encharas* wäre demnach *Pancreas,* nicht *Mesenterium.* Der arabische Text hat المسمى بانقراس, *al-musamma bânqarâs,* d. h. „welches genannt wird *bânqarâs*". Schlecht gelesen lautet *bânqarâs,* nach Müller wie *bi-nqarâs* (für ببانقراس *bi-bânqarâs*), woraus *Encharas* entstand.

Der Verwechslung von *Bancharas* und *Mesenterium* macht sich sonst kein Arabist schuldig. Auch den beiden oben genannten Autoren ist dieser Fehler zu verzeihen, da jenes Conglomerat von Lymphdrüsen, welches bei Säugethieren in der Wurzel des Mesenterium liegt, und unter der gänzlich verfehlten Benennung *Pancreas Aselli,* später grosse Bedeutung erhielt, ihnen aus Thiersectionen ganz gut bekannt war, und als ein Bestandtheil des Mesenterium angesehen wurde. Das eigentliche Pankreas scheinen sie nur wenig gekannt zu haben.

Der Name *Rodol* für *Mesenterium,* ist ein Vermächtniss des Guy de Chauliac: *„illud est, quod Graeci Mesenterium appellant".* *Rodol* weist sich nicht als arabisch aus. Es mag provençalisch sein, da Guy in seinen Schriften viel Vorliebe für die *Tectosages* vermerken lässt, welche übrigens schon ein Wort für Gekröse haben: *Rioche.*

Wie die Lateiner unter *caro,* so verstanden auch die Griechen unter σάρξ nicht blos Fleisch, sondern auch Zahnfleisch, weicher Gaumen, Schwellkörper, Brustwarze, und

---

Mesenterium steht. So gross war die Unkenntniss der griechischen Sprache bei den ersten Vertretern unserer Wissenschaft.

1) *Lib. I, Fen I, Doctr. 5, Summa. 5, Cap. 2. De anatomia venae, quae vocatur porta.*

Drüsen. Aristoteles nannte deshalb das grosse Drüsenconglomerat im Gekröse der Säugethiere (Menschen hatte er nie secirt) πάγκρεας, ein Wort, welches bei dem Erwachen der menschlichen Anatomie, auf die Magenspeicheldrüse übertragen wurde. Das schöne, volle, grosskörnige Ansehen des aristotelischen Pankreas, drückte Galen durch καλλίκρεας aus. — Das verunglückte *Pandenon* des Archangelo Piccolhomini[1]), hätte wohl *Panadenon* (ἀδήν, Drüse) heissen sollen. Was soll man dazu sagen, wenn Realdus Columbus πάγκρεας mit *Affusio* übersetzt[2]). Den Ausdruck *Lactes* nur auf das Pankreas anzuwenden, wie es in Vesling's *Syntagma anatomicum*[3]) geschieht, kann nicht zugelassen werden, da unter *Lactes* der ganze Dünndarm, das Gekröse mit seinen Drüsen, und die Thymus von den Römern verstanden wurden.

Ueber *Lactes* liesse sich eine kleine Abhandlung schreiben. Wir wollen es kürzer machen, und von diesem Worte reden, insofern der Anatomie ein Anrecht auf dasselbe zusteht. Beim Ausweiden geschlachteter Thiere, musste die lichte Farbe des Magens, des Darmcanals und seiner Adnexa, als Gekröse und Netze, gegen das Roth der Muskeln, und die dunkelbraune Farbe der Leber und Milz zuerst auffallen. Man nannte diese Organe deshalb, *communi nomine: Lactes*. So Priscianus: *lactes a graeco* γαλακτίδες *dictae*. Auch die weissen Hoden der Fische, welche wir „Milch" nennen, hiessen *Lactes (muraenarum lactes,* Sueton). — Die *Lactes* des Schafes waren nach Plautus, und sind noch in Italien, eine sehr beliebte Speise *(tripe Vicentine)*. Gewöhnlich wurden jedoch *Lactes* nur die Gedärme genannt, daher *Lactes laxas*, Abweichen. *Lactes, per quas labitur cibus*, findet sich im Plinius[4]). So bemächtigte sich denn

---

1) *Praelect. anat., Lect. 14.*

2) *De re anat., Lib. IX, de glandulis.*

3) *Edit.* Ger. Blasii, *Cap. 4, pag. 78,* in der Note: *„quia in nonnullis color ejus accedit ad lactis colorem"*.

4) *Hist. nat., Lib. 11, Cap. 37.*

auch die Anatomie der *Lactes*, belegte aber mit diesem Namen blos den Dünndarm: „*mesenterium, cui lactes in sinus tortuosos impliciti adhaerent*“[1]. In der lateinischen Uebersetzung des Rufus Ephesius[2], wird dagegen wieder nur das Μεσεντέριον mit *Lactes* übersetzt, welcher Sinn ihm auch in der Ὕλη ἀνθρωπίνης[3]) zukommt.

Selbst die *Thymus* wurde, ihrer weissen Farbe wegen, unter die *Lactes* aufgenommen, und war, wie diese, als Speise sehr beliebt[4]. Bei uns heisst die Thymus des Kalbes, ihres bröseligen Ansehens wegen: Bries oder Briesel. — Eine Reminiscenz an die *Lactes* erhielt sich auch in der Anatomie der Gegenwart. *Vasa lactea* heissen die Chylusgefässe des Darmcanals, welche den milchartigen Chylus in die *Cisterna lumbalis* bringen. Der Name wurde ihnen von Gasparo Aselli, dem unsterblichen Entdecker der Lymphgefässe gegeben: *Diss. de lactibus, sive venis lacteis, etc. Mediol., 1627.* Auch bei uns heissen sie „Milchgefässe“.

§. LIX. Funis brachii (Vena).

Die *Vena cephalica* theilt sich, am oder unter dem Ellbogengelenk, öfters in zwei Zweige. Der äussere ist die Fortsetzung der *Cephalica*, und kann nicht bis auf den Handrücken verfolgt werden. Der innere, welcher stärker als der äussere erscheint, und im weiteren Verlauf auf den Handrücken gelangt, heisst dann bei allen Arabisten *Funis brachii*, als Uebersetzung des arabischen حبل الذراع, *ḥabl al-dzirâ'*, im Avi-

[1]) Benedetti, *Anatomice, Lib. II, Cap. 9.*
[2]) *Edit.* Guil. Clinch, *Lond., 1726, pag. 38.*
[3]) *Edit.* Lud. Philippson, *pag. 38.*
[4]) Th. Bartholini *institutiones anat., Lib. II, Cap. 4.*

cenna, welcher sich über diese Vene mit folgenden Worten ausspricht: *Cephalica in tres dividitur partes, quarum una* **brachii funis** *est, quae super manifestum superioris focilis* (Radius) *extenditur, deinde ad sylvestrem* (nach aussen) *inclinatur, et in partibus rascetae sylvestribus* (Handrücken) *spargitur*[1]). Mundinus erwähnt den „*Funis*“ als Stellvertreter der *Mediana* und der *Basilica*. Die häufigen Varietäten der Armvenen brachten es mit sich, dass die Ausdrücke *Vena nigra*, *Vena fusca*, *Mediana*, *Seile*, und *Funis brachii*, häufig mit einander verwechselt werden[2]). Im Guido finden wir den *Funis brachii*, als *Cephalica ocularis*.

§. LX. Furcula s. Clavicula, Alchiab.

Dass das Schlüsselbein keinem Schlüssel ähnlich sieht, wird Jedermann zugeben. Um zu einem Verständniss dieses Ausdruckes zu gelangen, müssen wir weiter ausholen, und uns in die Geschichte desselben einlassen.

In der ältesten und ehrwürdigsten Fundstätte anatomischer Worte — im Homer — finden wir κληΐς (von κλείω, schliessen), als Schlüssel in der Odyssee, als Schlüsselbein in der Ilias. Die κληΐς hält die Schulter von dem Halse entfernt: φαίνετο δ' ᾗ κληῗδες ἀπ' ὤμων αὐχέν' ἔχουσι[3]), und trennt den Hals von der Brust: ὅθι κληῒς ἀποέργει αὐχένα τε στῆθός τε[4]). Die Stellen in der Odyssee lassen aber, ausser der Deutung der κληΐς als

[1]) *Canon, Lib. I, Fen 1. Doctr. 5, Summa 5, Cap. 4, de anatomia venarum manus.* Im *Canticum, Pars IV*, wird gleichfalls der *Funis brachii* erwähnt, *Num. 7: in absentia basilicae, funis brachii debet aperiri.*

[2]) Sieh' §. LXXVI, *Mediana*, und §. XCII, *Seilem*.

[3]) *Ilias, XXII, 324.*

[4]) *Ilias, VIII, 325.*

Schlüssel, auch jene als Riegel zu, wie jetzt noch Querbalken, an der Innenseite grosser Thorflügel, als Verschlussmittel angewendet werden. Vom Riegel hat das Schlüsselbein wenigstens die quere Lage. Daremberg ist der Meinung, dass die Schlüsselbeine der Thiere, in der grauen Vorzeit als Riegel an den Thüren benützt wurden [1]). Das ist unmöglich. Man hätte nur die Schlüsselbeine grosser Hausthiere dazu verwenden können. Pferd, Rind, und Schwein haben aber keine Schlüsselbeine, und die unvollkommen entwickelten, kurzen und schwachen Schlüsselbeine der Hunde und Katzen, konnten doch den Dienst nicht leisten, welchen man von einem Riegel erwartet. Κλεῖδες, *vox antiquissima*, sagt der sehr gelehrte Rolfink, und erzählt dazu die Anekdote von König Philipp von Macedonien, „*qui vulneratus ad claviculas, quum chirurgus quotidie peteret pecuniam, respondit:* λαβὲ, ἔχεις γὰρ τὰς κλεῖδας, *sume tibi quod vis, claves enim habes*“ [2]).

Wir wissen nicht, wie ein griechischer Schlüssel aussah. Wir lesen nur in der Odyssee von einem Schlüssel aus Erz, mit Griff von Elfenbein [3]). Dass er dem Schlüsselbein nicht ähnlich sein konnte, ist gewiss. Ein S-förmig gekrümmter Schlüssel lässt sich in ein gerade gebohrtes Schlüsselloch nicht einführen, noch weniger aber sich in demselben herumdrehen. Es muss also schon für κλεῖς beim Riegel bleiben. Auch bei den Römern wurde *clavis* für Riegel gebraucht: *claves imponere portis*, verriegeln (Livius). Die bei lateinischen Autoren hie und da zu treffenden *Clidia*, sind verkappte κλειδες. Ganz verwerflich ist *Ligula* (Bauhin), denn das Wort kommt nicht von *ligare*, in welchem Falle es zur Bezeichnung des Schlüsselbeins so gut wäre, wie das Celsische *jugulum* (von *jungo*), sondern ist ein Diminutiv von *Lingua*, und kann

---

[1]) *La médecine dans l'Homère, pag. 85.*

[2]) *Op. cit., Lib. II, Cap. 44.*

[3]) *XXI, 6.*

nur für zungenförmige Gegenstände Anwendung haben, zu welchen das Schlüsselbein nicht gehört.

Wie steht es nun mit der lateinischen *Clavicula?* Das Wort erscheint, in seiner anatomischen Bedeutung als Schlüsselbein, zuerst bei den Uebersetzern des Avicenna[1]). Cicero führt es nur als „Gabelranke" an, mit welcher sich der Weinstock an die Pfähle schmiegt. — Für *Clavicula* steht im lateinischen Avicenna sehr häufig auch *Furcula*[2]). *Furcula* lässt sich nicht auf Ein Schlüsselbein, sondern nur auf beide zusammen beziehen. Es wird deshalb nie im Plural angetroffen. Die beiden Schlüsselbeine *Furcula* zu nennen, daran ist der Gabelknochen der Vögel schuld, welcher aber kein Stellvertreter zweier Schlüsselbeine ist, wie die Alten gedacht haben mochten. Die *Furcula* beider Schlüsselbeine erhält öfter den Beisatz *superior*, um sie von der *Furcula inferior* zu unterscheiden, worunter man sich einen gabelförmig gespaltenen Schwertfortsatz des Brustbeins zu denken hat. Wie schlecht es mit den anatomischen Kenntnissen berühmter Aerzte des Mittelalters bestellt gewesen, können wir daraus ersehen, dass es unter ihnen wirklich einige gab, welche der Meinung waren, dass diese *Furcula* nur ein einfacher Knochen sei. Sie liessen ihn mit dem Brustbeine in einfacher Gelenkverbindung stehen — *Pyxis gulae*, und sich hierauf in zwei Zweige theilen, zur rechten und linken Schulter hin. Kaum möglich erscheint uns ein solcher Irrthum, da, wenn es auch damals keine Anatomie gab, ein Blick auf den lebendigen Leib hinreichte, sie zu

---

1) *Canon, Lib. I, Fen 1, Doctr. 5, Summa 1, Cap. 16.*

2) Das Verkleinerungswort *Furcula* wurde von den Römern nur für Gegenstände von grossem Umfang gebraucht, wie für Galgen *(Furculae Caudinae)*, und für hölzerne Balken, mit welchen Festungsmauern beim Unterminiren gestützt wurden, damit sie nicht zu früh einstürzten (Livius). *Furca*, Gabel jeder Art, könnte hebräischer Abstammung sein, von פרק, *paraq*, theilen.

belehren, dass das Schlüsselbein ein paariger Knochen sei. Aber die *Litera scripta* beweist die Existenz gegentheiliger Ansicht. Wir können die Worte nicht missverstehen: *Os furculae habet duo brachia; unum tendit ad humerum, et aliud ad alium* [1]). Und dieser Mann war Leibarzt des Pabstes Urban V. in Avignon, und Kanzler der berühmtesten Universität in damaliger Zeit — Montpellier. Im Lanfrancus, Arnaldus de Villanova, Joh. de Vigo, und Petrus Argelata, berühmte Wundärzte des 14. Jahrhunderts, finden wir auch die einfache *Furcula*. — Die *Furcula* ist nicht gänzlich vom anatomischen Schauplatze abgetreten. Ihr Gedächtniss lebt jetzt noch, wenn auch nicht mehr als Schlüsselbein, doch als *Furcula sterni*, worunter die *Incisura jugularis* am oberen Rande des Brustbeingriffes verstanden wird.

Der arabische Name für *Furcula* ist im *Canon*: الترقوة, *al-tarquwah* (M.), — im Andreas Bellunensis: *Alchiab* — in der *Mantissa* von P. Bruno, *Althenduc* und *Caab*, — im hebräischen Avicenna: שכם, *schem*. Der *Canon* setzt zum Schlüsselbein hinzu: *os positum super unamquamque duarum partium* (Hälften) *thoracis, curvatum coram a n h a r*. *Anhar*, النحر, *al-nahr*, ist Kehle, *jugulum*, mit italienischer Aussprache (*m* für *n*). Nach Freytag ist *Al-tarquwah = clavicula, os omoplatum sterno connectens*, und *al-nahr = jugulum, pars corporis inter supremam sterni, et gutturis infimam partem*. Ein anderes Wort für *Jugulum* im *Canon* [2]) ist *Alleba*, eigentlich die Grube über dem Brustbein, arabisch اللبة, *al-labbah*. — Celsus, der einzige Gewährsmann für die Richtigkeit lateinischer Benennungen der Organe, kennt *Clavicula* nicht. Bei ihm heisst das Schlüsselbein *Jugulum* [3]). Seine Worte lauten: *Jugulum, si transversum fractum est, nonnunquam per se recte coit, et, nisi movetur, sanari sine vinctura potest.*

[1]) Guido Cauliacus, *Chirurgia magna, pag. 34.*

[2]) *Lib. I, Fen 1, Doctr. 5, Summa 4, Cap. 8.*

[3]) *Lib. VIII, Cap. 8.* Erstes Wort darin.

Nach all' dem Gesagten, sollte *Clavicula*, als Schlüsselbein, mit Fug und Recht zu den Barbarismen gestellt werden. Als Diminutiv von *clavis*, Schlüsselchen, könnte es noch hingehen. Als Schlüsselbein aber ist es ein Unding. Pompeji hat uns genug römische Schlüssel — vom Stadtthorschlüssel bis zum Schlüsselchen eines Schmuckkästchens — aufgehoben, um uns an ihnen sehen zu lassen, dass die *claves romanae*, ganz wie die jetzigen aussahen [1]), gerade, nicht S-förmig gekrümmt waren, und an einem Ende einen Griff in Ringform, am andern einen Bart hatten. Etwas Unsinnigeres als einen S-förmigen Schlüssel kann ich mir nicht vorstellen. Die S-förmigen Katheter der alten chirurgischen Meister, waren ebenso absurd, wenn auch nicht in dem Grade, wie ein S-förmiger Schlüssel, da sie in einen ausdehnbaren und nachgiebigen Canal, nicht in einen mit starren Wänden, einzudringen hatten. Wenn Adrianus Spigelius sagt, dass zu seiner Zeit in Padua S-förmige Schlüssel in den ältesten Häusern in Gebrauch waren [2]), so bin ich fest überzeugt, der Mann hat nicht von Schlüsseln, sondern von Thürklinken gesprochen, welche jetzt noch sehr häufig S-förmig gebogen gearbeitet werden. Zu den Zeiten des Spigelius, Anfang des 17. Jahrhunderts, stand in Padua sicher kein römisches Haus mehr. Dafür haben die Einfälle der Gothen gesorgt, und Attila's Hunnen, welche Padua von Grund aus zerstörten. Die Einwohner retteten sich in die Lagunen, und gründeten Venedig. Wie sollen sich also die römischen Schlösser erhalten haben, wenn kein Haus da war, und wenn kein Schloss, sicher auch kein Schlüssel. Daran hätte Spigelius denken sollen.

Aber *Clavicula* ist nun einmal da. Woher kommt sie? Sicher nicht von *Clavis*, als Schlüssel zum Auf- und Zusperren.

1) Abbildungen in Anthony Rich, *Römische Alterthümer. pag. 161.*

2) *„Memini, me, dum juvenis Patavii literis et medicinae incumberem, in antiquissimis aedibus, hujus figurae claves adhuc usitatas fuisse." De humani corporis fabrica. Lib. II. Cap. 15.*

Allein so wie das deutsche Wort Schlüssel, eine Menge von Nebenbedeutungen hat, so auch die römische *Clavis*. Wir haben allein in der Tonkunst vier Schlüssel, vier andere zum Stimmen der Pauke, des Claviers, des Contrabasses, der Zither, daneben Schlüssel um Schrauben und Uhrräder zu drehen, figürlich Schlüssel für Chiffern, und andere aufzulösende Aufgaben.

Ebenso hatte die römische *Clavis*, ihrer Zeit mehrere andere Anwendungen gefunden. Eine davon war *Clavis trochi*[1]). Ein Reif aus Metall, welcher mit beweglichen Ringen, Schellen (*Tintinnabula*) und Glöcklein behängt war, hiess *Trochus* — ein sehr beliebtes Spielzeug für Kinder[2]). Die Schellen und Glöckchen schlugen beim Drehen des Reifes aneinander, und klingelten. Der Reif wurde mittelst eines Stabes in drehende Bewegung gesetzt. Der Stab hiess *Clavis trochi*. Er war flach S-förmig gekrümmt, wie das Schlüsselbein, an einem Ende, an welchem er gehalten wurde, breiter, wie die *Extremitas acromialis*, am anderen Ende knopfartig verdickt, wie die *Extremitas sternalis* des Schlüsselbeins. Wenn man die Abbildung ansieht, welche Anthony Rich von dieser *Clavis* gegeben hat[3]), glaubt man, ein Schlüsselbein vor sich zu haben. Eine zweite Abbildung in demselben Werke (pag. 655), nach einem geschnittenen Stein, stellt einen nackten Mann dar, welcher den Trochus treibt. Die *Clavis* in seiner rechten Hand, hat die Länge seines Vorderarms. Verkürzen wir sie um die Hälfte, und machen wir aus dieser *Clavis* eine *Clavicula*, so ist die Aufgabe dieses Paragraphes gelöst.

Es sei noch zum Schlusse bemerkt, dass die römischen Classiker sich des Wortes *clavis*, nicht blos für „Schlüssel", sondern auch für „Schloss" bedienen, wie z. B. Virgil: *centum clavibus servata*, mit hundert Schlössern verwahrt.

---

1) Propertius, *Eleg. III, 14, 16.*

2) Mercurialis, *de arte gymnastica, Lib. III, Cap. 8.*

3) *Op. cit. p. 161*, nach einem Basrelief aus der Villa Albani.

§. LXI. Gaf-herva, Ossa coxarum.

Die jüdischen Aerzte Syriens und Hispaniens, standen im frühen Mittelalter in hohem Ansehen. Sie wurden von Fürsten und Königen als Leibärzte gesucht. Der ägyptische Jude Jacub Ishac el Israili, ein berühmter Schriftsteller über die Fieber und die Diätetik, lebte als Leibarzt am Hofe des Sultan Abu Mohammed el Mahdi in Marocco. Seine theils hebräisch, theils arabisch geschriebenen Werke, wurden in das Lateinische übersetzt, und mehrmals aufgelegt [1]. Der Uebersetzer schmückt den gelehrten Sohn Israels mit dem Ehrentitel: *Medicorum Monarca*. Der spanische Jude Moses Ben Maimon, kurzweg unter dem Namen Maimonides bekannt, war Leibarzt des Sultan Saladdin, und seines Sohnes und Nachfolgers El-Malik el-Aziz. Mehrere andere Khalifen hatten syrische und jüdische Aerzte [2]. Der sehr gelehrte portugiesische Jude Rodriguez de Castello bianco, studirte in Salamanca im 16. Jahrhundert, wurde Professor der Medicin in Montpellier, und später in Ferrara, wo er aber seinen Glauben verheimlichte. Er war als medicinischer Schriftsteller, unter dem Namen Amatus Lusitanus, sehr bekannt (*Curationes medicinales, Florent. 1551*), und wurde häufig von seinen

---

[1] Gesammtausgabe, mit dem Titel: *Opera Isaaci Judaei*, in Leyden, 1515. — Isaac wurde sehr reich, und lebte über hundert Jahre († 932). Als er gefragt wurde, warum er keine Frau nehmen wolle, um seinen Namen fortzupflanzen, erwiederte er mit würdigem Autorstolz: Ich habe vier Bücher geschrieben, durch welche mein Andenken besser als durch Nachkommen erhalten bleiben wird (Wolf, *Bibl. hebraica, T. I, No. 1214*).

[2] Sieh' F. Wüstenfeld, *Geschichte der arab. Aerzte, Gött. 1840*, und L. Choulant, *Handbuch der Bücherkunde für die ältere Medicin, Leipzig, 1828.*

Zeitgenossen citirt. Auch die Mauren in Spanien schätzten die Gelehrsamkeit der jüdischen Aerzte sehr hoch, übersetzten ihre Schriften (Barchusen), und protegirten die Juden überhaupt, weil sie ihnen die stärkste Festung, welche gegen die Invasion der Ungläubigen lange Zeit Stand hielt, Toledo, durch Verrath in die Hände lieferten [1]). Mehrere gelehrte jüdische Aerzte lebten an den berühmten arabischen hohen Schulen zu Cordova, Sevilla, Toledo, und Murcia, theils als Lehrer (?), theils als hochgeachtete Schriftsteller, wie Judas Astelagi, Aben Daoud (getauft als Johannes, mit dem Beinamen Hispalensis), Abraham de Tortosa, Ferranus Judaeus, Samuel Levi de Toledo, Judas und Moyses Cordubanus, über deren schriftstellerische Leistungen, im zweiten Bande von Lucien Leclerc's, *Histoire de la médecine arabe, Paris, 1876,* Näheres zu finden ist. Durch diese Schriftsteller und Uebersetzer der Araber, kamen einige hebräische Worte in die Medicin, und fanden auch an der im Jahre 1220 gegründeten christlichen Universität in Montpellier Eingang, weil man sie dort für arabisch hielt. Die in Montpellier graduirten Magistri, Valescus de Taranta, Joh. Jacobus, und Ant. Guaynerius, nahmen sie mitunter in ihre Schriften auf. Wir finden sie deshalb meist nur bei den alten spanischen und französischen Aerzten. Ein solches Wort ist *Gaf-herra.* Ich begegnete demselben zuerst in den *Institutiones chirurgicae* von Joh. Tagaultius [2]). Es wird das Hüftbein darunter verstanden: *„ossa validissima, quae ossi sacro committuntur, arabice* (richtiger *hebraice*) *Gaf-herca dicuntur".* Im Vesal [3]) steht גבי הערוה, *Gabe haherva* (Knochen neben der Scham), und אלקאנא, *helkana.*

---

[1]) Washington Irving, *Legends of the conquest of Spain, Paris, 1836, Chapter VI, pag. 130—134.*

[2]) Enthalten in der *Collectio Gesneriana scriptorum optimorum, Tiguri, 1555, pag. 125* und *126, a.*

[3]) *Opera omnia,* Leydener Ausgabe, *T. I, pag. 143.*

Die hebräischen Aerzte theilten, wie wir, das Hüftbein in drei Theile ein[1]: 1. עצם הכסל, *etsem hakhesel, os ilei*, — 2. עצם הירך, *etsem hajarekh, Os ischii*, und 3. גבי הערוה, *gabe ha-'ervah*, die Knochen, eigentlich die Seiten der Scham, *ossa pubis*[2]). Das *Gaf-herva* des Tagaultius ist also richtig Schambein, wie das arabische *Rackaba*, nicht aber Hüftbein. Aehnliche Verwechslungen kommen leider nur zu oft vor. Sieh' §. X, *Albartafa*.

§. LXII. Galsamach, Epiglottis.

Ueber diesem *Galsamach*, schwebt ein eigenes Verhängniss. Seine Schreibweise variirt von *Galsamac*, *Galsama*, *Galsamala*, und *Algalsamach*, bis zum *Golzama* im Berengarius. Vielgebraucht, und noch im Bauhin anzutreffen, hat es verschiedene Anwendungen gefunden. Der lateinische Text des Avicenna ist Schuld daran[3]), denn er sagt einmal: *Galsamach* (arabisch غلصمة, *ghalsamah* [M.]) *est caro panniculosa* (breites Fleisch), *annexa palato*, was man als *Palatum molle*, oder auch als *Arcus palatini* deuten kann, wie im Bauhin[4]), und gleich darauf: *sub uva pendens, et cooperiens caput cannae* (Kehlkopf), was auf Kehldeckel passt. Als Kehldeckel erscheint auch *Galsamach* bei vielen Arabisten, weil einer ihrer Führer klar und bestimmt sich äusserte: *meo judicio Galsamac est lingua fistulae* (Epiglottis[5]). Das Verständniss der Alten, bezüglich der Knorpel des Kehlkopfes, wird noch dadurch erschwert, dass *Epiglottis* und *Larynx* oft miteinander verwechselt werden. Schon das citirte Capitel des *Canon* führt

---

1) Vesalius, *loc. cit.*

2) Diese führen auch öfter den Namen אלחאנקא, *helhana*.

3) *Canon, Lib. III, Fen 9, Tr. 1, Cap. 1.*

4) *Theatrum anat., Lib. III, Cap. 83, Note ††.*

5) *Carpus, Isagogae breves, Cap. de amygdalis.*

die Aufschrift: *De anatomia laryngis s. epiglottidis.* Vergleiche §. LXXI, *Haugena.*

An einem anderen Orte des *Canon*[1]) fällt die Stelle auf: *secunda cartilago laryngis* (Ringknorpel), *ligatur cum peltali* (Schildknorpel), *et est ea, quae nomen non habet.* Die Griechen nannten die *Cartilago cricoidea* auch ἀνώνυμος. Die Araber änderten diese Benennung nicht. Die Worte: *nomen non habet,* lauten aber im Arabischen لا اسم له, *lâ isma lahu*, welches schnell gesprochen, wie *Lasmalau* klingt. Prof. Müller vermuthet, dass man aus *Lasmalau Galsama* gemacht haben mochte, und durch Vermengung mit غلصمة, *ghalsamah,* dieses Wort auch auf den Ringknorpel übertragen wurde. Bartholin blieb bei *Cartilago innominata,* Vesalius bei *annularis* und *annuliformis* für den Ringknorpel.

Das griechische κρίκος, Ring, woraus Galen sein κρικοειδής bildete, wird auch κίρκος geschrieben. Daraus entstand *circus* und *circulus.* Die Form des Ringknorpels, mit einer schmalen Spange und einer breiten Platte, soll jenen Beinringen eigen gewesen sein, welche die Bogenschützen der Perser und Türken an ihre Daumen steckten, um damit ihre Bogen besser spannen zu können[2]). Man braucht nicht so weit zurückzugehen. Der „Siegelring" liegt uns viel näher.

---

§. LXIII. Gargar, Uvula.

Gargar und *Gargareon, Galgal* und *Galgalus, Guttur* und *Gurgulio,* vielleicht auch das französische *glouglou,* gehören zusammen, als Nachahmungen des Naturlautes, welcher beim

---

[1]) *Lib. I, Fen 1, Doctr. 5, Cap. 11.*

[2]) „*Similis annulo osseo, quem Turcae sagittas ejaculaturi, pollici dextro imponunt, ut ejus annuli beneficio, nervum arcus robustius trahant.*" Bauhinus, *Theatrum anat., Lib. III, Cap. 94.*

Gurgeln vernommen wird, und welcher wohl bei allen Völkern so ziemlich derselbe ist. Ein Ausläufer des phrygischen Ida, in dessen Höhlungen, die ein- und ausströmenden Meereswogen, ein dumpfes, gurgelndes Dröhnen erzeugen, heisst heute noch Cap Gargaron. Das arabische غرغرة, *gharghara*, und, nach Martinii *Lex. philologicum*, das hebräische גרגרת, *gargereth*, *guttur s. fauces* (von גרר, *trahere, quia gutture trahimus spiritum)*, mögen, als die älteren, für Stammväter der ganzen Sippe der angeführten Worte angesehen werden. Unangreifbar ist diese Descendenz nicht.

Gargar finde ich schon im Alexander Aphrodisaeus, einem Zeitgenossen des Galenus[1]). Dasselbe kommt, so wie *Gargalus* und *Gargareon*, als „Zäpfchen", bei den Arabisten häufig vor, welche, um Abwechslung in ihre Ausdrücke zu bringen, sich noch vieler anderer Worte zur Bezeichnung des Zäpfchens bedienten, welche wir uns einzeln näher besehen wollen.

1. *Uva*, *Uvea* und *Uvula*, sind Uebersetzungen der griechischen σταφύλη, worunter jedoch Aristoteles[2]) nur das durch Entzündung angeschwollene Zäpfchen verstand. In der modernen Anatomie gilt *Staphyle* für das gesunde Zäpfchen, wie mehrere, auf *staphylinus* ausgehende Namen von Muskeln des weichen Gaumens beweisen. — *Uvigena*, *Uvifera*, und *Uvigera* im Berengarius, und *Granum uvae* im Mundinus, sind überflüssige Tautologien für *Uvula*. *Uvigera* und *Uvifera* wurden dem aristotelischen μόριον σταφυλοφόρον nachgebildet. *Uva* allein ist das rechte Wort für das Zäpfchen. Es steht unter der Aegide des Celsus[3]). Das betreffende Capitel des *Canon* redet nur von *Uva*[4]). Das italienische *Ugola (Uvola)* stammt daher. Vergleiche §. LXII.

[1]) *Aphorismorum liber II.*

[2]) *Hist. anim., Lib. I, Cap. 11.*

[3]) *De medicina, Lib. VI, Cap. 14,* und *Lib. VII, Cap. 12.*

[4]) *Lib. III, Fen 9, Tr. 1, Cap. 12.*

2. *Columella* im Vesal ist = κίων und κιονίς, Säule. Aretaeus und Rufus Ephesius wendeten diese Worte auf das Zäpfchen an. Aretaeus[1]) unterscheidet scharf zwischen κίων und σταφυλή. Κίων *(columella)* ist ein durch Anschwellung gleichmässig und cylindrisch verdicktes Zäpfchen, — σταφυλή *(uvula)* dagegen, ein blos an seiner Spitze verdicktes, zugleich blaurothes Zäpfchen, welches einer noch am Stiele hängenden blauen Weinbeere gleicht.

3. *Sublingium* (Isidorus), *Cauda muris* (Carpus), *Sibilus* und *Tintinabulum* (Vesalius), *Excrescentia palati glandosa*, sowie *Appendix palati*[2]), und *Nervus humidus* (im Bauhinus), dienen nur zur Erheiterung des Lesers. Einige derselben sind aus dem Glauben hervorgegangen, dass das Zäpfchen bei der Erzeugung gewisser Stimmlaute mitzuwirken habe. Man hat sie gänzlich fallen gelassen.

4. *Fundibulum* und *Infundibulum* erklärt sich daraus, dass man der Meinung war, das Zäpfchen diene zur Aufsammlung der aus dem Gehirn herabsickernden Feuchtigkeiten, wie z. B. aus den Worten des Mundinus sich ergiebt: *uvea principaliter est facta, ut superfluitatem descendentem a capite recipiat, ne ad membra inferiora descendat, propterea apostematur frequenter*[3]). — Benedictus schreibt dem Zäpfchen noch andere seltsame Leistungen zu: *columella destillationibus capitis opposita est, voci necessaria, quae praecisa difficulter sanatur, unde oris graveolentia et demum tabes subit, quoniam ea pars spiritum primum* (eingeathmete Luft, zum Unterschied von *spiritus secundus*, ausgeathmete Luft) *temperat, ne statim ad pulmones crudus descendat*[4]).

5. Die *Caruncula* des Varolius, ist der Diminutiv von *Caro*, wohin Zahnfleisch, Gaumen, Zäpfchen, und andere Organe

[1]) *De causis et signis acutorum morborum, 8.*
[2]) Im Rufus Ephesius: πρόσφυσις ἐκ τῆς ὑπερῴας.
[3]) *Op. cit., Cap. de anathomia oris.*
[4]) *Anatomice, Lib. III, Cap. 19.*

von rother Farbe gezählt wurden. Sieh' §. LXIX, *Gumur*. *Columella* heisst aber das Zäpfchen nur dann, wenn es schmächtig und kurz ist. *Plectrum* dagegen, wurde ein langes, dünnes, und zugespitztes Zäpfchen genannt, — πλῆκτρον des Aristoteles, als Hahnensporn [1]. — *Campanula* wurde es ebenfalls genannt, weil es beim Sprechen und Singen hin- und herschwingen soll, wie eine Glocke. Fristet sein Dasein noch im Italienischen, als *Campanella*. — Eine Erklärung für die *Liritula* des Papias zu geben, vermag ich nicht. Sieh' auch §. LXII, *Galsamach*. Im Schylhans heisst die *Uvula*: „blatt" und „zäpflin".

---

§. LXIV. Gedeguil, Canalis intestini tenuis.

Das seltene *Gedeguil* wurde, wo es als Mesenterium vorkommt, in einem fehlerhaften Sinne angewendet. Das Mesenterium ist kein Canal, und *Gedeguil* ist ein solcher, steht deshalb bei den Arabern für Darmcanal, seltener für andere Canäle. *Gedeguil est via s. canalis minuti intestini*, und *Gedeuil via venarum*, heisst es in der *Expositio arabicorum nominum* von Gerardus. Im *Canon* kommt *Gedeguil* immer nur als Darmcanal vor. Der arabische Ausdruck dafür, lautet, nach Müller, جدول, *gadwal*, *dschadwal*, „ein enger Canal", im Plural جداول, *gadâwil*, *dschadâwil*, „dünne Gedärme".

Der Darmcanal wurde von den Arabern in sechs Abtheilungen gebracht, welche unserem *Duodenum*, *Jejunum*, *Ileum*, *Coecum*, *Colon*, und *Rectum* entsprechen. Die Anatomen des 14. und 15. Jahrhunderts behielten diese Eintheilung bei, zählten aber die Abtheilungen vom Rectum an, so dass das Duodenum zuletzt kam. Dieses geschah nach der Autorität des Hippocrates, welcher den Mastdarm ἀρχός nannte,

[1] *Hist. anim.*, *Lib. II*, *Cap. 12*.

principium intestinorum, „der erste oder Anfangsdarm“, woher vermuthlich das uralte deutsche „Arß“ kommt. Die Benennungen dieser Abtheilungen des Darmcanals sind mitunter sehr sonderbar. Wir wollen deshalb dieselben einzeln durchgehen.

I. *Rectum.*

Geradlinig ist das *Rectum* nur bei Thieren. Schon die *Curvatura sigmoidea recti*, welche eine *Contradictio in adjecto* ist, zeigt an, dass es mit dem menschlichen *Rectum* etwas krumm geht. Wir werden durch folgende Benennungen desselben überrascht: *Ficteris, Astale,* und *Longanon.*

1. *Ficteris.*

Wo die *Translatores Avicennae* „*Ficteris*“ schreiben, steht im arabischen Text المقعدة, *al-maq'adah* (M.), von قعد *(qa'ada), sedere*, also das, worauf man sitzt, eigentlich „Gesäss“, aber auch „After“, welcher deshalb auch als *Sessus* vorkommt. — Der After hat einen gewaltigen Sphincter. Dieser Grieche, *qui arcet et constringit*, wurde in das römische Gewand *Ficteris* gesteckt, und in dieser Form auf das ganze *Rectum* übertragen, selbst auf den Unterleib, wie wir später sehen werden. *Ficteris, per quod ejicitur stercus*[1]), passt auf After und Rectum. Das griechische πρωκτός drückt gleichfalls After und Mastdarm aus[2]), — das lateinische *Podex* aber, mit dem unschmeichelhaften Beisatz *turpis* (Horaz), nur After:

„*Hispida dehic olidi podicis antra patent.*“
(Parthenius.)

Aus *Podex* wurde *Podar* und *Podinus* (Mastdarm) gemacht, und *Podiscus*, der Schweiss des Afters[3]).

---

[1]) Albertus Magnus, *Op. cit., pag. 73.* Sieh' auch §. LXXIX. *Mirach*, No. 8.

[2]) Aristoteles, *Hist. anim., Lib. II, Cap. 17.*

[3]) In Hans von Gersdorf's *Vocabularius.*

2. *Astale.*

Auf *Astale* stiess ich zuerst im Zerbis[1]). Zerbis gab dem Mastdarm diesen neuen Namen, weil er den Namen *Rectum* schon an den Zwölffingerdarm, seiner geraden Richtung bei Thieren wegen, vergeben hatte. Was mit *Astale* anzufangen sei, wusste ich lange nicht. Eine Stelle im lateinischen Avicenna[2]) half mir aus der Verlegenheit. Sie lautet: *intestinum quod nominatur rectum, est extale*, mit der Randnote: *arab. Sarm v. Sargi.* Das arabische Wort im *Canon* ist: سرم, *al-surm*, und später المستقيم, *al-mustaqim, rectus. Extalis* erfreut sich, als lateinisches Wort, voller Legitimität. Die Glossarien sagen: *Extalis est via alvi purgandi*, und Vegetius[3]): *si dysenteria jumentum apprehenderit, revertatur ejus extalis*, d. i. der Mastdarm fällt vor. Auch die *Vulgata* macht von *Extalis* als Mastdarm Gebrauch[4]): *computrescebant prominentes extales eorum.* Die unglaubliche Geschicklichkeit der mittelalterlichen Lateiner im Wortverderben, verwandelte *Extalis* in *Astale*, wie sie aus *Gangraena Cauchrena*, aus *Erisipelas Hyrisipila*, und aus *Aneurysma Emarisma* machte. — Als letztes der Eingeweide *(exta)*, ist für den Mastdarm die Benennung *Extale* ganz zutreffend.

3. *Longanon.*

Longanon, Longano, Longao und *Longabo*, begegnen wir ziemlich oft als *Rectum*. Schon die Uebersetzer des *Canon* gebrauchten es. Berengarius erwähnt den Mastdarmvorfall mit den Worten: *accidit, longaonem egredi, propter ejus laxitatem*[5]), und Albertus Magnus[6]): *Victoris aliis longaon vocatur.* Noch

---

[1]) *Op. cit., Fol. 15.*
[2]) *Lib. III, Fen 16, Tr. 1, Cap. 1.*
[3]) *Mulomedicina, Lib. 8, Cap. 11.*
[4]) Samuel, I, 5. 9.
[5]) *Comment. in Mundinum, pag. 809, b.*
[6]) *Op. cit., pag. 78.*

im Th. Bartholinus gerathen wir auf dieses Wort[1]): *rectum barbaris longanon dicitur.* Gegen die Zumuthung, ein barbarisches Wort zu sein, muss *Longanon* protestiren. Es stammt von *longus*, und schickt sich für das *Rectum*, welches, wenigstens bei Thieren, eine lange Strecke, ohne Krümmungen zu machen, zurücklegt. Schylhans definirt den Mastdarm, als: „longano, arßdarm oder schlechtdarm". Dieses Wort „Schlechtdarm" kommt von dem altdeutschen schlecht, so viel als „gerade", wie in den noch gebräuchlichen Ausdrücken: schlecht und recht, schlechterdings, und schlechtweg. Vegetius[2]) leistet uns für die gute Latinität des Wortes *Longanon* volle Gewähr: *longanon intestinum vocatur, per quod stercus egeritur;* ebenso Caelius Aurelianus, welcher vom *Oxyuris vermicularis* sagt: *vermiculi sunt, longaonis in partibus nati.* Seiner Länge und geraden Richtung wegen, wurde das *Longanon* von den Römern gerne zum Wurstmachen verwendet. Apicius, der Verfasser eines Buches über die Kochkunst, lobt die *Longaones porcini.* Eine sehr gute Art von Bratwürsten, heisst jetzt noch in Italien *Loganica*, und die *Loganiza* der Spanier, steht ihr an Güte nicht viel nach. Dort haben die armen Teufel auch das Sprichwort: *mas dias hay en el anno, que loganizas*, — „mehr Tage als Würste im Jahr". Arnobius, *Adversus gentes* (gegen die Heiden), *Lib. VII, Cap. 24*, erwähnt *Longano: quid haec sibi volunt, apexabo, isicia, silicernia, longano?* Frommer Arnobius, das sind lauter römische Wurstnamen.

Der deutsche Name „Mastdarm" erklärt sich durch die reichliche Fettablagerung um ihn herum, wie solche bei unseren gut gefütterten Hausthieren sich einstellt. Ph. Verheyen nennt deshalb den Mastdarm *Intestinum pingue*[3]). Back- oder Packdarm ist niedersächsisch, von *baek* oder *bak*, hinten,

[1]) *Op. cit., Lib. I, Cap. 11.*
[2]) *Mulomed., Lib. I.*
[3]) *Compend. anat., Lib. I, Tr. 2, Cap. 11.*

also der „Hinterdarm". Pinkel, Schlackdarm, Wäckerling, sind norddeutsche Provinzialismen. Leibesdarm lese ich in dem Bericht über die Section des deutschen Kaisers Maximilian II.[1]).

II. *Colon.*

Colon ist das κῶλον des Aristoteles, *ubi dolorum* (Kolik) *magna causa est*, Plinius. Die *Latino-Barbari* schreiben es *Collum*, mit der komischen Erklärung, *quia plura habet colla* (Einschnürungen). Naive Worterläuterungen dieser Art, findet man bei den alten Anatomen mehrere; z. B.: *caput, quia sensus ibi originem capiunt*, — *manus, quia ex hac parte omnia artificia emanant*, — *aures, ab hauriendis vocibus*, — *lingua, a ligando, quia ligata est ad mandibulam* (durch das Zungenbändchen), — *palatum, quia aperto ore palam eradit*, — *gena, quia ibidem generantur pili*, — *dentes, quia edentes*, u. m. a.

Das *Colon* führt noch andere Namen: *Intestinum cellulatum* bei Zerbis, welcher von den *Haustra* des *Colon* als *Cellulae* spricht, — *Intestinum grossum et spissum* bei Gerardus, — *Intestinum plenum et crassum* bei Bauhin, — *Laxum* bei Car. Stephanus, — *Ilion* bei Alb. Magnus, — selbst *Alvus* in den *Noctes atticae* von Aulus Gellius. Der Uebersetzer des Avicenna meint, dass das *Colon* seinen Namen von der *Colica* erhalten hat *(ex colica derivatur nomen ejus)*. Wir sagen umgekehrt.

III. *Monoculum.*

Hätte Galen je ein menschliches Cöcum gesehen, er würde es sicher nicht τυφλὸν (*Coecum* bei Corn. Celsus), genannt haben. Diese ganz unscheinbare Zugabe des Colon,

[1]) *Letzte Tage Maximilian II.*, von M. A. Becker, *Wien 1877, pag. 9*: „in denn Leibdarm ist ein Adern eines khlainen Fingers dick, die voll Pluets gewesen". — Leib = After, sehen wir in „Leibstuhl" noch erhalten.

verdient nicht, für ein besonderes Darmstück angesehen zu werden. Sie ist wirklich nur das erste *Haustrum* des Colon, wie sie schon von Caspar Hofmann[1]) als *prima cellula coli*, und von Vesal, als *extuberans coli initium*[2]), richtig aufgefasst wurde. Bei pflanzenfressenden Thieren jedoch, bildet das Cöcum einen weiten und langen, bei den Nagern selbst einen sehr langen, blind abgeschlossenen Sack oder Beutel, „*qui unum tantum habet foramen, ac si esset saccus s. marsupium*[3]). Die grübelnden Araber fanden die Bezeichnung *Coecum* für ein Darmstück, welches doch Eine Oeffnung hat, nicht zutreffend, und setzten dafür الأعور, *al-a'war*, „einäugig". Dieses gaben die Uebersetzer mit dem Zwitterwort *Monoculum* zurück, *quia non habet nisi unum orificium, per quod intrantia intrant, et exeuntia exeunt*. Der Name *Monoculum* blieb durch lange Zeit, und wechselte auch mit *Globus* und *Orbum* ab (*lumine orbus*, blind). *Globus* wurde von Jenen vorgezogen, welche, wie Vesal[4]) und Sal. Albertus[5]), den erst bei dem Emporkommen der menschlichen Anatomie bekannt gewordenen Wurmfortsatz, als *Coecum* und *Monoculum* gelten lassen wollten. — Aus dem *Monoculum*, hat der verwegene Wortschmied Paracelsus,

---

[1]) *Institutiones medicae, Lyon, 1645, pag. 84.*

[2]) *Op. cit., Lib. V, Cap. 5.*

[3]) Joh. de Vigo, *Opera in chirurgia, Lugd., Fol. VII, b.*

[4]) *Id quod coecum appellandum duco, ceteris omnibus intestinis est brevius, et multo angustius strictiusque, et lumbrico, in orbes convoluto potius, quam intestino simile, adeo ut vix intestinorum appendicis loco habendum esse videatur.* Vesalius, *loco citato.*

[5]) *Ab ima globi sede, appendiculam veriae, quam intestinum, contorti lumbrici specie cernere est, quod coecum appellant. Lib. cit., pag. 41.* Wenn Vesal und Sal. Albertus mit diesen klaren Worten, dem Wurmfortsatz den Rang eines Darmstückes verweigern, haben sie doch, ohne es zu wollen, ihm jenen Namen gegeben, welchen er seither führt: *Appendix lumbricalis s. vermiformis.*

das nichtssagende *Monocolon* gebildet. In der *Anatomia Salernitana*[1]) wird der Blinddarm als *Orbum*, aber auch als *Caput coli* erwähnt.

IV. *Ileum.*

Das Schlingenconvolut des *Jejunum* und *Ileum* (εἰλέω, winden, zusammendrängen[2]), wird von den Arabisten als *Glomus intestinorum* benannt. Galen fasste diese beiden Darmstücke, als λεπτὸν zusammen, *i. e. intestinum gracile, subtile, s. tenue*, wofür die Uebersetzungen des *Canon*, die Ausdrücke *longum, involutum, circumvolutum*, und *revolutum*, die Arabisten *gyratum, contortum*, und *glomeratum* gebrauchen. Sie sind alle zusammen längst verschollen. Nur das griechische λεπτὸν, hat sich als *Intestinum tenue* verewigt.

Die Grenze zwischen *Ileum* und Dickdarm, bezeichnet eine Klappe, um deren Entdeckung sich drei Anatomen streiten: Fallopia, Bauhinus, und Tulpius. Keiner von ihnen ist der Entdecker derselben. Diese Ehre muss dem gelehrten Wittenberger Professor, Sal. Albertus zugesprochen werden. In seiner *Historia plerarumque partium corp. hum, Witteb. 1585, pag. 40,* steht zu lesen: *„valvula fimbriata, a nobis in homine et castore primum observata"*. Im frischen Zustande sieht der Rand dieser Klappe in der That wie gekerbt und gefranzt aus *(fimbria)*. Getrocknet zeigt die Klappe ihre scharfen und geradlinigen Ränder.

V. *Jejunum.*

Das *Jejunum* des Celsus[3]), ist das νῆστις der Griechen (νη-ἐσθίω, nicht essen), — Leerdarm. *„Jejunum dicitur, quod*

[1]) *Edit.* L. Nagel, *Vratisl., 1852, pag. 25.*

[2]) Daher *Ileus*, durch Darmverschlingung oder Intussusception bedungenes *Miserere*.

[3]) *De medicina, Lib. IV, Cap. 1.*

nunquam continet, quod accipit [1]). *Inanitum et vacuum utplurimum reperitur*, im Avicenna. Oft wird es mit dem *Duodenum*, als Ein Darmstück gezählt, wie im Sal. Albertus: *proximum ventriculo jejunum est.*

VI. *Duodenum.*

Mit dem sesquipedalen Namen *Dodecadactylon* (δωδεκαδάκτυλος, zwölf Daumen) prunkt, nebst dem *Duodenum*, auch zuweilen der Mastdarm, weil man auch ihn zwölf Daumenbreiten lang sein liess. Bevor Herophilus dem Zwölffingerdarm diesen Namen gab, hiess er ἔκφυσις, „Auswuchs des Magens", Da er keine beweglichen Schlingen bildet, wie der übrige Dünndarm, zählte man ihn nicht zum Gedärm, sondern zum Magen, als Verlängerung oder Anhang desselben. Galen trennte ihn scharf vom Magen, durch die Bezeichnung der Grenze zwischen beiden, als *Pylorus* (πύλη, Pforte, und ὠρέω, bewachen). Die Wiederhersteller der Anatomie, welche sämmtlich Italiener waren, nennen den Pylorus: *Portanarius* oder *Portinarius*, von *portinajo*, Portier. Nebst *Portanarius*, treffen wir auch auf *Ostiarius*, welches mit dem *H* am unrechten Orte, zum *Hostiarius* wird. Bauhinus hat *Janitor* [2]), und M. Hundt *Pileron* [3]).

VII. *Hillae* und *Hirae.*

Noch muss ich den Leser mit zwei Worten bekannt machen, welche mir bei dem Durchlesen der alten Autoren, aufgefallen sind. *Hira ac Hilla a quibusdam vocatur intestinum jejunum*, lese ich im Benedetti [4]). Ebenso im Vuillichius [5]), u. m. a. — Die Römer bedienten sich des Wortes *Hilla*, als

[1]) Matth. Curtius, *Comment. in Mundinum, pag. 381.*

[2]) *Op. cit., Lib. I, Cap. 9.*

[3]) *Op. cit., Cap. III, Fol. 2.*

[4]) *Op. cit., Lib. II, Cap. 6.*

[5]) *Op. cit., pag. 32.*

Diminutiv von *Hira*, nicht blos zur Bezeichnung des *Jejunum*, sondern des dünnen Darmes überhaupt, welcher aber auch, zusammt dem Netz, dem Gekröse, dem Pankreas, und der Thymusdrüse, als *Lactes*[1]) inbegriffen wurde. Im Plinius heisst es: *a ventriculo lactes in homine et ove, per quas labitur cibus, in ceteris vero hillae*[2]), und im Macrobius[3]) *tria principalia intestina: 1. disseptum* (Zwerchfell), 2. *medium* (Mesenterium), *3. quod veteres hiram vocarunt, praecipuum intestinorum omnium, quod cibi retrimenta* (Excremente) *deducit.* Im Plautus sind *Hirae* die Windungen des Darmcanals[4]), und im Horaz: Knackwürste[5]). Nach Dec. Laberius, einem Mimendichter zur Zeit des Julius Caesar, hat die Stadt Bohilla in Italien, ihren Namen davon erhalten, dass sie an einer Stelle erbaut wurde, wo ein gehetzter und verwundeter Stier, mit heraushängenden Därmen *(hillae)* todt zusammenfiel[6]).

Vergleiche über *Lactes* auch §. LVIII, *Eucharus.*

§. LXV. Geteth, Os sphenoideum s. basilare.

Bei den Nachforschungen über die Archäologie des Keilbeins, kommt man sehr bald zu der Ueberzeugung, dass die Alten nur eine unklare Vorstellung von diesem Knochen hatten.

---

[1]) Plautus, *in Pseudolo, Act, I. Sc. 3: suo ope alligem fugitivam canem agninis lactibus.* Hieher gehört auch die Redensart: *lactibus agninis canem praeficere*, den Hund zum Bratenwächter machen.

[2]) *Hist. nat., Lib. XI, Cap. 79.*

[3]) *Somnium Scipionis, Edit.* Bipont, *Tom. I, Lib. I, pag. 40.*

[4]) Curculio, *Act. II. Sc. 1, 23.*

[5]) *Sat. II, 4, 60.*

[6]) Nonius Marcellus, *de proprietate sermonum, Antverp. 1565, pag. 151.*

Es konnte auch nicht anders sein, da sie das Keilbein nur an zufällig aufgefundenen Hirnschädeln, oder Fragmenten derselben, zu sehen bekamen, und von der künstlichen Zerlegung des Schädels nichts wussten, welche allein eine klare Anschauung dieses complicirtesten aller Kopfknochen verschaffen kann. So viel sahen sie doch, dass das Keilbein die *Basis cranii* bilden hilft, und sich nur mit seinen Ausläufern, welche sie *Alae* nannten, an die Schläfe hinauf, und zum Gaumen herab erstreckt [1]), und auch an der Bildung der Nasenhöhle Antheil nimmt. Als das Hauptconstituens der Schädelbasis, erhielt es also von den Arabisten den Namen *Os basilare*, welcher von Joh. de Vigo zum *Os balare* entstellt wurde. Der Vorwurf, welchen Guido Cauliacus [2]) dem Lanfrancus, Salicetus, und Henricus (Hermondavilla) macht, dass sie das *Os basilare* unter dem Hinterhauptsbein *(sub osse lambdoide)* gelegen glaubten, ist gänzlich unbegründet, denn die genannten *Triumviri chirurgici*, verstanden unter „*Os basilare*", den Atlas, weil auf ihm, *tamquam super basim, cranium innititur.* Das arabische Wort im Avicenna lautet nach Müller: الوتد *(al-watad)*, und drückt den Begriff aus, welchen die Lexica mit den Worten angeben: *Nomen ossis, quod cerebro fulcimentum est, et cunei instar, cetera capitis ossa portat.* Es stammt von dem Zeitwort وتد, *watada* [3]), *firmiter adigere et impingere clavum c. cuneum.* Das arabische *Al-watad* wurde von den ersten Uebersetzern des Avicenna, welche in Toledo

---

[1]) Schon Galen nannte deshalb das Keilbein, ausser *Os polymorphon*, auch: ὀστοῦν κατὰ τὴν ὑπερῴαν (Gaumen). Er hielt das Gaumenbein noch für einen Bestandtheil des Keilbeins.

[2]) *Chirurgia magna, Tr. 1, pag. 28.*

[3]) Dieses *watada* aber ist gleicher Abstammung mit dem hebräischen יתד, *jated* (Keil). Die Hebräer verwandeln das arabische *w* im Anlaute in *j*. Es wurde bereits erwähnt (§. XLVI. pag. 98), dass im hebräischen Avicenna das Keilbein מושב המוח, *Moschab hamoach*, heisst, d. i. Sitz oder Unterlage des Markes *(Fundamentum cerebri)*.

und Barcelona (Barcino) lebten, beibehalten, und erscheint zuweilen in den lateinischen Texten, jedoch mit spanischer Orthographie, als *Algededi* oder *Alguededi*[1]). Diese Worte erhielten sich auch bei den italienischen Anatomen, in welchen wir die Ausdrücke *Algededi* und *Os basilare* (als Barbarismus *Os basillare*) mit einander abwechseln finden. Die *Cavilla* (Keilbein) des Haly Abbas, wurde von ihnen fast gänzlich verdrängt. Das Wort *Geteth*[2]), welches in der lateinischen Uebersetzung des Averroës auffällt, ist nur das *Algededi* der Araber Hispaniens, ohne Artikel. Averroës war ein spanischer Araber, geboren und erzogen in Cordova.

Ich muss noch darauf aufmerksam machen, dass die Araber, und die Anatomen zur Zeit der Wiedergeburt der Anatomie, unter *Os basilare* die ganze *Basis cranii* verstanden haben, auf welcher das Gehirn ruht, also die *Partes orbitariae* des Stirnbeins, das Siebbein, das Keilbein, die *Partes petrosae* der beiden Schläfebeine, die *Pars basilaris* und die *Partes condyloideae* des Hinterhauptbeins, selbst noch den horizontal liegenden Antheil seiner Schuppe. Das *Foramen magnum ossis occipitis* lag noch *in osse basilari*[3]). Im Berengarius heisst es (*Comment., Fol. 26, b*): *Pars inferior totius capitis est os basilare*. So lernt man auch den Mundinus verstehen, welcher nur fünf Schädelknochen kennt: *ex his apparet, quod in genere quinque sunt ossa capitis, scilicet os frontis, duo parietes, os laude* (Schuppe des Hinterhauptbeins), *et os basilare*[4]). Sein *Os basilare* aber lässt er aus folgenden Knochen bestehen: *istud*

[1]) Im spanisch-arabischen Dialect wird der arabische Buchstabe *Waw* (و) durch *gu* ausgedrückt.

[2]) Berengarii Carpensis *Commentaria, pag. 415, a.*

[3]) Avicenna, *Canon, Lib. I, Fen 1, Doctr. 5, Summa 1, Cap. 8: Caput quinque habet ossa, quorum quatuor sunt ut parietes, et unum est sicut basis, quod omnia alia ossa cranii sustinet, et vocatur basilare.*

[4]) *Anathomia emendata, cap. De anathomia cranei.*

os est divisum in ossa petrosa, narium (Siebbein und Keilbein), *et oculorum* (Augenhöhlentheile der Stirnbeine), *et ossa duo lateralia, quae vocantur ossa paris* (Schläfebeine [1]). Auf das *Os basilare Mundini* bezieht sich auch die merkwürdige Stelle dieses Ahnherrn der neueren Anatomie, welche so oft dazu benützt wurde, der Kirche Abneigung und feindselige Gesinnung gegen die Anatomie zum Vorwurf zu machen. Sie lautet: *Ossa vero quae infra basilare sunt, non bene ad sensum adparent, nisi ossa illa decoquantur, sed propter peccatum dimittere consuevi.* Papst Bonifacius VIII. hatte in einer Bulle (*anno* 1300) das Zerstückeln der Leichen und das Auskochen der Knochen unter Androhung des Kirchenbannes verboten. Mundinus wollte also, durch Ungehorsam gegen das kirchliche Gebot, keine Sünde begehen. Aus dem Wortlaute der Bulle aber ergiebt sich, dass nur jene Zerstückelung und Auskochung verboten wurde, welche zur Zeit der Kreuzzüge und der Römerzüge, mit den Leichen von Königen, Fürsten, Prälaten, und Edlen, vorgenommen wurden, um die rein entfleischten Knochen derselben, in die Heimat zur Bestattung zu senden, wie ich an einem anderen Orte ausführlicher gezeigt habe [2]). Man kann sich wohl denken, dass die Suppe dieser Menschenabkochung nicht an geweihte Orte gegossen wurde, und dieses musste Aergerniss geben. Der fromme Sinn des Mundinus hat ihn zugleich vor einer Aufgabe bewahrt, deren Lösung weit über den Kräften eines Mannes stand, welcher nur fünf Schädelknochen und drei Gesichtsknochen kannte. Die Anatomie der Knochen, welche im Inneren der Nasenhöhle sich befinden, und welche als *Ossa infra basilare* von Mundinus zusammengefasst werden, wurde erst drei Jahrhunderte nach Mundinus festgestellt.

Als das Sieb- und Keilbein noch nicht als zwei selbstständige Schädelknochen anerkannt waren, sondern als Bestand-

---

[1]) *Anathomia emendata, cap. De anathomia ossis basilaris.*

[2]) *Lehrbuch der Anat., 14. Aufl., §. 14, pag. 45.*

theile des Basilarknochens angesehen wurden [1], wurde die Benennung des Siebbeins, mit jener des Keilbeins verwechselt. Man nannte letzteres *Os cribratum*, auch *Os colatorii*, weil man sich dachte, dass die *Glandula pituitaria cerebri* im Türkensattel, die Excremente des Gehirnes durch das Keilbein in die Rachen- und Nasenhöhle abseiht [2]. Gorraeus *(Defin. med.)* nannte das Keilbein *Os azygos*, und der längst vergessene Name *Os vespiforme* (σφηκοειδής), wurde durch Henle wieder zu Ehren gebracht, im „Wespenbein“.

— —

§. LXVI. Gingia mater.

Schwer hielt es, diesen Namen zu enträthseln. Er steht sehr oft anstatt *Almocatim* [3], und drückt somit *Pericranium* aus, wie seine Definition im Carpus, als *circumossualis membrana*, und die Worte Bauhin's [4] bestätigen: *Gingia mater Arculano vocatur, communiter Periostium dici vult Laurentius et Fallopia.* Auch die deutschen Anatomen haben sich dieses Wort, statt *Pericranium* angeeignet, wie M. Hundt, *Anthropologium, Cap. XXXII, Fol. 1.* Hie und da liest man auch *Zinzia mater*, als Imitation der italienischen Aussprache von *Gingia (Dschindschia)*. Die Bedeutung des Wortes wäre also klarer als seine Abstammung.

Dass *Mater* eine Haut sein muss, welche zum Gehirn, wenigstens zur Hirnschale, in Beziehung steht, ist aus dem, was

---

[1]) Die Worte bei Nic. Massa: *pars anterior ossis basilaris spongiosa est*, können sich nur auf das Siebbein beziehen.

[2]) *Glans pituitaria, supervacua cerebri, spongiae instar excipit, et in palatum pedetentim instillat*, heisst es in Laurentii *Hist. anat., Lib. II, Cap. 14.*

[3]) Sieh' §. XXIX.

[4]) *Theat. anat., Lib. III, Cap. 4.*

im §. LVI, über *Dura* und *Pia mater* gesagt wurde, einleuchtend. Um *Gingia* zu erklären, bot mir eine variante Schreibart den Schlüssel. Im Guilielmus Placentinus steht für *Gingia: Gingima*. Dieses *Gingima* führte auf *Gangama*, welches in der *Mantissa nomenclaturae medicae hexaglossae* von Jac. Pancratius Bruno, als „*Calvaria*" ausgelegt wird. Von *Gangama* gelangt man zu *Gumgumah*, nach Müller die ägyptische Aussprache von جمجمة, *dschumdschumah*, welches *Calvaria*, auch *Cranium* ausdrückt. Im Zerbis fand ich bei *Gingia mater* die Anmerkung: *Gingia cranium est*. Des Wortes Abstammung ist somit festgestellt. Nun noch ein sonderbares Synonymon dafür.

Im Nicolaus Leonicenus *(De medicorum erroribus, Ferrar. 1502)* und im Caelius Rhodiginus *(Lect. antiquae)* steht *Calantica capitis*. Es wird aus den gebrauchten Worten nicht klar, ob Beinhaut oder *Galea cranii* damit gemeint ist, wie bei *Almocatim*. *Calantica* und *Mitra* finden sich im Cicero als synonym [1]). Es handelt sich hier um eine Mütze, wie sie von den Isispriestern getragen wurde, um ihre kahlgeschorenen Häupter zu bedecken *(grege calvo*, Juvenalis, *Sat. VI, 589)*. Solche Mützen fanden auch in Italien Eingang, besonders bei alten Schönen, denen die Haare ausgegangen waren. Da die *Calantica* also von Kahlköpfen getragen wurde, mag ihr rechter Name wohl *Calvatica* gewesen sein, ohngefähr wie *Calvaria* aus *calva capitis area* zusammengezogen ist. Als Benennung für die sehnige Schädelhaube, ist *Galea tendinea cranii* ungleich besser. Sie wurde von Dom. Santorini zuerst gebraucht [2]), und von Winslow [3]) als *Coëffe aponévrotique* modificirt.

Ich würde diese Erörterung über *Calantica* wohl haben übergehen können, wenn nicht der breite Halsmuskel *(Platysma)*

---

[1]) *Oratio in Clodium, Edit. Lips., 1824. pag. 115: „calanticam capiti accomodare"*, die Mütze aufsetzen.

[2]) *Observ. anat., Cap. I, §. 3.*

[3]) *Expos. anat., Tom. I. Traité de la tête, §. 196.*

vor Alters unter einem Namen vorkäme, welcher auf *Calantica* hinweist. Er hiess: *Musculus calanticae.* Von der *Calantica* hingen nämlich zu beiden Seiten breite Zipfe oder Lappen bis auf die Schultern herab, welche die Frauen mit den Fingern vor das Gesicht zogen, um auf der Strasse unerkannt zu bleiben. Das *Platysma myoides*, vom Gesicht bis zur Schulter reichend, konnte wohl mit diesen Lappen verglichen werden. Wer die von Anthony Rich gegebene, nach einer Statue der Isis copirte Abbildung der *Calantica* besieht, findet sich, wenn er Anatom ist, augenblicklich an das *Platysma* erinnert. Aber der *Musculus calanticae* war bald abgetragen und beseitigt. Nach Salomon Albertus kommt er nicht mehr vor.

§. LXVII. Girgilus.

Sieh' über dieses Wort §. XXXVI, *Bacham* und *Girgilus.*

---

§. LXVIII. Guidez, Venae Jugulares.

Was wir *Vena jugularis externa* und *interna* nennen, heisst bei den Arabern, und allen *Cultores anatomiae renascentis: Guidez manifesta s. aperta*, und *Guidez occulta s. submersa.* Denn die *Jugularis externa* ist am Halse sichtbar, die tiefgelegene *interna* nicht. Das Wort *Jugularis* vermissen wir in jenen Zeiten gänzlich.

Guidez ist das arabische وداج, sprich *widâdsch*, wie die Halsvene, besonders jene des Pferdes, heisst. Für *wi* setzte der spanisch-arabische Dialect *gui*, und für das *dsch* am Ende: z.

Daraus ergiebt sich *Guidaz* und *Guidez*. Da aber in den alten Handschriften und Drucken, das *z* am Ende eines Wortes, fast wie *m* aussieht (*ʒ*), so wurde *Guidez* zu *Guidem*, bei Curtius *Guiden*, und da die Italiener für *dsch* das ähnlich lautende *gi* (*dschi*) anbrachten, kam auch *Guidegi* zu Stande.

Wie ich aus den Commentarien des Jacobus de Partibus und Achillinus entnehme, gebrauchten sie *Guidez* oder *Guidem*, wenn von Einer Jugularvene die Rede ist, aber *Guidegi*, wenn von beiden. Im Italienischen ist *i* ein Ausgang des Plural. So heisst es auch im Gerardus: *Arteriae soporiferae (Carotides) cum venis guidegis ascendunt*, und später: *Venarum colli una est Guidem manifesta, altera occulta*.

Neben diesen arabischen Worten, kommt für die Jugularvenen auch *Venae faringae* [1]) und *sphagitides* zuweilen vor, letzteres nach Galen (von σφαγή, *jugulum*, Kehle). Um das griechische Wort *Sphagitides* mehr zu latinisiren, machte man *Sphanges* und *Sphangae* daraus, welche selbst zu *Stangae* und *Granges* verschrieben wurden, wie aus Berengarius zu ersehen [2]). *Venae juveniles* wurden blos die äusseren Jugularvenen genannt, weil sie beim Schreien der Kinder stark anschwellen: „*forti voce intumescunt*". Auch den Beinamen *apoplecticae* und *lethargicae* führen diese Venen, und, wie mir scheint, mit mehr Recht, als die Carotiden. Denn Compression der Halsvenen erzeugt schneller und sicherer Betäubung, als jene der Carotiden [3]), indem, wenn die unterbundenen Carotiden kein Blut dem Gehirn zuführen, doch die mächtigen *Arteriae vertebrales*, welche im *Circulus Willisii* mit den inneren Carotiden anastomosiren, die Versorgung des Gehirns mit Blut auf sich nehmen.

---

[1]) Sicher als entstellte *Venae pharyngeae*, da sie neben dem Pharynx liegen.

[2]) *Comment.*, *Fol. 29, b.*

[3]) Sieh' §. XCVIII, *Subetales Arteriae.*

Die rasche Verblutung nach Durchschneidung der Jugularvenen, bedingt die Geltung des Wortes *jugulare* als „abschlachten", wie denn auch σφαγή den „Opfertod", σφάγιον „Opferthier", und σφαγιάζω „opfern" bedeutet. Der von dem gelehrten Grammatiker und Commentator des Terenz, Aëlius Donatus, für die inneren Jugularvenen gebrauchte Ausdruck *Lisae* [1]), richtiger *Lysae*, erklärt sich aus λύω, vernichten oder zerstören, weil die Durchschneidung dieser Venen tödtlich ist. Spigelius bedient sich für die inneren und äusseren Drosseladern, des guten und gemeinverständlichen Wortes: *Cephalicas*.

---

§. LXIX. Gumaur, Gingiva.

Gumaur, mit den Varianten: *Gumur, Algumur, Algamur, Alkumur,* und *Alhamur*, sind Entstellungen des arabischen Wortes: العمر, *al-'umr* oder العمور, *al-'umûr* (M.), welches Zahnfleisch bedeutet. Im Berengarius [2]) heisst es: *nomine communi Gumaur et Algumur gingiva appellatur*, und im Zerbis *(Fol. 82, b)*: *Arabum Algumur gingiva vocatur, „quia dentes in ea gignuntur"* [3]). Diese Interpretation des Wortes *Gingiva*, kommt eigentlich aus dem Kirchenvater Lactantius [4]): *Dentes gingivis mollibus, „quae a gignendis dentibus nominantur"*,

---

[1]) Rolfink, *Diss. anat., Lib. V, Cap. 33.*

[2]) *Comment. super anathomiam Mundini, Bonon. 1521, pag. 374, b.*

[3]) Für den freien Rand des Zahnfleisches, welcher bei Kindern vor dem Zahnen geschlossen ist, und durch dessen Dehiscenz die Zahnkronen hervortreten, um von ihm zunächst eingefasst zu werden, findet sich bei den Arabisten der Ausdruck *Alderasi* und *Alderasi* (von *al-ḏirs*, Zahn).

[4]) *Lib. de opificio Dei, Cap. X.*

ac deinde labiorum tegminibus Deus honestavit. Sie ist von vielen anatomischen Autoren reproducirt worden [1]).

Das Wort *Gingiva* stammt aus classischer Zeit. Cornelius Celsus [2]) gebraucht es theils im Singular, theils im Plural; im Plural, wenn vom Zahnfleisch beider Kiefer, oder aller Zähne eines Kiefers, die Rede ist; — im Singular, wenn es sich nur um das Zahnfleisch Eines Zahnes handelt. — Es kommt mir nicht überflüssig vor, zu bemerken, dass man *gingīva*, nicht *gingĭva* zu sagen hat, denn ein Vers Juvenal's lautet:

„*Frangendus misero gingivâ panis inermi.*"

Häufig liest man für *Gingiva*, auch *Caro dentium*, woher wir unser „Zahnfleisch" haben. *Caro* war vor Alters ein viel weiterer Begriff, als jetzt. Ja man war selbst bereit, alles Organische, mit Ausnahme von Knochen, Nerven und Gefässen, *Caro* zu nennen, wie das Wort *excarnare* bezeugt, welches zur Zeit des Mundinus für „zergliedern" allgemein üblich war, neben dem barbarischen *anatomizare*. Mehrere jetzt noch in der Medicin gebräuchliche Ausdrücke, wie Sarcom (σάρξ, Fleisch), Fleischbrüche, Fleischgeschwülste, wildes Fleisch, wucherndes Fleisch, und *Papillae carneae*, Fleischwärzchen, welche doch sicher nicht aus Fleisch bestehen, datiren aus jener Zeit. Man hatte vier Arten von *Caro:*

1. *Caro simplex s. pura*, wohin das Zahnfleisch und die *Glans penis* gehörte.

2. *Caro nervosa*, wohin die Schwellkörper der Ruthe, die Clitoris und die Brustwarze gestellt wurden.

---

[1]) Ich führe nur Einen an: Isidorus von Sevilla. Das gelehrte Orakel des Mittelalters, sagt im 11. Buche, Capitel 1, seiner *Etymologica:* „*Gingivae a gignendis dentibus nominatae, factae sunt etiam ad decorem dentium, ne nudi, horrori potius, quam ornamento existerent.*"

[2]) *De medicina, Lib. VI, Cap. 13,* und *Lib. VII, Cap. 12.*

3. *Caro glandosa*[1]) *s. nodosa*, mit Hoden, Brüsten, Thymus, *Gl. sublingualis, pinealis*, und den sogenannten *Emunctoria*[2]).

4. *Caro lacertosa*, das eigentliche Muskelfleisch. In der Zeit vor Vesal, wurden die Muskeln häufig nicht *Musculi*, sondern *Lacerti*, selten auch *Pisciculi* genannt. Beide Benennungen passen eigentlich nur auf die langen, pfriemenförmigen Muskeln, deren Gestalt an einen langen Fisch oder eine Eidechse erinnert. Die Eintheilung der langen Muskeln in *Caput*, *Venter*, und *Cauda*, beruht auf diesem Vergleich. Im Schylhans heisst es: „Musculus und Lacertus ist Ein Ding, aber Musculus würdt genennt nach der form einer mausz. Lacertus nach der formen einer heydechsz. dann gleichwie die thierlein seind an beiden enden klein, und lang gegen den schwantz, und in der mitten dick, also seind auch disze müszlin und lacerti". Im

[1]) Diese Art von *Caro*, ist selbst heutzutage noch nicht gänzlich ausgestorben. Es lebt noch, in der *Caruncula lacrymalis*, ein winziger Sprosse derselben.

[2]) Mit dem übel gewählten Namen *Emunctoria*, bezeichnete man damals, wo die Natur der Lymphdrüsen noch nicht bekannt war, die in der Achsel und in der Leistengegend lagernden Gruppen von *Glandulae lymphaticae*, und die Parotis, bevor man sie als Speicheldrüse erkannte. Die Emunctorien hatten die *humores pravos* und *humiditates superfluas* aus Lunge und Herz (die *Emunctoria axillaria*), aus Leber und Niere (die *Emunctoria inguinum*), und aus dem Gehirn (*Emunctoria ad aures*, später *Parotis* genannt) aufzunehmen, und Gott weiss wie wegzuschaffen. An abenteuerlichen Vorstellungen hat es in der alten Medicin nicht gefehlt. — Die Lehre von den *Emunctoriis* fiel erst durch die Entdeckung der Lymphgefässe und ihrer Drüsen, sowie des Ausführungsganges der Parotis, durch welchen die Speicheldrüsennatur derselben constatirt wurde. Absurd, wie die Lehre war, war auch der Name, denn *Emunctorium* hiess die Scheere, mit welcher die Dochte von Lampen und Lichtern beschnitten wurden, — die „Lichtputze", von *emungere*, das Licht schneuzen.

Berengarius[1]) heisst es: „*Musculus, et pisciculus et lacertus dictus est, ob formam parvi muris, aut parvi pisciculi, aut lacerti animalis.*" Die Fleischfasern dieser *Lacerti* hiessen immer *Villi*, und ihre Sehnen *Cordae* oder *Chordae*[2]).

Die Griechen stellten ihr οὖλον (Zahnfleisch) auch unter die Rubrik σάρξ (Fleisch), als ἡ συνέχουσα τοὺς ὀδόντας σάρξ, bei Suidas, — das Fleisch, welches die Zähne zusammenhält. Sie gebrauchten es oft im Plural: τὰ δὲ περὶ ὀδόντας περιέχοντα σαρκία (Rufus Ephesius). Das Zahnfleisch an der inneren Seite der Zähne, hatte bei ihnen einen eigenen Namen; — es hiess τὰ ἔνουλα (Julius Pollux). Das wellenförmig gebogene Ansehen und Anfühlen des Zahnfleisches, welches den Zahnflächern entspricht, und durch das Beiwort οὖλος, *crispus* (wie in οὖλαι κόμαι, krauses Haupthaar) ausgedrückt wird, liegt dem Worte οὖλον zu Grunde. Die Jetztzeit hat nur mehr *Epulis* und *Parulis*, als alte Abkömmlinge von οὖλον. *Epulis* ist eine, oftmals bösartige Neubildung am Zahnfleisch; — *Parulis* eine entzündliche Geschwulst über einer cariösen Zahnwurzel. So fasste schon Paulus Aegineta den Unterschied beider auf[3]). *Ulitis, Ulocace (Noma), Uloncus (Abscessus gingivae), Ulorhoea* (Blutung aus dem Zahnfleisch), sind modernen Ursprungs.

Die romanischen Sprachen bildeten ihre Worte für Zahnfleisch, aus *gingiva*, wie *gencive*, *gengiva*, und *las encias*. Das holländische *Tand-Vleesch* ist plattdeutsch, und das englische *gum*, welches an das semitische *gumur* erinnert, vielleicht ein Andenken der Besuche der englischen Küsten durch die Phönizier. Im Altdeutschen des Schylhans, figurirt das Zahnfleisch als „janbeüler". Die Billen der Wiener, stehen nicht fern davon: Einschiessen der Billen = Zahnen.

---

[1]) *Pag. 71, b.*

[2]) Von dieser *Caro*, als Muskelfleisch, erübrigt in unserer Zeit nur die *Caro quadrata Sylvii*, und der *Panniculus carnosus*, die Fleischhaut unter der Haut der Säugethiere.

[3]) *Epitome. Lib. III, Cap. 26.*

Die oben angeführten Arten des Fleisches, sind in den Gedächtnissversen des Selneccerus zusammengefasst:

„Sunt autem carnis species votaeque figurae
Quatuor, ut virgae propria, rubra caro.
Postea gingivae, tum quae solet esse mamillis
Testiculisque, velut conglomerata caro.
Quarta figura sibi, quos dicit Apollo lacertos
Vendicat, et toto corpore sparsa jacet“ [1]).

Diesem Paragraph möge sich, bezüglich des Eingangs erwähnten Wortes *excarnare*, für zergliedern, noch eine kurze geschichtliche Bemerkung anreihen. Im Mundinus und seinen Nachfolgern kommen Aeusserungen vor, welche bezeugen, dass man auch die Maceration als anatomisches Hilfsmittel zur Erforschung gewisser Weichgebilde anwendete, z. B.: *quae vero non in recenti mortuo, sed in aqua currente macerato, melius conspicienda sunt.* Magister Richardus giebt uns nähere Kunde über diese Maceration, deren man sich bediente, um Muskeln, Sehnen, Bänder, Gefässe (Arterien) und Nerven, ohne Zergliederung, zu welcher man ja nicht einmal die nöthigen Instrumente hatte, kennen zu lernen. Der Text lautet: *solebat enim corpus hominis in fluvio cito currenti, capite, manibus et pedibus ligatis, ad pilos extendi* (hier steht *pilus* statt *pilum*, für Stange), *donec aqua fluens carnem cutem et pinguedinem ablueret, et ab omibus nervis et arteriis abraderet, postea patebat constructio ossium nervorum et arteriarum et eorum numerus et positio.* Diese Procedur hiess *Excarnatio.* Sie war noch im 16. und 17. Jahrhundert üblich, um die Gefässe im Parenchym der Leber, der Lunge, der Milz, and der Nieren darzustellen, bevor die Wachsinjection durch Swammerdam, und die Corrosion durch Ruysch erfunden wurden. Die genannten Organe wurden aber zuerst gesotten, und hierauf das

[1]) *Libellus de partibus corporis, Witebergae, 1554, Cap. IV.*

Parenchym mit Spateln oder stumpfen Messern abgekratzt. In den alten anatomischen Tafeln sieht man viele Darstellungen solcher excarnirter Gefässe.

---

§. LXX. Harcasach, Caput femoris, und Acceptabulum.

Ein seltenes Fremdwort in der anatomischen Sprache ist *Harcasach*, = *harqafah*, für Schenkelkopf. Ich habe mir dasselbe nur aus den Auslegern des *Canon*, Jacobus de Partibus, Dinus de Garbo, und dem Spanier Arnaldus de Villanova, notirt.

Avicenna und seine Uebersetzer, gleichwie Mundinus und seine Schule, verstanden unter *Os femoris* etwas anderes, als wir. Ihnen war unser Hüftbein das *Os femoris*, weil an ihm der Oberschenkel, *Femur*, hängt [1]. Der Ausdruck: *Os fenestratum* für *Os femoris*, bezeuget uns, dass es sich um das Hüftbein, nicht um das Schenkelbein handelt. *Os fenestratum* bezieht sich auf das grosse Loch im Hüftbein — *Foramen obturatorium*. Schreger und Pierer begehen deshalb einen unverzeihlichen Fehler, wenn sie unter den Synonymen des Schenkelbeins, das *Os fenestratum* aufnehmen.

Das Bein des Oberschenkels hiess damals *Coxa* [2], und der Schenkelkopf: *Extremitas rotunda, quae acetabulum anchae s. pixidem ingreditur*. Die freie und allseitige Beweglichkeit des Schenkelkopfes in der Pfanne, glaubten die Arabisten durch das horrende *Vertebrum* (von *vertere*) ausdrücken zu müssen. *Rotunditas coxae* kommt ebenfalls für Schenkelkopf vor. Das Galen'sche κεφαλὴ μηροῦ, *femoris caput*, klingt fast

1) *Canon. Lib. I, Fen 1, Doctr. 5, Summa 1, Cap. 25.*

2) *Canon, ibid., Cap. 27: primum ex ossibus, ambulationi inservientibus, est coxa,* — das griechische μηρόν, hebräisch: פחד הירך, *pechar hajarekh*, im Vesal.

wie *capila* des Sanskrit. Auch der Kopf des Oberarmbeins prangt in dieser Zeit mit dem fürchterlichen Titel *Vertebrum*, zuweilen auch als *Nodus brachii*.

Für die Pfanne des Hüftbeins gebrauchen die Arabisten drei Worte: *Acceptabulum*, *Cotyle*, und *Pixis*.

Acceptabulum hielt man durchaus für besser, als das richtige *Acetabulum* des Plinius[1]), oder *Sinus coxae*, wie Celsus[2]) die Pfanne nannte. *Acceptabulum vocamus, quia vertebrum coxae* (Schenkelkopf) *in se accipit* (Berengarius). Eine ärgerliche Verwechslung findet zuweilen zwischen *Acceptabulum* und *Bucella* statt. *Bucellae* sind nämlich keine Gelenksgruben, sondern die Gelenkköpfe kleinerer Art, wie z. B. die *Processus condyloidei* des Hinterhauptbeins, das Köpfchen des Radius, u. s. w. Nur die unter den Arabisten ausnahmslos herrschende Sorglosigkeit in der Wahl richtiger Ausdrücke, machte solche Verwechslungen möglich. — Das gute, jetzt noch ständige *Acetabulum* (von *acetum*, Essig), ist das griechische ὀξύβαφον, ein Gefäss, in welchem Essig auf die Tafel gestellt wurde, um das Brot darin einzutauchen. Nach der Abbildung, welche Anthony Rich[3]) vom *Oxybaphon* gab, war es eine tiefe und weite Schale, welche mehr einem Becher ähnlich sieht. Sie hatte Henkel, und dient somit schlecht zum Vergleich mit der halbkugeligen Pfanne. Dazu eignet sich viel besser das *Acetabulum* der Taschenspieler, mit welchem sie, wie unsere Jongleurs, die in die Luft geworfenen Kugeln auffingen — *praestigiatorum acetabula et calculi*, im Seneca. Diese Schälchen waren, wie die türkischen Kaffeeschalen, klein, halbkugelförmig, und vom Umfang einer Hüftpfanne. — Die Blätter der als *Umbilicus Veneris* bekannten Pflanze, wurden ebenfalls *Acetabula* genannt: *folium rotundum, in summitate depressum, a similitudine scutellarum dictum, in quibus acetum olim mensae*

[1]) *Hist. nat., Lib. XXVIII, Cap. 11, 49, 179.*

[2]) *Op. cit., Lib. VIII, Cap. 1.*

[3]) *Lib. cit., pag. 7.*

solebat apponi[1]). Ein römischce Maass von Schalenform, für trockene und feuchte Gegenstände, ungefähr der vierte Theil einer *Hemina* (Nösel) fassend, sowie die Saugnäpfe an den Armen der Sepien, heissen bei Plinius ebenfalls *Acetabula* — alles der Napfform wegen. Ebenso im Vesal: *Sepiae et Loligines, suis promuscidibus* (Rüssel, besser Arme), *quas acetabulis plenas cernimus, ad scopulos asperasque regiones haerent*[2]).

Cotyle (κοτύλη des Hippocrates) ist ganz gleichbedeutend mit *Acetabulum*, hat aber mehr Nebenanwendungen als dieses, denn alles Hohle und Vertiefte wurde von den Griechen unter diesem Namen inbegriffen. Πᾶν δὲ τὸ κοῖλον κοτύλην ἐκάλουν, *omne cavum, cotylen vocant*, Apollodorus. Es wird uns deshalb nicht überraschen, die Cymbel und die Hohlhand, *Cotyle* genannt zu finden. — *Cotyle* erscheint auch als *Cotyledon* im Galen. Die napfförmigen Erhöhungen an der Innenfläche trächtiger *Uteri* der Wiederkäuer, führen diesen Namen. Auch in der menschlichen Anatomie spielten einst die *Cotyledones* eine Rolle, da man in jenen Zeiten, in welchen dem menschlichen Uterus sieben *Cellulae* angedichtet wurden (Mundinus, *de anathomia matricis)*, unter *Cotyledones*, die offenen Mündungen der Blutgefässe verstand, durch welche das Menstrualblut sich ergiesst. Die Anatomie von heute, beschränkt die *Cotyledones* auf die Zottenbüschel des Chorion, und auf die Lappen oder Inseln des Mutterkuchens. Die sieben *Cellulae* im menschlichen Uterus, von welchen Mundinus träumte, wurden von Benedictus[3]) auf zwei reducirt *(gemini sinus, leviter discreti)*. Im rechten Sinus entwickeln sich die männlichen, im linken die weiblichen Embryonen.

Pyxis (πυξίς) war ursprünglich eine Büchse aus Buxholz (πύξος, Buxbaum). Die Römer adoptirten das Wort, und

---

[1]) Kühn, in der Leipziger Edition des *Lex. med.* Stephani Blancardi, *T. I, pag. 14.*

[2]) A. Vesalius, *de radicis chynae usu. Lugd. 1547, pag. 129.*

[3]) *Anatomice, Lib. II, pag. 24, de mulierum locis.*

bezeichneten damit die Büchsen für Salben und Oele auf den Toilettetischen *(non tamen expositas mensā deprendat amator pyxidas* Ovid). Die Restauratoren der Anatomie nahmen *Pyxis* aus den Uebersetzungen des Avicenna in ihre anatomische Sprache herüber, schrieben es aber, als Italiener, *pisis*, wie jetzt noch *pisside* im Italienischen „Büchse" ist. Die Arabisten haben auch ein *Os pyxidis* = Hinterhauptbein, welches, *pyxidis instar*, das Hinterhirn umschliesst. Sonst nannten sie es, nach arabischem Brauch, *Os puppis*, Hintertheil eines Schiffes, mit welchem sie die Hirnschale verglichen.

§. LXXI. Haugena, Larynx.

Im Jacobus de Partibus und Carpus[1]) finden wir den Larynx unter dieser wunderlichen Bezeichnung erwähnt. Sollte richtiger *Hangera* sein, denn das Wort im *Canon* lautet حنجرة, *ḥandscharah* (M.), welches auch wie *ḥangarah* gesprochen wird. — Alle Latein schreibenden Anatomen, ohne Ausnahme, machen sich eines grammatischen Fehlers schuldig, indem sie *Larynx* als ein Substantiv *generis feminini* behandeln. So z. B. Th. Bartholinus: *in junioribus larynx angusta est, unde vox acuta; in adultioribus ampla, unde vox gravis*[2]). Im Aristoteles, Euripides, Athenaeus, Aristophanes, u. v. a. lesen wir immer ὁ λάρυγξ. Dieser Fehler ist leider zu allgemein geworden, um an seine Ausrottung je denken zu können.

Die griechischen Namen der Kehlkopfknorpel: *Cartilago thyreoidea, cricoidea,* und *arytaenoidea,* waren zur Zeit der Araber gänzlich vergessen. Dagegen circulirten durch Jahrhunderte

---

1) *Comment. in Mundinum, pag. 393, b.*

2) *Op. cit., Lib. II, Cap. 11.*

jene Benennungen, welche die Uebersetzer des Avicenna, den Kehlkopfknorpeln beilegten. Sie sollen einzeln abgehandelt werden, um die Vorstellungen aufzuklären, welche das Alterthum über den Kehlkopf als Stimmwerkzeug hatte.

1. *Cartilago peltalis.*

Pelta, Parma Clypeus, und *Scutum*, sind Synonyma für „Schild“, und treten an die Stelle der Galen'schen *Cartilago thyreoides.* θυρεός finden wir in der Odyssee, als eine grosse und breite Steinplatte, durch welche der Eingang einer bewohnten Höhle verschlossen wurde. Als man Hütten zu bauen lernte, wendete man, statt dieser unbequemen Art sein Haus zu schliessen, aus Brettern zusammengefügte Thüren an (θύρα). Solche ausgehobene Thüren waren ohne Zweifel die ersten Schilder, zur Deckung des ganzen Leibes der Krieger. Daher die Verwandtschaft von θύρα und θυρεός. Der griechische Schild, θυρεός, war also von Holz, sehr gross und viereckig, während eine kleinere Art, von runder Form, aus mehreren Lagen von Rindsleder bestehend, und in der Mitte mit einem Vorsprung oder Stachel aus Erz (*Omphalos, Umbo*[1]) versehen, *Aspis* hiess. Auch der Schild der römischen Legionssoldaten, war nach Livius *(XXVIII, 2)* gross, viereckig, und mit einer Einfassung von Metall versehen, aber gebogen, um den Körper besser zu beschützen. Der viereckige Schildknorpel trug also seinen Namen *thyreoides* und *scutiformis* mit vollem Recht. — Nicht so unbeanständet ist der Name *Cartilago peltalis*, im lateinischen *Canon*; denn die *Pelta* (πέλτη) war ein kleiner und leichter Schild der Amazonen und Asiaten, aus Holz oder Flechtwerk (Livius, *XXVIII, 5*), mit Leder überzogen, und von eliptischer Gestalt, wie sie der Schildknorpel nicht besitzt. Am oberen Rande hatte die *Pelta* einen oder zwei halbmond-

---

[1]) *Ilias, XIII, 405.*

förmige Ausschnitte, wie unsere adeligen Wappenschilder, daher oft mit dem Beisatz *lunata*, wie in:

„Ducit Amazonidum lunatis agmina peltis."

(Virgil.)

Cartilago palmalis ist ebenso unrichtig wie *peltalis*. Die metallene *Parma* der römischen Reiterei (Livius, *II, 20*), war ganz rund. Dasselbe gilt von *Cartilago clipealis*, denn auch *Clipeus* war ein runder Schild, wie die griechische *Aspis*. Er war in den ersten Jahrhunderten der römischen Republik im Gebrauch, bis er durch das viereckige *Scutum* ersetzt wurde. — *Cartilago scutiformis s. scutalis* im Vesalius und Fabricius, ist und bleibt somit der beste *Vices gerens* für *thyreoides*. — *Cartilago laryngis antica* kommt nur einmal im Laurentius vor, — *quadrilatera* im Bauhin, — und *Umbo s. Pomum granatum* bei Haly Abbas. Avicenna[1]) bedient sich, zur Bezeichnung des Schildknorpels, des Ausdrucks: الغضروف الدرقي والترسي *(al-ghudrūf al-daraqī wa-l-tursī)*. الدرقي *(al-daraqī)* kommt von درق *(daraq)*, und drückt *scutum ex corio confectum* aus, während الترسي *(al-tursī)*, von ترس *(turs)*, überhaupt „Schild" bedeutet.

2. *Cartilago innominata.*

Als Galen Anatomie zu treiben anfing, hatte der Ringknorpel noch keinen Namen. *Quia haud facile alicui rei, quae in mundo nomen sortita est, assimilari potest, sine nomine a veteribus relicta fuit*, heisst es in der *Dissectio vocal. instrum. 4.* Diesem half er ab, und gab dem Ringknorpel seinen bleibenden Namen: κρικοειδής, von κρίκος, auch κίρκος, Ring. Das von Fabricius gebrauchte Wort κρηκοειδής, ist der griechischen Sprache durchaus fremd[2]). Vesalius, welcher den griechischen

[1]) *Canon, Lib. I, Fen 1, Doctr. 5, Summa 2, Cap. 11.*

[2]) *De larynge, cap. 5.* Der gute Mann sprach, wie alle Italiener seiner Zeit, das griechische η wie *i* aus, und glaubte in seiner

Namen Feind war, umschreibt den Ringknorpel wortreich, als *Secunda laryngis cartilago, quae perfectum circulum conficit.* Vor Vesal war die Benennung des Ringknorpels, als *Cartilago innominata,* oder *nomen non habens,* fast allgemein üblich. Sieh' auch §. LXII, *Galsamach.*

3. *Cartilago cymbalaris* (κύμβαλον, Cimbel).

Dieser Name alternirt mit *Cartilago coopertorialis* [1]) im Avicenna für „Giessbeckenknorpel". Er rührt daher, dass man glaubte, das Zusammenschlagen der Giessbeckenknorpel erzeuge die Stimme, oder verstärke sie, wie der *cymbalorum pulsus* den weittönenden grellen Schall giebt. *Non a forma cymbali nomen habet, sed quod ibidem vox aeque sonat, ac si cymbalum pulsaretur,* heisst es im Vuillichius[2]). Man wusste, dass es zwei solche Knorpel giebt *(non una sed duae, meo judicio,* Carpus). Da sie jedoch durch ihren gemeinschaftlichen Schleimhautüberzug, und durch Muskeln scheinbar zu Einem Körper verbunden sind[3]), dessen nach rückwärts gebogene und rinnenförmig gehöhlte Spitze, an den Schnabel eines Giessbeckens, oder einer Kanne erinnert, heissen beide zusammen *Cartilago gutturnalis* (unrichtig *gutturalis*). *Cartilago*

Unkenntniss des Griechischen, dass das lateinische Wort *Cricoides*, im Griechischen κρικοειδής geschrieben werden müsse.

[1]) Es giebt in der lateinischen Sprache wohl ein *Coopertorium,* aber kein Adjectiv *coopertorialis.* Die Arabisten, welche nie in Verlegenheit kamen, sich für ihre Vorstellungen neue Worte zu bilden, erfanden auch für den Giessbeckenknorpel den Ausdruck *Cartilago coopertorialis,* weil dieser Knorpel den hinteren Halbring des Ringknorpels bedeckt.

[2]) *Comment. anat., Lib. II, Cap. 22.*

[3]) Bauhinus, *Theatrum anat., Lib. III, Cap. 94: „quadsi cartilagines membranis, quibus obtegitur, libreas, ex duabus compositam esse conspicies".*

gutturnalis drückt dasselbe aus, wie das Galenische ἀρυταινοειδής, welches eine sehr klägliche Metamorphose in *antinoidea* zu erleiden hatte, wie sie im Carpus uns begegnet. Er mag an ἀντί gedacht haben, weil diese beiden Knorpel einander gegenüberstehen. Der Ausdruck im Constantinus: *cartilago, quae cypho assimilatur,* wird nur einigermassen verständlich, wenn man statt *cyphus, scyphus* (Becher) setzt.

Ἀρύταινα ist Giesskanne. *Gutturnium* definirt Theophilus: *vas ligneum, quo nautae utuntur ad exhauriendum e navibus humorem superfluum, et olitores* (Küchengärtner, von *olus,* Gemüse) *ad irrigandum hortum.* Nach Festus ist *Gutturnium* ein Wasserkrug, mittelst welchem, vor und nach der Mahlzeit, Wasser über die Hände der Tischgenossen gegossen wurde. Er war unseren Krügen ähnlich, mit einem Henkel und einer rinnenartig ausgebogenen Lippe, aber von geschmackvollerer Form und reicher Arbeit. In Pompeji wurden viele ausgegraben [1]. — *Gutturnium* ist von *guttus* gebildet, und dieses von *gutta,* Tropfen. *Guttus* war ein bauchiges Gefäss, mit sehr engem Hals, aus welchem die Flüssigkeit nur tropfenweise ausströmen konnte. Die Endung *urnium* ist augmentativ, und zeigt eben an, dass das *Gutturnium* einen viel weiteren Hals hatte, als der *Guttus.* Der *Guttus* wurde bei den Opfern gebraucht, um Wein in die *Patera* zu giessen (Plinius, *H. N. XVI, 73),* oder von armen Leuten, um beim Essen nicht zu viel Wein einzuschenken — *ut minutatim funderent, a guttis guttum appellarunt* (Varro, *de lingua lat. Lib. IV).* Auch in den Bädern bedienten sich die Sclaven des *Guttus,* um Oel auf den Striegel zu träufeln, mit welchem sie den Körper des Badenden abrieben (Juvenal, *Sat. III,* 263). — Bauhin und Blasius schreiben, statt *Cartilago gutturnalis: guttalis,* ohne Sinn und Zweck. — Im Avicenna heisst der Giessbeckenknorpel: الغضروف المكبى والطرجهارى *(al-ghuḍrûf al-mukibbî wa-l-ṭardschahârî),* d. i. *Cartilago cooperiens s. gutturnalis.* المكبى *(al-mukibbî)* kommt von كب *(kabba),* „auf etwas

[1]) Abgebildet in Anthony Rich, *Römische Alterthümer, pag. 299.*

hinwerfen", und الطرجهارى *(al-ṯardschahârî)* von طرجهارة *(ṯardschahârah), vas potorium, calici simile.*

4. *Epiglottis.*

Da die Arabisten den Kehlkopf *Larynx* und *Epiglottis* nannten, mussten sie für die eigentliche Epiglottis andere Namen erfinden. Es liegt eine grosse Auswahl derselben vor. Die am häufigsten gebrauchten sind: 1. *Coopertorium* (Mundinus), *quia habet claudere epiglottida* (Kehlkopf) *deglutitionis tempore*[1]). — 2. *Sublinguium*, der Verbindung mit der Zungenwurzel wegen (Achillinus). — 3. *Epiglottum*, bei den *Barbaro-Latini*. — 4. *Hederae folium* (nach Selneccerus[2]) passt nur auf dreieckige, bei Thieren vorkommende Formen. — 5. *Principalissimum vocis organon*, da seine Schwingungen den Ton *(intonatio)* erzeugen sollen (Berengarius). — 6. *Operculum arteriae asperae* (Luftröhre) bei Achillinus. — 7. *Claustrum gutturis*, wo *guttur* für Kehlkopf steht, nach dem Hippocratischen κλεῖθρον. — 8. *Epiglossis* und *Lingua minor* (Celsus), — *Lingula s. Ligula* (Gaza). — 9. *Glottis*, nach derselben Ansicht, dass der Kehldeckel zur Zunge gehört (Rufus). — 10. *Cataracta* (Constantinus Africanus), sicher wegen ihres Niederklappens auf den Kehlkopfeingang. — 11. *Clavis laryngis s. Additio linguiformis* (Guido). — 12. Das bereits in §. LXII

[1]) *Anathomia. In Cap. de anathomia oris.*

[2]) Dieser Nic. Selneccerus war Theolog, und schrieb einen *Libellus de partibus corporis hum.* „in Distichen". Das Büchlein wurde in Wittenberg 1564 aufgelegt, wo Selnecker Professor war. Die betreffenden Distichen über das *Hederae folium*, als *Epiglottis*, lauten:

„Hanc hederae folium tegit, et concludit, in illam
Ne cibus aut potus forte ruisse queat.
Hoc folium Graeci dicunt epiglottida vulgo;
Est aliud glottis, rima sub hoc folio."

abgehandelte *Galsamach* des Avicenna, und zum Schluss dieser langen Reihe, noch das: „krospelichte bruckelin" (knorpeliges Brücklein) des Schylhans.

Kehlkopf und Luftröhre wurden oftmals von schwachen Lateinern unter dem Namen *Guttur* zusammengefasst. Sonst hiess die Luftröhre auch *Porus s. Via aeris*, *Canalis animae*, *Canna pulmonis*, *Spiritalis fistula*, und *Arteria vocalis*. Ihr ältester Name ist *Bronchus*, von βρέχω „befeuchten", denn Plato liess das Getränk durch die Luftröhre gehen. Nic. Massa schreibt *Brunchus* für *Bronchus*. Jetzt ist *Bronchus* nur mehr auf die Aeste der Luftröhre angewiesen. Aber seine Bedeutung als Luftröhre, hat uns noch in der Bronchotomie (für Tracheotomie) ein Gedächtniss hinterlassen. Das von Caelius Aurelianus gebrauchte *Brancus*, ist dem *Bronchus* nahestehend, und drückt Heiserkeit aus. Berengarius machte *Brancocellus*, und — *horribile dictu* — *Draconcellus* daraus.

Die in alle Sprachen eingegangene *Trachea*, sollte richtig *Trachia* genannt und geschrieben werden, denn das zum Hauptwort erhobene Adjectiv τραχεῖα, der „rauhe" Luftweg, die *aspera arteria* [1]) des Celsus, kann im lateinischen Gewande sich nur als *Trachia* ausnehmen, wie schon Macrobius vor tausend Jahren verlangte, aber keinen Gehorsam fand. Die Stelle im Macrobius [2]) soll nicht übersehen werden: *Plato risum de se posteris tradidit; dixit enim, cibum per stomachum* (Speiseröhre) *trahi, potum vero per arteriam* (Luftröhre), *quae Trachia dicitur.* Der Diphthong ει gibt im Lateinischen nur ein langes *i*, aber durchaus nicht ein langes *e*. Man sagt *Chrestomathia*, *Sympathia* und *Antipathia*, nicht *Chrestomathēa*, *Sympathēa* und *Antipathēa*. Ich kenne leider nur einen einzigen Anatomen, welcher

---

[1]) Das hebräische Wort für Luftröhre: גרגרת, *gargereth*, hat ein Absehen auf die knorpeligen Segmente dieses Rohres gerichtet.

[2]) *Saturnalia*, *Lib. VII*, *Cap. 15.*

Trachia schrieb, und dieser war der sonst nicht sehr sprachkundige Alessandro Benedetti[1]), vor vierhundert Jahren.

Noch ein Wort über *Pomum Adami*.

Haly Abbas nannte den Vorsprung, welchen der Kehlkopf am Halse des Mannes bildet: *Pomum granatum*. Die griechischen Anatomen hatten dafür ihr πρόλοβος, womit Aristoteles eigentlich nur den Kropf am Vogelhalse ausdrückte. Die Lateiner entschieden sich daher lieber zu *Nodus gutturis*, *Prominentia laryngis*, *Gibbus*, und *Pomum Adami*. Letzteren Ausdruck erläutert G. L. Blasius[2]) mit den Worten: *Pomum Adami vocatur ex nota fabula, quod vulgus sibi persuasum habeat, Adamum voce Dei perterritum, fatale illud pomum deglutire non potuisse, et ejus in memoriam, ad posteros ejus propagatum esse istius malefacti signum*. Ich vermuthe jedoch, dass der Ausdruck *Pomum Adami*, einen anderen Entstehungsgrund hat. Das *Pomum granatum* des Haly, lautet, nach Thaddäus Florentinus, im Hebräischen: *tappuach ha-adam*, תפוח האדם, d. i. *Pomum viri*, weil es nur am Halse des Mannes zu sehen ist. *Adam* ist aber nicht blos „Mann“, sondern auch „erster Mensch“. Im letzteren Sinne wurde es aufgefasst, um einen Adamsapfel, mit der eben erzählten, erläuternden Historie zu erhalten.

§. LXXII. Luhac und Laguahic, Cartilagines articulares.

In lateinischen Sätzen so fremdartige Worte zu finden, wie *Luhac* und *Laguahic*, überrascht jeden Leser. Sie gehören dem Avicenna an, und finden sich meist nur bei seinen Commentatoren, wie Gentilis de Fulgineis, Jacobus de

[1]) *Anatomice, Lib. III, Cap. 8.*

[2]) In den *Notis* zu Veslingii *Syntagma anat., Edit. Traject. 1696, pag. 166.*

Partibus, und Berengarius. Lange konnten sie sich in der Anatomie nicht behaupten. Selbst die Arabisten zogen ihre barbarische *Chartilago* vor.

Der arabische Ausdruck des Avicenna ist: masc. لاحق, *lāḥiq*, plur. لحاق, *luḥḥaq*, fem. لاحقة, *lāḥiqah*, plur. الوحق, *lawāḥiq*, *luḥḥaq* ward zu *luhac* und *lawāḥiq* zu *laguahic* umgestaltet. Avicenna versteht darunter nur die Gelenkknorpel der Knochenenden, von den Uebersetzern *cartilaginosae appendices* genannt. Von den Zwischenknorpeln der Gelenke, *Cartilagines interarticulares*, wusste er nichts. Sonst hätte er ihrer bei dem Unterkiefer- und Kniegelenk sicher Erwähnung gethan. Berengarius[1]) rechnet auch die Knorpel der Augenlider, der Rippen, und den Kehldeckel dazu. Er bessert noch an dem arabischen Worte, und macht im letzten Capitel seiner *Isagogae breves*, *Alhaguahic* daraus. Der allgemeine Ausdruck für Knorpel im arabischen *Canon* ist الغضروف, *al-ghuḍrūf*, — im hebräischen השחוסים, *hasceehusim* (Vesal).

---

§. LXXIII. Lus.

Das *Ossiculum Lus*[2]), oder *Luz*, ist das לוז, *lūz* (Mandel), der Talmudisten, — daher bei alten deutschen Anatomen: „Judenknöchlein". Wie dieser Knochen, welcher nicht existirt, einst dazu kam, so viel von sich reden zu machen, ging so zu. Im alten Testament[3]) kommen die Worte vor: „*custodit Dominus omnia ossa justorum, — unum ex illis non confringetur*". Die Ausleger der Schrift bemühten sich, dieses unzerstörbare „*unum os*" näher zu bestimmen. Der gelehrte

[1]) *Comment. in Mundinum, pag. 509, b.*

[2]) Hyrtl, *Antiquitates anatomicae*, §. 55, *Nota m.*

[3]) *Psalm XXXIV, Vers 21.*

Rabbi Uschaia, welcher im dritten Jahrhundert n. Chr., seine *Bereschit rabba (Glossa magna in Pentateuchum)* schrieb, benannte diesen Knochen als *Lus,* und bestimmte den Ort, wo er liegt: *„in fine octodecim vertebrarum“*. Nicht blos im Rabbi Uschaia, auch bei den Salernitanern, finden wir die Zahl der Wirbel auf 18 angegeben: *sunt autem octodecim spondilia, in collo sex, in dorso duodecim* (Magister Richardus, *Op. cit., pag. 23).* Wahrscheinlich zählte man die Lendenwirbel nicht mehr zu den eigentlichen *Vertebras,* weil sie kein Rückenmark, sondern nur die *Cauda equina* der Talmudisten [1]) einschliessen. Aber auch dann wären der Wirbel 19, nicht 18. Die achtzehn Wirbel der Salernitaner, sind also nur einer von den vielen und monströsen anatomischen Fehlern, von welchen die Schriften jener barbarischen Zeiten wimmeln. Die horrendesten darunter sind wohl das einfache, aber gabelförmig getheilte Schlüsselbein — die *Furcula,* von welcher ich bereits im §. LX gesprochen habe, und die im Salicetus, und seinem Schüler Lanfrancus, zu findende Behauptung, dass der äussere der beiden Unterschenkelknochen stärker sei als der innere [2]).

Der Knochen *Lus* galt den Talmudisten für unvergänglich, und war ihnen Bürge der Unsterblichkeit: *„os quod neque aqua, neque igne, neque alio elemento corrumpi, nec ulla vi externa frangi aut conteri possit, quod os Deus in extremo judicio coelesto rore irrigabit, et tunc reliqua membra ipsi rursus aggregabuntur, et in corpus coalescent, quod spiritu Dei afflatum, vivum resurget“*. Diese Fabel nahmen die Rabbiner auf [3]), und schmückten sie weiter aus: *„hoc os, non comburi, nec corrumpi in perpetuum potest, quia radix ejus est ex substantia coelesti, et humectatur*

---

[1]) Haller, *Bibliotheca anat., T. I, Lib. 2, pag. 126.*

[2]) Guido Cauliacus, *Op. cit., Tr. I, Doctr. 2, Cap. 8, pag. 48.*

[3]) Im Buche *Adam sichti, i. e. homo intellectualis, 18. Artikel, de resurrectione mortuorum,* nach Th. Bauhinus, *Theatrum anat., Lib. I, Cap. 48.*

rore, quo Deus resuscitaturus sit mortuos, tamquam fermento, quod est in massa farinae". Der von Rolfink [1]) citirte Baal Aruch, sagt vom *Os Lus: totum hominis corpus putrescit, excepto illo osse, atque simile amygdalae.* So kam dieser wunderbare Knochen zu dem Namen *Os* und *Semen resurrectionis,* und fand als solcher auch bei den grübelnden Gelehrten der Araber gastliche Aufnahme.

An Beweisen für diese wunderbaren Eigenschaften des *Lus,* liessen es die Rabbiner nicht fehlen, wie aus der Stelle im Bauhin [2]) sich ergiebt: „*apud Rabbinos legitur, Adrianum Caesarem interrogasse R. Jehosuam, filium Chaninae, unde Deus hominem in futuro seculo erecturus sit. Respondisse: ex osse Lus spinae dorsi. Tum Adrianus, unde id sciret, et quo modo probaret, R. Jehosua os illud in conspectum ejus afferri curasse, quod aquae impositum, non fuit emollitum, — igni, non fuit adustum, — molae, non fuit attritum, — incudi, et percussum malleo, rupta fuit incus, os autem nullum defectum sensit*". Auf solche Beweise hin konnte auch der Mystiker Cornelius Agrippa sagen [3]): „*os minimum, quod Hebraei Luz appellant, magnitudine ciceris mundati, nulli corruptioni obnoxium, nec igne quidem vincitur, sed semper conservatur illaesum, ex quo, velut planta ex semine, in resurrectione mortuorum, corpus nostrum repullulascet*", mit dem merkwürdigen Schluss: „*Et hae virtutes non declarantur ratione, sed experientia.*"

Die Anatomen konnten den mandelförmigen Wunderknochen *in fine octodecim vertebrarum* nimmermehr finden. Er wurde also anderswo gesucht. Zuerst am Kopfe, und zwar am Schädeldach, als das bekannte dreieckige Schaltbein an der Verbindungsstelle der Pfeil- und Lambdanaht [4]), welchem

[1]) *Dissert. anat., Lib. II, Cap. 54. De ossibus sesamoideis.*

[2]) *Theatrum anat., loc. cit.,* aus dem Jalkut, *in expositione Cap. 12, Ecclesiastici.*

[3]) *De occulta philosophia, Lib. I, Cap. 20,* am Schlusse.

[4]) G. Kühn, *in Steph. Blancardi Lex. med., T. I.*

man allerhand heimliche *virtutes* andichtete, und, wenn es aus dem Schädel eines gehenkten Diebes stammte, auch heilkräftige Wirkungen zuschrieb, z. B. gegen Epilepsie, — daher *Ossiculum antiepilepticum Paracelsi.* Aber leider hat nicht jeder Menschenschädel diesen Schaltknochen, und doch wollen alle wieder auferstehen. So nahm man seine Zuflucht zu einem Knochen der Schädelbasis [1]), ohne aber zu sagen, welcher es sei. Andere halfen sich mit dem siebenten Halswirbel aus [2]); noch Andere mit dem Steissbein [3]). An die Zähne durfte man nicht denken, obwohl ihre Beständigkeit in Wasser, Feuer, und Erde, hinlänglich bekannt war. Denn der Zähne sind viele, während die Rabbiner nur von Einem *Lus* handelten. Zu guter Letzt wurde das innere grössere Sesambein am ersten Gelenk der grossen Zehe, seiner wirklichen Härte und seiner Gestalt wegen (Samenkorn des *Sesamum*), zu Rang und Würde des *Lus* befördert. Dasselbe erfreut sich, aber nur noch in den Wörterbüchern, des Doppelnamens *Albadaram s. Luz.* Die Fabel ist vergessen, und die Worte sind verklungen. — In den *Ephemerides Nat. Cur. Annus II, Observ. 53, schol.*, soll, nach Kühn, etwas über *Lus* enthalten sein. Das Citat ist unrichtig, denn es liess sich nichts auffinden.

§. LXXIV. Madirian.

Ueber *Madirian*, Iris, sieh' §. XXX, *Alnochu*, *Alausia*, und *Madirian.*

---

[1]) Hieronymus Magius, *de mundi exustione et die judicii, Lib. V, Cap. 1.*

[2]) Bauhinus, *loc. cit.*

[3]) D. Dassovius, *Tractatus de resurrectione mortuorum, Cap. III, pag. 26, seqq.*

§. LXXV. Matnaim und Almenthenein, Musculus psoas.

Nur ein einziges Mal bedient sich Andreas Alpagus des arabischen Wortes *Almenthenein*, für Psoasmuskel. Er holte es aus dem Avicenna, in welchem المتنين, *al-matnain* (M.), für die beiden grossen Lendenmuskeln vorkommt[1]: „*par musculorum, quod Almenthenein vocatur*“.

Al-matnain ist eigentlich nicht Lendenmuskel, sondern Lende[2], — das hebräische מתנים *(mothnajim)*, *Matnaim* oder *Matenaim* im Vesal.

Dem griechischen *Psoas* erging es ebenso. Der Psoas liefert den einzigen Fall, wo ein Genitiv, den Hauptnamen eines Organs bildet. Ψόα ist im Hippocrates „Lende“. Wird der Genitiv davon zum Hauptwort gemacht *(Psoas)*, so hat man sich dabei zu denken: der Muskel der Lende. Wenn dieser Genitiv überdiess noch declinirt wird, und uns *psoae* und *psoarum*, *psoam* und *psoa*, in Krause's *kritisch-etymologischem Lexicon, 3. Aufl.*, unglaublicher Weise, auch *Musculi psoadis*, unterkommen, wird die Sache komisch. Das ist doch fürwahr keine Etymologie; — ebensowenig als das Bestreben, das gleich zu erwähnende Wort *Neurometra* für *Psoas*, von νεῦρον, als Kraft, und μήτηρ, Mutter, zu deduciren: „da man — wie es im Krause heisst — die Lendenmuskeln gleichsam als Kraftmagazine ansah“. Νεῦρον ist in erster Instanz Sehne, dann Nerv, und erst *tertio loco* figürlich Kraft. In den Lenden die Zeugungskraft residiren zu lassen, wie in so vielen Stellen im alten Testament, basirt einzig und allein auf einer anatomischen Thatsache. Man konnte es beim Schlachten und Opfern der Thiere nicht übersehen haben, dass die Blutgefässe

[1]) *Canon, Lib. I, Fen 1, Doctr. 5, Summa 1, Cap. 21.*

[2]) Die Lexica sagen über *al-matnain: latus suum dorsi, lumbum circumdans.*

der Hoden, aus den grossen Gefässen der Lendengegend entspringen.

Psoa steht meistens im Plural: ψόαι, worunter nicht der grosse und kleine Lendenmuskel, sondern die beiden grossen zu verstehen sind. Den kleinen Lendenmuskel, welchem Habicot den wunderlichen Namen: Halblendenmuskel, *le mi-psoas*, andichtete, kannten unsere Väter gar nicht, und Riolan, welcher ihn zuerst erwähnt, spricht ihn den Frauen ab [1]).

Zwei Benennungen der Lendenmuskeln mögen sich hier noch anreihen. Im Vesal treffen wir auf *Alopeces* [2]), und auf *Neurometeres* [3]). Beide Worte sind Galenisch [4]). Ἀλώπηξ, Fuchs, musste seinen Schweif hergeben, um dem Galen zu einem bildlichen Ausdruck für den Lendenmuskel zu verhelfen. Dass die Füchse, besonders lange Lendenmuskeln haben, wie Krause's *kritisch-etymologisches Lexicon* es haben will, ist nicht richtig. Die Marder haben viel längere. Noch weniger gleichen diese Muskeln „einem lange gezogenen Fuchsbalg“, wie es ebendort heisst.

Νευρομήτρα kann nur im figürlichen Sinne gemeint sein. Entweder weil der Lendenmuskel durch die Stämme des Lenden-Nervengeflechtes durchbohrt wird, oder es lauert, was mir wahrscheinlicher vorkommt, hinter dem Worte ein Schreibfehler, statt Νεφρομήτρα. *Nephrometra* heissen im Athenaeus [5]) die Lendenmuskeln, in deren Bereich die Nieren liegen, — μήτρας oder μήτραι τῶν νεφρῶν. Zeugenschaft für die Echtheit

---

[1]) *Anthropographia, Lib. V, Cap. 38: „saepissime in viris huic musculo (Psoas), parvum musculum superlocatum inveni, qui in feminis non reperitur“.*

[2]) *Op. cit., Lib. II, Cap. 38.*

[3]) *Vesalii examen observationum Fallopiae*, im zweiten Bande der Leydener Auflage der *Opera omnia, pag. 789.*

[4]) *De dissectione musculorum, Cap. 25.*

[5]) *Deipnosophistae, Lib. IX, Cap. 14.*

dieser Benennungen giebt uns Julius Pollux[1]): μύες κατὰ ὀσφὺν, καλοῦνται ψόαι, καὶ νευρομήτραι, καὶ ἀλώπεκες, *musculi circa lumbum vocantur psoae, nervorum matres, et vulpes.*

§. LXXVI. Mediana (Vena).

Das Wort *Mediana* theilt, bezüglich seiner Abstammung, mit *Basilica* und *Cephalica*, §. XXXIX, und §. XLVII, dasselbe Loos. Es ist arabisch. In der *Pars quarta* des *Canticum Avicennae*, werden die Venen aufgezählt, aus welchen die Araber zur Ader liessen. Darunter erscheint, sub No. 6, eine Vene, welche *Almerina arabi* heisst, in der Randnote *Almadian*. Sie wurde *„in malitia morborum splenis et hepatis"* geöffnet. Im *Canon*[2]) heisst die *Almerina: Vena nigra, arab.* الاكحل, *al-akḥal.*

Die griechischen Aerzte, wie Paulus Aegineta, sprechen von einer φλὲψ μέση, welche von den Arabisten, durch ein angehängtes *n*, als *Mesen*, wahrlich nicht verbessert wurde. Man hatte für ihre Eröffnung keine specielle Indication. Sie war gegen Krankheiten aller Organe, besonders aber jene des Herzens, gut, — daher ihr Name *Vena corporalis* oder *communis* im Mundinus, auch *Vena fusca*, und *Vena cordis* im Ugo Senensis und Berengarius. Albucasis sagt von ihrer Eröffnung mit gutem Grund: *sis cautus, nam sub ea est nervus.*

Das arabische *Almadian* wird, mit Weglassung des Artikels, auch als *Madian* und *Median* angetroffen, woraus *Mediana* entstand, *„ex basilica et cephalica in medio brachii conflata vena"*. Im Celsus heisst sie *Vena ad medium*, im Mundinus schlechtweg *media*. Uebrigens ist gegen die Legitimität

[1]) *Onomasticon, Lib. II, Cap. 4.*
[2]) *Lib. I, Fen 4, Doctr. 5, Cap. 20.*

von *Mediana*, als gut lateinisches Wort, nichts einzuwenden. Es stammt zwar nicht aus der besten Zeit, und gehört auch zu den selten gebrauchten Ausdrücken. Aber wir finden einen *Digitus medianus* im Vegetius, und *Columnae medianae* in der Baukunst des Vitruvius. Bis zu diesen wenigen Belegen für die Echtheit des Namens, reichte aber die Sprachkenntniss der Arabisten sicher nicht. Ihre *Mediana* ist ein metamorphosirtes arabisches *Almadian* oder *Madian*.

§. LXXVII. Meri, Oesophagus.

Ein durch Jahrhunderte in der Anatomie vielgebrauchtes Wort ist *Meri*. Dasselbe gilt für Speiseröhre, und ist, nach Müller das arabische مرى *(mari')*. Im Adrianus Spigelius, welcher auch das arabische Wort *Vescet*[1]) für Speiseröhre anführt, erscheint es zum letzten Mal in der anatomischen Sprache, und ist seither verschollen. *Oesophagus, Gula*, und *Stomachus*, traten an seine Stelle. Ueber diese drei Worte etwas mehr.

1. *Oesophagus.*

Aristoteles[2]) gebraucht diesen Ausdruck, und giebt uns auch seine Erklärung mit den Worten: ἐντὸς δὲ τοῦ αὐχένος, ὅ τε οἰσοφάγος καλούμενός ἐστιν, ἔχων τὴν ἐπωνυμίαν ἀπὸ τοῦ μήκους καὶ τῆς στενότητος, *in collo sic dictus Oesophagus situs est, a longitudine et angustia nomen habens.* Da nun στενότης und μῆκος nicht im Worte οἰσοφάγος enthalten sind, wohl aber in στόμαχος, wird diese Stelle erst verständlich, wenn man nach οἰσοφάγος einschaltet: ὅ τε καὶ στόμαχος, welches in den *Codices* übergangen

[1]) *De humani corp. fabrica, Lib. VIII, pag. 224.*
[2]) *Hist. anim., Lib. I, Cap. 18.*

worden sein mag. So meint Spigelius. Ungezwungener ist die Ableitung des Wortes *Oesophagus*, von dem veralteten οἴσω, tragen, und φάγημα, und dieses wieder von φάγω, essen, welches noch in dem Namen eines Baumes mit essbaren Früchten zu erkennen ist: die Buche, *Fagus sylvatica* Linn. Caelius Aurelianus nennt die Speiseröhre: *Via stomachi et ventris*, — Lactantius: *Fistula cibaria*, — und Th. Bartholinus: *Infundibulum ventriculi*. Die der griechischen Sprache unkundigen *Latino-Barbari* Italiens, schrieben für *Oesophagus*: *Isophagus*[1]), *Ysophagus*, selbst *Hysophagus*, indem sie den griechischen Diphthong *oe*, wie *i* aussprachen, dieses auch sehr gerne als *y* schrieben, und das *h* vorsetzten, welches sie sonst überall wegliessen, wo es vorhanden sein sollte, wie z. B. in *Epar* für *Hepar*, *Emoptomia* für *Haemoptoe*, und *Ypocundria* für *Hypochondria*. Selbst jetzt noch sprechen die Italiener, wenn sie deutsch lernen, Herz wie Erz, aber Esel sicher wie Hesel aus, wie der gemeine Mann in England *air* für *hair* (Haar), aber sicher *hair* für *air* (Luft), sagt.

2. *Gula*.

Dieses oft zu lesende Wort hat einen vielseitigen Begriff. Eigentlich steht es für Hals oder Kehle (*gueule* der Franzosen), wie im Cicero: *gulam laqueo frangere*, erwürgen. Nur die Aerzte gebrauchten es für *Pharynx* und *Oesophagus* zusammen, aber nicht so oft wie *Oesophagus* und *Stomachus*. Bei den Classikern wird *Gula* in der Regel nicht im anatomischen Sinne, wie bei Plinius[2]) allein, sondern meto-

[1]) Der sonst sehr gelehrte Albertus Magnus sagt es rund heraus, dass dieses „*Isophagus*" von *isi*, *i. e. intus* (sicher als, innen, gemeint), und *phago* zusammengesetzt sei! *De animalibus*, *Lib. I*, *pag. 37*.

[2]) *Hist. nat.*, *Lib. XI*, *Cap. 66*: *Epiglottis duabus interposita fistulis, quarum exterior* (soll *posterior* heissen) *appellatur gula, qua cibus atque potus devoratur.*

nymisch für Gefrässigkeit und Feinschmeckerei gebraucht, z. B. *irritamenta gulae*, Leckerbissen, im Sallustius, *gulae parens*, ein Schlemmer, im Horaz, und *gulosus*, gefrässig, im Martial.

3. *Stomachus.*

Stomachus ist in der alten Anatomie am meisten für Speiseröhre accreditirt, da es die Autorität des Celsus für sich hat: „*duo itinera colli, alterum asperam arteriam, alterum stomachum nominant*". In der Fundgrube richtiger anatomischer Ausdrücke, im Vesal, liest man nur *Stomachus* für Speiseröhre. Die Griechen drücken durch στόμαχος (von στόμα, Mund, und χέω, giessen) entweder die Speiseröhre aus, wie Oribasius, oder nur ihr unteres Ende — den Magenmund, wie Galenus und Rufus Ephesius. Den Magen selbst *Stomachus* zu nennen, fiel erst der neueren Zeit ein. Kein griechischer Classiker leistet Gewähr für diese Benennung, welche unter den Aerzten sehr verbreitet und beliebt ist, wie ihre *Stomachica* bezeugen. Bei den Griechen heisst der Magen Γαστήρ.

Alte und längst schon abgelegte Namen der Speiseröhre sind: *Pharynx* und *Bronchus*, aus dem Hippocrates; — *Guttur*, nur im Miles Plauti[1]); — *Isthmus*, in Schreger's *Synonymia anatomica*, aus Jul. Pollux; — *Laemos*, *Leucania* (*Laucania*, jonisch), aus dem Homer, obwohl mehr für Kehle als Speiseröhre passend; — *Domus deglutitionis* endlich, nach dem Rabbinischen בית בלע, (*bēth bela'*).

[1]) *Act. III, Sc. 2, V. 22.*

§. LXXVIII. Mesue (Vena).

Der *Vena Mesue* begegnen wir im Riolan[1]), aber verschrieben als *Vena Jesue*. *Vena interdum reperitur in vertice, quae per duo foramina* (unsere unconstanten *Foramina parietalia*), *foras exidit, cujus meminit Rases, in libro primo Continentis (Cap. 8), et appellat Venam Jesue.* Es handelt sich also um die *Emissaria parietalia*. Ein Jesue existirt in der gesammten Gelehrtengeschichte der Araber nicht; wohl aber zwei Mesue. Der ältere (Abu Zakerijja Jahja Ben Mâsaweih), welcher vor Rases lebte, und somit von ihm citirt werden konnte, schrieb ein Werk: نوادر الطب, *nawâdir al-ṭibb*, dessen lateinische Uebersetzung als *Selecta artis medicae*, in Bologna, 1489, in Druck erschien. Im Capitel *de usu venaesectionis et cucurbitularum*, wird zweier Löcher am Scheitel (*Alema* und *Althema* im Symphorianus, *Alihema* im Gerardus[2]) gedacht, welche er an

---

1) *Anthropographia, Lib. IV, Cap. 2, pag. 381,* der Pariser Auflage von 1626.

2) Für Scheitel sind bei den Arabisten allerlei Ausdrücke üblich, welche, wie *Cacumen, Summitas, Carina,* gleiche Bedeutung mit *Vertex* haben. *Calliole* und *Lysoma,* im Carpus, sind gänzlich unverständliche, neugebildete Worte, trotz ihres griechischen Exterieurs. *Lysoma* (von λύω, lösen) könnte höchstens für Fontanelle genommen werden, weil durch diese der Zusammenhang der Schädelknochen gelöst oder unterbrochen erscheint. — *Discrimen* und *Arquamentum* stammen vom Frisiren her, weil längs einer über den Wirbel weglaufenden Linie, die Frauen ihre Haare zu scheiteln pflegten (Ovid). *Mesocranon* und *Interciput* (Vigo, Geraldus) sind Erfindungen des Barbarismus. Classisch sind nur *Vertex, Corypha,* und *Bregma. Vertex* und *Vortex,* von *verto,* ist alles, was sich dreht, besonders Wirbel des Wassers, des Windes, der Flammen. Der Scheitel erhielt diesen Namen, weil die alten Bewohner Latiums,

Gräberschädeln gesehen hatte, und durch welche er Zweige der Kopfvenen *(Guidez)* zur Hirnhaut gehen liess. Das in §. CII, erwähnte *Zeudech*, rührt von Mesue junior her, welcher nur über Arzneimittel und Gegengifte geschrieben hat.

Galen wusste es schon, dass von dem sichelförmigen Blutleiter der harten Hirnhaut, Zweige abgehen, welche er ὀχετοί, *rivi*, ἐκροαί, *effluvia*, oder ἀγωγοί, *conductus* nannte. Sie führen, nach seiner Ansicht, Blut aus dem Blutleiter in das Gehirn, nicht umgekehrt, wie wir jetzt wissen. Die *Effluvia* durch die Scheitellöcher werden von ihm nicht speciell erwähnt. Carpus, Massa, Car. Stephanus und Paraeus, kannten dieselben, ohne ihnen eigene Namen gegeben zu haben [1]). Aber auch sie konnten dieselben nicht für Abzugscanäle des *Sinus falciformis* halten, indem damals die Galenische Lehre über die blutzuführende Thätigkeit der Venen, noch in voller Kraft stand. Erst durch Domenico Santorini, *illustris anatomicus, subtilius, quam paene quisquam, scalpello usus* [2]), wurden die

wie so viele andere halbwilde Völker, ihre Haare auf dem Scheitel in einen Schopf zusammendrehten. Im Quinctilian *(Instit. orat., Lib. VIII, Cap. 2)* heisst es: *ut vertex est contorta aqua, inde, propter flexum capillorum, pars est summa capitis.* — *Coryphe* gehört dem Aristoteles, als *Summum capitis*, das Höchste und Aeusserste, deshalb auch auf die Fingerspitzen angewendet. — *Bregma* heisst eigentlich ein Aufguss, von βρέχω, benetzen. Das Wort hat aber auch als Oberkopf der Kinder Verwendung gefunden, da derselbe so oft sich mit Borken bedeckt, welche man durch die aus dem Gehirn aussickernden Feuchtigkeiten entstehen liess. Die zu beiden Seiten des Scheitels liegenden Knochen der Hirnschale, führen noch immer den Namen *Ossa bregmatica s. bregmatis.* — Das hebräische קדקד, *qodqod*, für Scheitel, in der *Genesis*, hat die Bedeutung von Beugen und Neigen des Hauptes bis zur Erde, als Zeichen der Ehrfurcht und Unterwürfigkeit.

1) Haller, *Elem. physiol.*, *T. IV*, *Lib. 10*, *Sect. V*, §. 35.

2) Haller, *Bibliotheca anat.*, *T. II*, *pag. 24*.

Emissaria genauer bekannt, und auch die *Emissaria parietalia* speciell erwähnt, in seinen *Observationes anatomicae, Venet. 1724.* Sie entleeren sich in einen bis zum Scheitel hinaufreichenden Ast der *Vena temporalis.*

Der Ausdruck *Emissaria* ist tadellos. Cicero und Plinius gebrauchen ihn für künstlich angelegte Canäle, zur Ableitung stehender Gewässer. Die staunenerregenden, grösstentheils in Stein ausgehauenen *Emissaria* des Albaner und Fuciner Sees, stehen jetzt noch.

§. LXXIX. Mirach, Abdomen s. Paries abdominis.

Am nächtlichen Himmel leuchtet im ewigen Licht der *Mirach*, ein Stern zweiter Grösse, im Gürtel, also am Unterleib der Andromeda. Vom Bauche der unter die Sternbilder gerathenen Tochter des Königs von Äthiopien, fand der *Mirach* seinen Weg in die Anatomie, und erhielt sich in derselben bis zur Mitte des 17. Jahrhunderts. Der letzte Anatom, welcher dieses Wort führt, ist Thomas Bartholinus: *pars anterior infimi ventris Myrach dicitur* [1]). *Mirach* (auch *Mirac, Myrac, Myrach,* und *Almirach),* ist ein entstelltes Wort. Im *Canon Avicennae* [2]) steht: مرق, *maraqq,* und wird in Golii *Lex. arab.* als „*tenuior molliorque pars ventris*" definirt.

In der Medicin hielt der *Mirach* viel länger aus, als in der Anatomie. Noch im Anfang dieses Jahrhunderts, finden wir im Swediaur [3]), eine *Affectio mirachialis,* und zu meiner Schülerzeit, gab es noch eine *Epilepsia* und eine *Melancholia mirachialis,* welche uns von Rases [4]) und Avicenna hinter-

[1]) *Institutiones anat., Lugd. Bat. 1641, Lib. I, pag. 9.*

[2]) *Lib. III, Fen 13, Tr. 5, Cap. 22.*

[3]) *Novum nosol. method. systema, T. I, pag. 405.*

[4]) *Continens, Lib. I, Cap. 5.*

lassen wurden. Im *Canon Avicennae, Lib. III, Fen 13, Tr. 5, Cap. 22,* lese ich: *„quandoque ex materiis (nocentibus) existentibus in Mirach et Hypochondriis, si nocumentum earum ad cerebrum pervenerit, accidit Melancholia et Epilepsia mirachialis“.*

Die Uebersetzer des Avicenna nennen die Unterleibskrankheiten *Almirachiati,* und die Nosologen, von Valesco de Taranta (Arzt in Montpellier, 1382—1418[1]), bis auf Haller[2]), bezeichnen die schmerzhaften, und mit Diarrhöen begleiteten Bauchleiden, als *Mirachia.*

Von den Anatomen wurde *Mirach* in verschiedenem Sinne gebraucht. Meistens als Bauchwand, aber auch als Gesammtheit des Unterleibes (Wand und Inhalt), als Gegend = *Regio abdominalis,* als Bauchmuskulatur, und sehr selten auch als Nabel.

1. Als Bauchwand.

Es heisst z. B. im Mundinus *(Cap. de anathomia Mirach): „Mirach componitur ex quinque partibus, scilicet ex cute, pinguedine, panniculo carnoso* (unsere *Fascia superficialis*), *musculis et eorum cordis* (Aponeurosen), *et ex siphach* (Bauchfell).“ Die meisten Arabisten folgten ihm hierin.

2. Als Gesammtheit des Unterleibes.

Hier ist *Mirach* gleichbedeutend mit *Abdomen.* So finden wir *Mirach,* als Unterleib, in den bereits oft citirten Werken von Albertus Magnus *(Cap. 25, pag. 72),* Joh. de Vigo *(Fol. VIII),* Bauhinus *(Lib. I, Cap. 1),* Forestus *(Obs. chir. I, Obs. 6, Schol. 48),* Fallopia *(Opp. omnia, pag. 430),* u. v. A.

---

1) *Philonium pharmaceuticum & chirurgicum, Francof. 1599, Lib. IV, Cap. 25.* Dieses merkwürdige Buch erlebte in dritthalb Jahrhunderten, fünfzehn Auflagen. Die letzte: *Lips. 1714.* Der Name *Philonium* gehört eigentlich einem berühmten Arzneimittel, welches der Arzt Philo von Tarsus erfand.

2) *Onomatologia medica, Francof. 1756, Art. Mirachia.*

3. Als Bauchgegend.

Als Körperregion kommt *Mirach* im Avicenna häufig vor [1]), sowie als Stellvertreter von *Epigastrium* bei Guido Cauliacus [2]) und Realdus Columbus [3]), wo aber *Epigastrium* nicht in dem Sinne zu nehmen ist, wie wir es jetzt auffassen, als „Magengegend", sondern als „vordere Bauchwand", wie es von Galenus zuerst genommen wurde, von ἐπὶ und γαστήρ, was auf dem Unterleibe aufliegt.

4. Als Bauchmuskulatur.

In dieser engen Bedeutung traf ich *Mirach* nur bei Nicolaus Massa [4]) und Jod. Vuillichius [5]).

5. Als Nabel und als Bauchfell.

Mirach als Nabel, notirte ich nur einmal in der *Isagoge* Thaddaei Florentini, und als Bauchfell ebenfalls nur einmal im *Vocabularius* des Schylhans: „fell ob den yngeweyd". In beiden Fällen ist *Mirac*, nicht *Mirach*, geschrieben. Ein Stern dritter Grösse, welcher genau im Nabel des Bootes steht, heisst auf den alten Sternkarten *Mirac*. Arabische Namen von Körpertheilen, am Himmelszelt zu finden, kann uns nicht befremden, da die Astrologie von den Arabern als ein Theil der Medicin angesehen, und dem Lauf der Sterne ein bestimmender Einfluss auf das Schicksal

---

1) Beispiele hiezu: *Opp. omnia, T. I, pag. 740, 759, 927,* und *T. II, pag. 189.*

2) *Interpretatio chir.* von Laur. Joubert, *Art. Mirach.*

3) *De re anatomica, Lib. XI, Cap. 18.*

4) *Liber introductorius anat., Fol. 11.* „*Mirach octo musculis componitur.*" Die *Pyramidales* kannte er nicht.

5) *Comment. anat., pag. 22.* „*Imae alvi octonorum musculorum comprehensio, Mirach Arabibus dicitur.*"

gesunder und kranker Menschen zugeschrieben wurde — *astra regunt homines*. Die Jahreszeiten und die Mondesphasen, wurden durch das ganze Mittelalter, als Indicationen und Contraindicationen der Aderlässe respectirt. Auch in den Klosterschulen, welche auf Befehl Kaiser Karl des Grossen (805) errichtet werden mussten, wurde die Medicin im *Quadrivium* [1]), und zwar als integrirender Bestandtheil der Astronomie gelehrt [2]). Sie führte damals den Namen *Physica*. Hieraus erklären sich die englischen Worte *physician*, Arzt, *physic*, Arznei, und das Zeitwort *physic*, curiren und purgiren. Im Deutschen haben wir jetzt noch Stadt- und Kreisphysici. Sie wissen nun, woher sie ihren Namen führen.

Ausser den bekannten und allgemein gebräuchlichen Benennungen des Unterleibes, als *Imus s. Infimus Venter* [3]),

---

[1]) So hiess die höhere Abtheilung dieser Schulen, welche Dialektik, Rhetorik, Geometrie und Astronomie zu lehren hatte; während die niedere Abtheilung, welche *Trivium* hiess, sich mit Grammatik, Arithmetik und Musik befasste.

[2]) Lindenbrog, *Codex legum antiq., pag. 1015.* K. Sprengel, *Geschichte der Arzneikunde, 3. Aufl., 2. Bd., pag. 480.*

[3]) Kopf, Brust, und Bauch, wurden zuerst von Celsus als *Venter summus s. supremus, medius*, und *inferior s. imus*, unterschieden. Diese Eintheilung erhielt sich bei allen Anatomen bis nach Haller. Der Bauch, als Sitz der Verdauungsorgane, wird auch schlechtweg *Venter* genannt, und sein Diminutiv, *Ventriculus*, dem Magen, als der kleineren Höhle in der grösseren, zugetheilt. Gefrässige Menschen heissen *Ventres*, wie im „*civile ventres*" bei Lucilius, und alles Bauchige an einer Sache, selbst eine dicke Wurst, wurde *Venter* genannt (*Venter cucumis* — *Venter Faliscus*, Presswurst). — Die Griechen hatten für *Venter*: γαστήρ und κοιλία. Γαστήρ bedeutet den ganzen Unterleib, sammt Inhalt, und führt bei Homer immer das Beiwort μέση, oder νείαιρη, (mittlerer oder unterer). Κοιλία dagegen giebt mehr den Begriff der Höhle. *Per synecdochen* wurde der Magen zum *Gaster* — ein unendlich fruchtbares Wort in der

Abdomen[1]), und *Alvus*[2]), kommen bei den Restauratoren der Anatomie noch folgende vor, welche jetzt verschollen sind.

1. *Aqualiculus.*

Eine nicht ungewöhnliche Benennung des Unterleibes, auch bei den Anatomen der besseren Zeit, welche die Classiker gelesen und verstanden haben, ist *Aqualiculus*. *Cibus aqualiculi fervore concoquitur*, heisst es im Seneca. Eigentlich ist *Aqualiculus* ein Diminutiv von *Aqualis*, und dieses ein Wassereimer *(ferunt quoque aqualibus undam)*, auch ein Gefäss zum Waschen der Hände (χέρνιψ), *unde manibus aqua affunditur*, wie

---

Sprache der Medicin, während von κοιλία nichts mehr erübrigt, als *Arteria coeliaca*, die grosse Schlagader, welche die Haupteingeweide des Unterleibes (κοιλία) versorgt.

[1]) *Abdomen* (von *abdere*, bergen, *quia abdit et abscondit viscera digestionis* [Vesling, *Syntagma anat., pag. 8]*), ist in der Jetztzeit der gangbarste Ausdruck für Bauch. Nach Plinius ist aber *Abdomen* nur der Fettwanst der Thiere, insbesondere des Schweins, und wurde blos figürlich auf den Menschen angewendet. Schon Adrianus Spigelius *(Opp. omnia, Cap. 3)* sagt: *vocem abdomen porcis potius, quam hominibus tribuendam censent.* Nur als Sitz niederer Sinnenlust, kommt bei den Classikern *Abdomen* vor: „*abdominis voluptates*", und „*natus abdomini*", bei Cicero.

[2]) Den Namen *Alvus* führt der Unterleib vorzugsweise als Entleerungsorgan, daher *alvum purgare* bei Cicero, — *alvum exonerare, solvere, inanire* bei Celsus, — ja das Excrement selbst heisst *Alvus* im Celsus: *Alvus nigra, pallida, flava*, und *alvum dejicere*, den Stuhl entleeren. Die Ableitung des Wortes von *alveus*, als Flussbett, deutet schon auf obigen Nebenbegriff hin. Aber auch ohne diesen Nebenbegriff, kommt *Alvus*, als „Bauch", bei Plinius und Virgil, und einigen anderen Classikern vor. So heisst es z. B. vom trojanischen Pferd: *alvumque armato milite complent.*

im Plautus[1]). Nach Isidorus[2]) hiess auch der Trog, in welchem den Schweinen ihre Tränke gegeben wurde, *Aqualiculus*, und dieser wurde metaphorisch auf den fetten Wanst von Menschen übertragen, mit dem Prädicat *pinguis*, wie im Persius[3]):

„— — — — *Vis dicam nugaris, cum tibi calve,*
Pinguis aqualiculus propenso sesquipede extat."

Ein Distichon Parthonii[4]) lautet:

„*Nec satis illud erat ventris laniasse recessus,*
Et vernasse caci, scrinia aqualiculi."

Da die Fettanhäufung am Unterleib sich mehr im *Hypogastrium* (Schmerbauch), als an den übrigen Regionen des Bauches einstellt, wurde der Begriff *Aqualiculus*, gewöhnlich nur auf die Gegend zwischen Nabel und Scham angewendet: „*Aqualiculus dicitur ab umbilico ad pubem*" [5]). Berengarius versteht unter *Aqualiculus* nur die kleine Beckenhöhle, wahrscheinlich weil sie wasserhältige Organe (Harnblase, schwangere Gebärmutter) einschliesst: „*Intestinum rectum est in concavitate aqualiculi*" [6]), und später: „*Cervix uteri* (das ist bei ihm *Vagina*) *inter rectum et vesicam locum habet, quae omnia sunt in concavitate aqualiculi*" [7]). In den *Commentariis super anathomiam Mundini (40, a)* kommt *Aquaticulus* und *Aqualicus* neben *Aqualiculus* vor, mit dem Zusatz: *non est pars exterior, sed concavitas, quae est intra ventrem, in qua est matrix et vesica.* — Plinius gebraucht *Aqualiculus* auch für *Pudendum.*

— —

1) *Curcul., Act. II, Scena III, 33,* und *Miles, Act. III, Scena II, 39.*

2) *Orig., Lib. II, Cap. 1.*

3) *Satyra I, 57. 58.*

4) Im *Dialogus: De sectione corp. hum.*

5) Th. Bartholinus, *Instit. anat., pag. 9.*

6) *Isagogae breves in anat., in Cap. de recto.*

7) *Ibid., in Cap. de matrice non praegnante.*

2. *Sumen.*

Das dritte Capitel des ersten Buches der *Anatomice* von Alexander Benedictus, führt die Aufschrift: *de sumine sive abdomine*, während Mundinus, und seine Schule, *Sumen* nur auf das *Hypogastrium* restringiren. *Pars infra umbilicum per quatuor digitos, vocatur Sumen*, heisst es in der *Anathomia Mundini emendata, in Cap. de Anathomia ventris inferioris.* In demselben Sinne gebrauchen alle Anatomen des Mittelalters dieses Wort. Es stammt aber aus classischer Zeit. Seine Wurzel ist *sugo*, saugen, woher *sugumen*, contrahirt *sumen*, ebenso abgeleitet wird, wie von *tego*, decken, *tegumen* und *tegmen*, und von *fulgeo*, leuchten, *fulgmen* und *fulmen*. Nach Plinius (*Hist. nat. II, 38*, und *XI, 84*) ist *Sumen* das milchstrotzende Euter eines Schweins[1]), ein Lieblingsgericht der römischen Feinschmecker[2]), am meisten geschätzt, wenn das Mutterschwein einen Tag vor dem Werfen geschlachtet wurde, ehe noch die Jungen am Euter gesogen hatten. Ueberhaupt ist mit *Sumen* der Begriff von Fettsein verbunden, wie mit dem deutschen „Wanst". Wir finden deshalb auch *Sumen* für „fettes, fruchtbares Erdreich" im Varro, und *suminata caro* für „fettes Fleisch" im Arnobius.

Höchst undelicater Weise, wurde selbst die weibliche Brust *Sumen* genannt, z. B. im C. Lucilius, *Sat.*, *Lib. IV:*

„*Et manus uberior lactanti in sumine sidit*"[3]).

---

[1]) So auch im Martialis, *Xenii, Distich. 41:*

„*Esse putes nondum sumen, sic ubere largo,*
Effluit, et vivo lacte papilla tumet."

[2]) Plautus, *Curcul., Act. II, Scena III, 44*, und Persius, *Sat. I, 54:* „*calidum scis ponere sumen*".

[3]) Das wenig gebrauchte Zeitwort *sido, sidere*, drückt „sich niederlassen, sich setzen" aus, wie im Virgil: *aves sidunt*, und im Plinius: *sidere ad ima*, zu Boden sinken, und *sidentia fundamenta*, sich senkende Grundmauern.

Die Uebersetzer des Avicenna nennen auch den Nabel *(Alvorati)* und Nabelstrang *Sumen*, wie in: *infantes, dum sunt in ventre, mingunt ex sumine (umbilico), et nati, antequam ligetur sumen eis, mingunt etiam ex sumine.* — Selten steht *Rumen* für *Sumen* (Brust). Die Schutzgöttin der Ammen und Säugemütter, hiess *Rumina*. Da *Rumen* und das obsolete *Ruma*, auch „Kehle" und „Wamme am Halse" ausdrücken, erklärt sich hieraus die Benennung: *Ruminantia*.

3. *Ficteris.*

Dieses missrathene Wort wird von Albertus Magnus für Unterleib gebraucht: *Mirach Latinis ficteris vocatur* [1]). Aber auch den Mastdarm nennt er so: *Ficteris, per quod ejicitur stercus, et quod ab aliis longaon vocatur* [2]).

Ueber die Genealogie dieses *Ficteris*, habe ich Folgendes ausgemittelt. Der erste Uebersetzer des Avicenna, Gerardus Cremonensis, schmiedete dieses Wort für „After". Das Capitel über die Aftermuskeln, führt die Aufschrift: *De anatomia musculorum ficteris.* Es kann ihm dabei nur der Schliessmuskel des Afters, *Sphincter,* vorgeschwebt haben, wie denn auch in den Randnoten zu diesem Capitel, zweimal *Sphyncteris* statt *Ficteris* gelesen wird. Sonst erscheint *Ficteris* bei den Restauratoren der Anatomie nur äusserst selten.

4. *Itrum.*

Noch weniger ist über das *Itrum* des Berengarius zu sagen. Es ist das ἦτρον des Hippocrates [3]) und Aristoteles [4]),

---

[1]) *De animalibus, Cap. 25, pag. 72.*

[2]) *Ibid., pag. 73.*

[3]) *Aphorism., S. 2, Aph. 35.*

[4]) *Hist. anim., Lib. I, Cap. 3.*

mit der neugriechischen Aussprache des η als i. Selten für den ganzen Unterleib angewendet, wie von Gaza, fehlt es nie unter den Synonymen seiner Schmerbauchgegend (*Hypogastrium*). Als Beleg dafür dient: *Alvus a sterno ad pubem*, — *Etron sub umbilico ad pudenda* (Nic. Valla).

5. *Specile.*

Specile, aus welchem ich nichts zu machen weiss, kommt mit der Erklärung: *carnosa pars ventris*, nur im Salomon Albertus [1]) vor.

---

§. LXXX. Negueguil, Dentes sapientiae.

Vestra quoque dentium nomina ex Arabico habetis, heisst es in den Commentarien des Matthaeus de Gradibus [2]). Die Namen der Zähne, welche zur Zeit des Matthaeus üblich waren, sind in der That, Uebersetzungen arabischer Worte. Diese Namen waren:

1. *Duales* für die inneren Schneidezähne, weil sie paarig im Ober- und Unterkiefer zum Vorschein kommen. Die hebräische Uebersetzung des Avicenna, nahm diesen Terminus nicht an, sondern blieb dem Begriff der Schneidezähne treu, in dem Worte: המחתכים, *hamechatechim*, „welche schneiden". *Primores* und *Temnici* kommen erst später vor.

2. *Quatrini*, auch *Quaterni* und *Quadrupli*, für die äusseren Schneidezähne, welche, zusammen mit den inneren, vier bilden.

3. *Fractores*, für die Eckzähne, „*qui mollia lacerant, dura frangunt*". Im hebräischen *Canon* steht für Eckzähne: כלבים

---

1) *Hist. plerarumque partium corp. hum., pag. 89.*

2) *Comm. in IX. Almansoris, Papiae, 1497, Fol. 7.*

מתלעות או, *chelaviim aut metalehoth, mordentes aut risorii* (Vesal). Die Eckzähne *Dentes risorii* zu nennen, muss als *error loci* beanständigt werden. *Risorii* heissen nur die Schneidezähne, nach Pollux γελασῖνοι, von γελάω, lachen, weil sie beim Lachen entblösst werden. *Gelasinus* heisst übrigens auch das Lachgrübchen der Wange. Der Vers des Martial:

„*Non grata est facies, cui gelasinus abest*",

kann auf Beides bezogen werden. Der Dichter scheint aber unter *Gelasinus*, einen Schneidezahn verstanden zu haben, dessen Fehlen die Schönheit des Gesichtes weit mehr beeinträchtigt, als ein fehlendes Lachgrübchen, welches überdies zu den Seltenheiten gehört.

4. *Columellares*, für die Backenzähne, ihrer säulenförmigen Gestalt wegen.

5. *Genuini*, für die ersten beiden Stockzähne. *Dentes genuini* sind jedoch keine arabischen, in's Latein übersetzten Zähne, sondern sind originell und gut latein, von *gena*, Wange, welche sie berührt. Sie kommen im Cicero vor[1]). Festus sagt: *genuini dentes, quod a genis dependent.* Plinius bezeichnet nur die Weisheitszähne als *genuini: genuini, dentes novissimi, qui circiter vigesimum annum nascuntur*[2]). Der hie und da anzutreffende Ausdruck *Phrasteres*, für Stockzähne, kommt aus dem Griechischen, von φράζω, sprechen, weil sie um die Zeit hervorbrechen, wenn die Kinder zu reden anfangen.

Der Weisheitszahn allein hatte seinen arabischen Namen durch längere Zeit bewahrt. Er hiess *Neguegil*, im Zorbis *Negueguil*. Nach Müller soll er richtiger *Neguagid* geschrieben werden, denn das arabische Wort lautet نواجذ, *Nawâdschids* als Plural von ناجذ, *Nâdschidz*. *Nawâdschidz* steht aber nicht für Weisheitszahn, sondern für Stockzähne überhaupt, für welche auch der Ausdruck ضرس *(dirs)*, im Plural

---

1) *De natura Deorum, Lib. II, Cap. 34.*

2) *Hist. nat., Lib. XI, Cap. 37.*

اضراس *(adrâs)*, vorkommt. *Nawâdschidz* wird nach spanischer Orthographie, welche für *w* und *dsch* ein *g* setzt, zu *Naguagid* und *Neguegid.* Das Wort wurde von den Arabisten ohne Ausnahme auf den Weisheitszahn angewendet, und auch latinisirt als *Neguegidius* (Berengarius). Wir finden statt *Negueguil* im Andreas Bellunensis, auch *Dentes alhalm* (arab. الحلم, *al-ḥilm*), mit dem Bemerken, *quia in aetate, in qua isti dentes nascuntur, ratio et prudentia est perfecta.* Als man die Stockzähne *molares* zu nennen anfing, nach dem griechischen μύλη (*mola*, Mühle [1]), und dem hebräischen טוחנות, *tochanoth*, die Mahlenden, ging der Name *Genuini*, nur auf die Weisheitszähne über, wurde auch zu *Gemini* alterirt, und *Neguegid* verschwand.

Mit der Benennung „Weisheitszähne", sind schon die Griechen vorausgegangen mit ihren σωφρονιστῆρες, *Dentes sapientiae*, bei Gorraeus: *Dentes sensus et intellectus.* Riolan nannte im Gegensatz, und sehr consequent, obwohl etwas läppisch, alle übrigen Zähne: *Dentes stultitiae.* Auch als *Cranteres* und *Serotini* treten uns die Weisheitszähne entgegen; — *Cranteres*, da sie die Zahnreihe abschliessen und fertig machen; denn κραντήρ heisst der „Vollender"; — *Serotini*, als lateinische Uebersetzung des griechischen ὀψίγονοι, von ὀψέ, spät, — die „späterzeugten". Aus dem im Vesal zu findenden Worte *Caysales*, kann ich nicht klug werden. Prof. Müller giebt die Möglichkeit zu, dass hinter *Caysales*, das hebräische קיץ, *qaiz*, Hochsommer, stecken kann, da die Weisheitszähne erst in der Zeit der Reife sich einstellen. Der grosse Chirurg des 13. Jahrhunderts, Lanfrancus, welcher sich nicht getraute, einen Steinschnitt zu machen, oder einen Stockzahn auszureissen [2]), nannte die *Dentes molares: Mensales*, — ein Name, welchen auch Fallopia beibehielt, weil auf ihren breiten Kronen,

---

[1]) Daher μυλίται und μύλακροι, wie die Mahlzähne im Suidas und Pollux heissen.

[2]) *Practica, quae dicitur ars completa totius chirurgiae, Venet. 1546, Tr. III, Div. 3, Cap. 6.*

„veluti supra mensam collocantur cibi". Die viereckige Gestalt ihrer Kronen, ist die einer Tischplatte, zu welcher die Wurzeln die Füsse abgeben. Der Vergleich rührt eigentlich schon von Rufus Ephesius her. Τράπεζα (Tisch) ist bei ihm Mahlzahn. Das Wort scheint aus τρίπεζα oder τετράπεζα entstanden zu sein, da es Tische mit drei und mit vier Füssen gab. Der *Musculus cucullaris s. trapezius*, heisst, seiner viereckigen Gestalt wegen, auch *Musculus mensalis*, der Tischmuskel.

Die Gesammtheit der Zähne, und zwar je eine Zahnreihe, wird oft durch *Maceria* oder *Maceries dentium* ausgedrückt. *Maceria* ist ein classisches Wort, kommt im Cicero und Varro vor, und bedeutet eine Mauer von Steinen, welche ohne Mörtel übereinandergelegt wurden. Gärten und Weinberge wurden mit solchen Mauern eingefriedigt. Ich finde im dritten Buche der Geschichte von Cornelius Sisenna, eines Zeitgenossen des Cicero, Folgendes: *„post villarum maceries et parietinas* (verfallenes Mauerwerk), *quinque cohortes in insidiis reliquit"*.

§. LXXXI. Nucha als Nacken.

Es giebt in der Anatomie ein *Ligamentum nuchae*, in der Chirurgie eine *Luxatio nuchae* (Mauchart), und in der Medicin ein *Emplastrum* und ein *Vesicans ad nucham*. Diese *Nucha* ist aber kein lateinisches Wort, denn sie kommt in keinem römischen Autor vor. Sie kann aber unmöglich von *Nucha*, als Rückenmark (sieh' den nächsten Paragraph), ihre Abstammung herleiten, denn Rückenmark und Nacken wird Niemand mit einander verwechseln. Woher stammt sie also? Sie stammt von einem arabischen Wort, welches mit *Nucha* Aehnlichkeit hat. Dieses ist نقرة, sprich *nuqrah* (M.), welches im El Rasi und im Avicenna öfter zu finden ist[1]), von den

[1]) *Canon, Lib. I, Fen 4, Doctr. 5, Cap. 21.*

Uebersetzern als *Nocra* wiedergegeben wird, und die „Nackengrube" ausdrückt [1]).

Weil die arabischen Aerzte, in der *Nocra*, Cauterien und Schröpfköpfe *(rentosas)* gegen Kopfzittern, Zahn- und Ohrenschmerz anbrachten, ist sie auch als *Fontanella colli* in der Medicin des Mittelalters bekannt. Aus dieser *Nuqrah* oder *Nocra*, ist *Nucha* (Nacken) geschaffen worden. Diese *Nucha* hat aber eine grössere Ausdehnung, als der Nackengrube zukommt. Sie begreift nämlich die ganze hintere Gegend des Halses in sich, um diese mit einem kürzeren Namen zu versehen, als das *Metauchenium* (μετά, hinter, und αὐχήν, Hals) des Jul. Pollux war [2]). Berengarius bestimmt die Längendimension der *Nucha* oder *Nocra*, mit den Worten: *ab Alchael usque ad Alchadam inclusive, vocatur Nocra, ubi dantur cauteria actualia in pueris, in praeservatione ab epilepsia, et est remedium singulare. Alchael* (auch *Alcheel*), und *Alchadam* (auch *Alcacham*), sind dem oben citirten Capitel des Avicenna entlehnt, wo القحف, sprich *Al-qiḥf*, für Hinterhaupt, eigentlich für Hinterhauptsbein steht [3]), und الكاهل *(al-kāhil)*, zur Bezeichnung des Nackens und Rückens, oder eigentlich der Gegend zwischen den Schulterblättern dient, — das *Interscapilium* [4])

[1]) Die arabischen Lexica definiren *Nocra* als *scrobs in occipitis inferiori parte*. *Scrobs*, richtiger *Scrobis*, ist im Virgil eine Grube zum Einsetzen eines Baumes. Arnobius nennt deshalb, *ob similitudinem* der Verwendung, die weibliche Schamspalte: *scrobis virginalis*.

[2]) Das hippocratische τράχηλος für Nacken, existirt noch in der Anatomie, im *Musculus trachelo-mastoideus*.

[3]) Die Lexica bestimmen es sehr undeutlich nur als *Os tegens cerebrum*.

[4]) Spigelius und Bartholinus schreiben *Interscapulium*, und verstehen darunter jene Gegenden des Schulterblattes, welche sonst den Namen *Fossa supra- et infraspinata* führen. Dass man den Fortsatz des Schulterblattes, welcher diese beiden

des Caelius Aurelianus. In der *Interpretatio nominum Avicennae* von Andreas Bellunensis, heisst es: *Alcheel est locus inter scapulas*, und *Alhacham locus, ubi collum jungitur capiti.*

Es ist somit ausgemacht, dass *Nucha*, als Nacken, nicht von dem arabischen Wort für Rückenmark, sondern von jenem für Hinterhauptsgrube deducirt werden muss.

Die Etymologen vermuthen [1]), dass der *Barbarismus nuchae*, der Vater der deutschen Worte: Nacken, Genick, Neck und Nocke ist. Das altdeutsche *Nacca*, Hals, hat wohl mehr Anrecht darauf, denn es ist viel älter, als das im Mittelalter entstandene *Nucha*.

§. LXXXII. Nucha als Rückenmark.

Vom zwölften, bis in die Mitte des sechzehnten Jahrhunderts, wird das Rückenmark als *Nucha* oder *Nuca* aufgeführt. Das Wort imponirt für lateinisch; ist es aber nicht. Constantinus Afer, dessen Muttersprache die arabische war, sagt in dem anatomischen Theile des Werkes: *De communibus medico cognitu necessariis locis*, welches er als Mönch in dem Kloster des Monte Cassino schrieb, ausdrücklich: *Medullae spondilium lingua arabica vocantur nucha* [2]). Im Rases lesen wir: *cerebrum quasi fons sensuum et motuum, nucha vero sicut*

Graben trennt, *Spina* nannte, worunter eigentlich die Kante des Rückgrates (ἄκανθα) verstanden wird, ergiebt sich daraus, dass die hintere, convexe Fläche des Schulterblattes, *Dorsum scapulae* hiess, welches *Dorsum* durch die *Spina scapulae* ebenso in zwei Abtheilungen gebracht wird, wie der eigentliche Rücken, in zwei Hälften durch die *Acantha*.

[1]) Martinii *Lex. etymologicum, T. II.*

[2]) Im Cap. 4, des Lib. II, der *Opera omnia, Basil. 1536.*

fluvius magnus, ab eo manans[1]), — und weiter unten: *nervi ipsi cerebro vel nuchae similes.* Deutlicher, als es Magister Richardus that, kann die Bedeutung von *Nucha* als Rückenmark, nicht mehr ausgedrückt werden. Seine Worte sind: *a cerebro oritur nucha, id est medulla spinalis*[2]). Es erscheint denn auch diese *Nucha* aller Orten, wo vom Rückenmark gehandelt wird, im Avicenna, und den übrigen arabischen Aerzten, als نخاع, *nuchâ'* (M.), und kam als solches unverändert in die anatomischen Schriften. Nur bei den Italienern verlor es öfter sein *h*, und wurde zur *Nuca.* Ein paar Beispiele, statt vieler. Mundinus sagt: *in qualibet spondyli* (Wirbel) *est nucha, quae est medulla, similis substantiae cerebri*[3]). Im Berengarius steht: *per magnum foramen ossis basilaris, descendit nucha*[4]), und im Magnus Hundt: *medulla spinae nucha dicitur*[5]). Selbst die deutsche Anatomie nahm die *Nucha* auf, wie aus Hans von Gersdorf zu ersehen: „durch jeglliches beyn (Wirbel) gedt ein paar aderen (Nerven), die da kummen von der nucha"[6]).

Nur Ein Anatom vor Vesal, welcher sich aller arabischen Benennungen enthielt, wollte auch von der *Nucha* nichts wissen. Es war Alexander Benedictus, welcher den Namen *Medulla spinalis* hören lässt: „*nulla fere corporis pars sine cerebri spiramento, vel medullae spinalis beneficio constat, unde a medicis cerebrum longum meruit appellari*"[7]). Er führt aber das Rückenmark als siebentes Hirnnervenpaar auf[8]), und im 20. Capitel desselben Buches gar nur als sechstes: *sexta syzygia simplex*

---

[1]) Abupetri Rhazae Mahometi, *Opera exquisitiora, Basil. 1541, Lib. I, de re medica, pag. 8.*

[2]) *Anatomia* Richardi, *Edit.* Florian, *Vratisl., pag. 22.*

[3]) *Cap. De anathomia spondilium.*

[4]) *Isagogae breves. In Cap. de anfractibus supra palatum.*

[5]) *Anthropologium, Cap. 45, Fol. 3, a*

[6]) Feldtbuch der Wundarczney, *Fol. 7, b.*

[7]) *Anatomice, Lib. V, Cap. 15.*

[8]) *Op. cit., Lib. IV, Cap. 14.*

medulla est, a cerebro posteriori descendens. Schon im fünften Jahrhundert finde ich das Rückenmark, als *Cerebrum longum*, von einem Gelehrten und Schriftsteller am Hofe Theodosius des Jüngeren erwähnt[1]). Er erklärt dasselbe für das siebente und letzte Hirnnervenpaar: „*septima συζυγία nervorum, infundit neuram spinali medullae, quae adeo usu et dignitate praecipua est, ut longum cerebrum a medicis sit vocata*". Im Celsus lese ich für Rückenmark: *Medulla in spina*; — im Vesalius: *Medulla dorsi*.

Als *Sacra fistula*, wie das Rückenmark bei Andreas Laurentius heisst, hat es mit dem alten Testament nichts zu schaffen. Der Name ist einem anderen Organ entwendet worden — der Wirbelsäule, — welche bei den Griechen ἱερὰ σῦριγξ hiess, wo aber das ἱερὰ nicht heilig, sondern gross bedeutet, ähnlich wie ἱερός von Homer, als Ausdruck des Grossen, bei Himmel, Meer, und Ilios, angebracht wurde, und auch der grösste Wirbel — das Kreuzbein — als ἱερὸν ὀστέον, im *Onomasticon* des Rufus Ephesius auftritt, was die Einfalt unserer Vorfahren mit „heiliges Bein" übersetzte.

Von den übrigen Synonymen des Rückenmarks, welche von Pierer und Schreger zusammengestellt wurden, sind nur zwei griechische erwähnenswerth, weil sie in der modernen Medicin zur Bezeichnung von Krankheiten des Rückenmarkes oder des Rückgrats benützt wurden: μυελὸς νωτιαῖος (Hippocrates[2]), und μυελὸς ῥαχίτης (Galen). — Paracelsus, welcher auch in der anatomischen Nomenclatur seine eigenen Wege ging, nannte nur das verlängerte Mark: *Nucha*, und wies in ihr der fallenden Sucht ihren Sitz an.

Was könnte die *Micha* des Cornelius Agrippa[3]) anderes sein, als eine verunstaltete *Nucha*? Die Worte:

---

[1]) Aur. Theodosius Macrobius, *Saturnalia, Lib. VII, Cap. 9.*

[2]) *Phthisis notiaea*, Rückenmarksdarre, der neueren Nosologen.

[3]) *De occulta philosophia, Lib. II, Cap. 27, ad finem.*

„*nervus circa micham* (der Nerv am Nacken), *qui tractus cuncta hominis membra movet*“, können nur auf das Rückenmark bezogen werden.

—

§. LXXXIII. Orithi, Aorta.

Alle Entstellungen, welche sich die *Aorta* bis zum Anfang des 18. Jahrhunderts gefallen lassen musste, wie *Adorti, Ahorti, Adorsi, Orthi*, und *Chrithi*, lassen sich aus dem Ausdruck ableiten, welchen Avicenna für die Aorta brauchte: اورطى, sprich *Awarti*[1]), das auch *Orti, Oriti* gelesen werden kann, und wie man deutlich sieht, aus der ἀορτή des Aristoteles entstanden ist. Von den bereits angegebenen Nebenformen fällt uns am meisten das Wort *Chrithi* im Constantinus Africanus auf: *Arteria major, quae vocatur Chrithi, omnium fons est arteriarum*[2]). Vielleicht ist *Chrithi* nur ein imposanter Druckfehler, von welchen jenes Werk wimmelt. Nur kann sich ein Druckfehler, welcher blos sporadisch aufzutreten pflegt, nicht so oft wiederholen. Die *Akorti* des Zerbis, lässt sich wohl auch aus ἀορτή herausfinden, mit neugriechischer Aussprache des η als ι, und einem eingeschalteten *h*, was nur zu oft vorkommt, wie in *Athlas, Chistis, Trunchus*, u. v. a.

Wie die Griechen φλέψ (Ader) auch auf Arterie anwendeten, als φλὲψ σφύζουσα, pulsirende Ader, so schufen auch die Aerzte und Anatomen im Mittelalter, ihre *Venae pulsatiles* und *Venae quietae*, für Arterien und Venen. Die grösste, und am heftigsten schlagende Arterie — die Aorta —

1) *Canon, Lib. I, Fen 1, Doctr. 5, Summa 4, Cap. 8.*

2) *De communibus medico necessariis locis, Basil. 1536, Lib. II, Cap. 21.*

erhielt sofort den stolzen Namen: *Vena audax*, zur Abwechslung mit *Vena ahorti* und *Vena elevabilis*, wie wir sie im Achillinus finden. In dem barbarischen Ausdruck *elevabilis*, drückt sich wenigstens das Bestreben aus, eine lateinische Uebersetzung des griechischen Wortes *Aorta* zu geben, welches von ἀείρω, erheben *(elevare)*, stammt. Auch עורק, *'öréq*, im hebräischen *Canon*, für Arterie, stammt von ערק, *'araq*, „auf der Flucht sein, eilen" [1]).

§. LXXXIV. Ossa paris.

Als *Ossa paris* werden von den Arabisten die Schläfenbeine bezeichnet, nicht weil sie paarig sind, denn dann hätten alle paarigen Kopfknochen, Anspruch auf dieselbe Benennung gehabt, sondern weil sie sich mit den Jochbeinen paaren. — Avicenna verstand unter *Ossa paris* nur die beiden *Arcus zygomatici: duo ossa dura, quae cooperiunt nervum, qui transit in tempora* (*nervus* als Schläfemuskel), *quorum situs est secundum longitudinem temporis ex transverso, et vocantur haec duo: ossa paris* [2]). Im arabischen Text steht الزوج, *al-zaudsch*, „ein Paar" (M.).

Die späteren Arabisten drückten durch *Ossa paris* auch die Jochbeine und die Felsenbeine aus, und nannten die Jochbrücke *Jugumentum*, ein, gegen alle Erwartung, gutlateinischer Ausdruck, welcher bei Cato [3]) einen Pfosten oder Querbalken bezeichnet, während Vitruvius [4]) *jugumentare* für „zusammenfügen" anwendet (von *jugum*). *Ansae capitis* heissen die Joch-

[1]) J. J. Schmidt, *Biblischer Medicus, pag. 148.*

[2]) *Canon, Lib. 1, Fen 1, Doctr. 5, Summa 1, Cap. 8.*

[3]) *De re rustica, Lib. XIV,* §. *1* und *4.*

[4]) *De architectura, Lib. II, Cap. 1* und *3.*

brücken, weil sie sich mit den paarigen Henkeln an Vasen vergleichen lassen (τὰ ὦτα, Ohren, bei den Griechen genannt). — Das *Os jugale* des Celsus, ist das ζυγῶδες des Jul. Pollux. Auch die Hebräer folgten dem arabischen Brauch, und benannten das Jochbein als עצמות הזוג, *atsamoth ha-zôg*, Knochen des Paares (Vesal).

Sonst findet sich sehr häufig für die Jochbeine:

1. *Poma faciei* [1]) (woher das französische *pomette*), dem griechischen μῆλα nachgebildet, worunter sowohl jungfräuliche und volle, d. h. nicht hängende Brüste, als auch Wangen verstanden werden.

2. *Ossa malaria*, contrahirt für *maxillaria (mala* für *maxilla)*, da die Jochbeine das zweite Paar des Oberkiefergerüstes *(Maxilla superior)* bilden.

3. *Ossa subocularia*, als Uebersetzung von τὰ ὑπώπια des Homer [2]), die Gegend unter den Augen.

4. *Ossa conjugalia* und *arcualia*, ihrer Theilnahme am Jochbogen wegen.

5. *Gibbi genarum* (im Albertus Magnus), die Wangenhöcker, und endlich

6. *Ossa nervalia*, vermuthlich der mächtigen, an ihnen haftenden Ursprungssehne des Masseters wegen, welche wie alle Sehnen, vor Zeiten als *Nervus* passirte; — σάρκες καὶ νεῦρα, Muskeln und Sehnen, bei Hippocrates.

Nicht mit Stillschweigen ist der Ausdruck καρκίνος, Krebs, zu übergehen, welchen wir im Pollux für die Jochbrücke vorfinden. Die *Latino-Barbari* haben ihr *Canchros* und *Cancros* daraus gemacht [3]). — Wie kommt aber der Krebs zur Jochbrücke? Nicht der Krebs, sondern seine gezähnelten Scheeren-

[1]) Vergleiche, was im §. XV, über *Pomum* und *Malum*, als anatomische Termini, gesagt ist.

[2]) *Ilias, XXI, 468.*

[3]) So im Georgius Valla, *de corp. hum. commodis, etc., Argent.*, ohne Jahr, wo *Cancros* für Jochbein steht.

arme. Die Ränder der Fortsätze des Jochbeins und des Schläfebeins, welche sich zur Jochbrücke verbinden, sind zwar sehr kurz in verticaler Richtung, aber auffallend scharf- und langgezackt; — sie würden, wenn sie gegeneinander wirken könnten, die Finger wie Krebsscheeren zwicken. Das ist meine Erklärung dieser höchst seltsamen Benennung; — Pollux giebt gar keine.

---

§. LXXXV. Pecten manus, Alkef.

Die eigentliche Hand, *Manus parva* [1]) von den Arabisten genannt, besteht aus der *Rasceta* (Handwurzel), und dem *Pecten manus* (unsere Mittelhand, *Metacarpus*), mit Inbegriff der Finger.

Wie die Griechen die Mittelhand κτείς [2]) und κτένιον nannten, d. i. Kamm oder Kechen, so nannten ihn auch die Hebräer: מסרק כף היד, *masrech chaph haiad* (Vesal), und die Araber مشط الكف, *mascht al-kaff* [3]), „der Kamm der Hand", dessen einzelne Knochen *Alsalamiat* hiessen. Aus *Al-kaff* entstand *Alkef*. Man bediente sich jedoch desselben nur selten, und gab lieber seine Uebersetzung: *Pecten manus*. Doch auch bei dieser blieb man nicht ausschliesslich, sondern

---

[1]) Ἀκρόχειρ der Griechen, *Manus summa*, oder *extrema*, des Celsus. *Manum vocant, quia ab ea emanant digiti* (Rolfink).

[2]) Dieses Wort wurde von ihnen auch an einige andere Körpertheile vergeben, wie an die Hand mit ausgestreckten Fingern (Aeschylus), an den Rückgrat, an die Schneidezähne, und an die weibliche Scham, eigentlich an die Schamboine, deren scharfe Kante wir jetzt noch *Pecten ossis pubis* nennen.

[3]) *Canon, Lib. I, Fen I, Doctr. 5, Summa I, Cap. 22.* Erstes Wort dieses Capitels.

ersetzte sie durch die barbarischen Worte *Postbrachiale* [1]), *Procarpium* und *Antecarpus*, — schlechte Uebersetzungen des griechischen μετακάρπιον.

Die Knochen des Metacarpus liegen parallel neben einander, wie die Zähne eines Kamms (κτείς [2]), wie die Saiten einer Lyra, und wie die Rippen an der Brust. Im Hinblick auf letztere, wurde dem Metacarpus auch der Name στῆθος zu Theil, d. i. Brust, und dürfen wir uns nicht überrascht finden, auch *Pectus manus* für Metacarpus gebraucht zu sehen. — *Lyra* für Metacarpus, taucht im Hesychius auf. — Das *Antheron* im Pierer, kann nur ein Schreibfehler statt *Andēron* sein. Ἄνδηρον heisst im Plutarch und Theocritus ein „Gartenbeet". Wahrscheinlich hat das Wort die viereckige Gestalt des Metacarpus, als Ganzes, wiederzugeben, wie der ebenso seltene *Torus*, Lager und Polster, die weiche, weil fleischige, Beschaffenheit der Flachhand ausdrücken mag.

Auch am Fusse fand *Pecten* einen entsprechenden Platz. *Pecten pedis* steht bei vielen Arabisten für Metatarsus, und ist ungleich besser, als das hybride *Metapedium*.

Aristoteles und Celsus zählten fünf *Ossa metacarpi*, — Galen und Avicenna nur vier. Galen hielt nämlich den *Metacarpus pollicis*, für eine *Phalanx prima* dieses Fingers, da er alle fünf Finger dreigliedrig sein liess. Die Späteren schlossen sich bald der einen, bald der anderen Ansicht an. Was sich *pro* und *contra* darüber sagen lässt, findet sich in §. 141, C, der vierzehnten Auflage meines *Handbuches der Anatomie*.

Die mit Fleisch und Haut bedeckte Mittelhand, mit Einschluss der Finger, hiess bei den Römern *Palma*, in den Uebersetzungen des *Canon* aber *Planta*. *Palma* ist eigentlich

[1]) Da sie den Carpus *Brachiale* nannten, wäre die Benennung *Postbrachiale* für Metacarpus, dem Sinne nach, richtig.

[2]) *A forma et figura pectinis ita vocamus* (Mundinus).

ein griechisches Wort: παλάμη, Schaufel, Ruderblatt. Die Ruderfüsse der Wasservögel heissen im Plinius: *Palmae*, und eine ganze Ordnung der schwimmenden Säugethiere, erscheint im zoologischen System als *Palmata*. *Palma* blos für Hohlhand anzuwenden, ist unrichtig. Bei Dichtern und Prosaisten steht *Palma* für die ganze Hand, wie in den schönen Versen Virgil's von der gefesselten Cassandra:

„*Ad coelum tendens ardentia lumina frustra,*
Lumina — nam teneras arcebant vincula palmas."

Die Hohlhand führt bei allen Classikern den Namen *Vola*. — Die Griechen unterschieden an der *Vola*, den ausgestreckten Zustand vom gebogenen. Die ausgestreckte *Vola* hiess *Thenar*, nach Hippocrates, — die gebogene oder gehöhlte *Cotyle*, — ein Wort, welches überhaupt für Vertiefungen, und insbesondere für Gelenksgruben, Pfannen, verwendet wird. Der dem *Thenar* entgegenliegende Handrücken, erhielt den Namen *Opisthenar*. *Thenar* kommt von θείνω, d. i. „schlagen mit der flachen Hand". Jetzt ist der *Thenar* ganz verstellt worden. Man nennt den Ballen des Daumens so, und jenen des kleinen Fingers *Hypothenar*.

§. LXXXVI. Rasceta, Carpus.

Dieses arabische Wort wurde mit verschiedenen lateinischen Gewändern und italienischem Putz angethan, von *Rasga* bis *Rasetta*. *Rasga* ist von dem arabischen Ausdrucke am wenigsten abgewichen. Dieser ist im Avicenna: رسغ, *rusgh*, was die Lexica bestimmen als: *locus qui separat brachium a manu, et crus a pede*, — somit Hand- und Fusswurzel. *Rusgh* als *Rasg* gelesen, giebt *Rasga*. — Bei den Chiromanten ist *Rasceta* die Linie oder Furche, durch welche der Vorderarm sich von der Hohlhand abgrenzt, und im Forestus[1]) werden die Knöchel am Fusse *Rascetae* genannt. — Die lateinische Uebersetzung des *Canon*, bedient sich, statt *Rasceta*, auch des Ausdrucks: *Brachiale*[2]), welcher mit *Rasceta* gleich lange (bis nach Vesal) anhielt, und noch, als *bracciale*, im Italienischen vegetirt.

Rascha, Racha und *Rasga* (mit elidirtem *R* auch *Asca* und *Ascam*) *Rasetta, Rasseta, Rasete, Rozetta* und *Rosetta*, wechseln bei den Anatomen des 14. und 15. Jahrhunderts mit einander ab, letzteres, im Vuillichius, mit der Erklärung: *„quia puellarum mos est, hanc partem brachii, rosarum corollis ornare"*. *Rasga* findet sich jedoch hier am unrechten Ort. Nur die Unkenntniss des Arabischen konnte es für Handwurzel gebrauchen, der Aehnlichkeit mit *Rasa* wegen. *Rasga* ist „Kniescheibe", wie im nächsten Paragraph gezeigt wird. Einige, welche der Verdacht quälte, *Rasceta* möchte kein echt lateinisches Wort sein, ersannen sich dafür *Restricta* und *Recepta*, z. B. M. Hundt[3]).

Im Celsus kommt die Handwurzel als *„prima palmae pars"*[4]) zum Vorschein, *„quae ex multis constat ossibus minutis, quorum numerus incertus est"*. Jetzt dominirt das griechische *Carpus* für Handwurzel. Καρπός *(gen. fem.)* tritt schon in der Iliade und Odyssee auf. Es fand bei Galenus Aufnahme, welcher die acht Knochen des Carpus zwar ohne Namen liess, aber sie im Allgemeinen, als σκληρὰ πάντα, καὶ σμικρὰ, καὶ ἄμυελα, καὶ πολυειδῆ bezeichnet: *„dura omnia, et parvula, et medulla carentia, et multiplicis figurae"*. Die jetzigen Benennungen der einzelnen Handwurzelknochen, kamen erst nach und nach zu Stande. Michael Lyser, ein Leipziger Doctor, und Prosector

---

[1]) *Lib. VI, Obs. chir., 49. Scholion.*

[2]) *Canon, Lib. I, Fen 1, Doctr. 5, Summa 1, Cap. 21, de anatomia rascetae, i. e. brachialis:* فى تشريح الرسغ, *fi taschriḥ al-rusgh.*

[3]) *Anthropologium, Cap. XXXVIII, Fol. 2, b.*

[4]) *De medicina, Lib. VIII, Cap. 1.*

bei Thomas Bartholinus, stellte sie in der Ordnung fest, in welcher wir sie gegenwärtig aufzählen [1]). Heister hielt dieses für überflüssig: *carpi ossiculis nomina imponere, supervacaneum esse censemus* [2]). — Vesal zählte sie noch als *primum, secundum, tertium*, etc.

Die *Rasceta pedis* entspricht nicht unserem Tarsus, da sie das Sprung-, Kahn-, und Fersenbein, nicht in sich begreift. Avicenna sagt: واما الرسغ فيخالف رسغ الكف, *wa-amma al-rusgh fajuchâlif rusgh al-kaff, Rasceta pedis a rasceta manus diversa est.* Es bleiben für sie nur die drei Keilbeine und das Würfelbein. Letzteres wurde auch nicht immer in die *Rasceta pedis* aufgenommen, so dass es ganz verlassen und allein dastand, wodurch sein Name: *Os solitarium*, verständlich wird. Ueber seine Benennung, als *Os grandinosum*, sieh' §. LXXXVIII, *Rigil.* — *Os Nerdi*, als welches das Würfelbein im *Canon Avicennae* [3]) figurirt, erklärt sich durch die *Interpretatio* des Andreas Bellunensis: „*tale os versus partem sylvestrem pedis* (Aussenrand des Fusses), *habet figuram hexagonam, et vocatur Nerdi, quia assimilatur taxillo hexagono* (Würfel), *et illi taxilli fuerunt appellati Nerdi, ab inventore, qui fuit philosophus clarissimus, et appellabatur Nerdi*". Es usurpirt auch, als Würfel, den bereits an das Sprungbein vergebenen Namen *Os tesserae* bei Fallopia, besser *Os quadratum*, und bei Blumenbach: *cubiforme*.

Die drei namenlosen Keilbeine der *Rasceta pedis*, mussten lange als *Ossa innominata*, auf einen lateinischen Taufpathen warten. Einen griechischen hatten sie schon in Galen, welcher sie χαλκοειδῆ nannte, von χαλκός, Erz: *quia sunt dura, et cunei aenei similitudinem habent* (Fallopia [4]). Den bleibenden

[1]) *Culter anatomicus. Hafniae, 1665, pag. 208, seqq.*
[2]) *Compendium anat.*, §. *156.*
[3]) *Lib. I, Fen 1, Doctr. 5, Summa 1, Cap. 30, de anatomia pedis.*
[4]) *Expositio de ossibus, Cap. 36.*

Namen: *Ossa cuneiformia*, erhielten sie erst durch Riolan. — Die Collectivbezeichnung der Fusswurzel als Tarsus, ergiebt sich aus ταρσός, eine aus parallelen Stäben construirte, rostartige „Vorrichtung zum Trocknen" verschiedener Gegenstände, wie Käse, Ziegel, Teig. Mit den Parallelstäben dieses Rostes, verglich man die parallel nebeneinander liegenden, stabförmigen Knochen des Mittelfusses, und gab dem letzteren den Namen *Tarsus*. So erklärt sich die Sache viel besser, als wie Rolfink meinte: *a sicca et excarni hujus loci qualitate* [1]), — „aus der harten und fleischlosen Beschaffenheit des Fusses".

§. LXXXVII. Rasga, Patella.

Die arabischen Benennungen der Kniescheibe, auf welche wir in den chirurgischen und anatomischen Schriften von Vesal stossen, sind: *Alrasafe*, *Aresfatu*, *Rasga*, und *Addaicon*; — die lateinischen: *Oculus genu*, *Concha*, *Polus*, *Mola*, *Rotula*, und *Patella*.

Wird *Aresfatu* seines antiquirten Ausganges und des Artikels entledigt, so giebt es *Resfa* und *Rasafa*, das رضفة, *Rasafah* oder *Rasfah*, Kniescheibe, des Avicenna [2]). Die häufige Substitution von *g* für *f* in der spanischen Aussprache, macht aus *Rasfa*: *Rasga*. *Adaicon* und *Addaicon* kommt im Berengarius vor: *conjunctio ossis coxae* (Oberschenkel) *cum ossibus cruris* (Unterschenkel), *conjungitur in anteriori cum certo quodam osse chartilaginoso, quod arabice dicitur Addaicon, quod signat „limen genu"* [3]).

—

[1]) *Dissert. anat., Lib. II, Cap. 52.*

[2]) *Canon, Lib. 1, Fen 1, Doctr. 5, Summa 1, Cap. 29.*

[3]) *Commentaria in Mundinum, pag. 36, b.*

Oculus genu ist eine wörtliche Uebersetzung des arabischen عين الركبة, *ain al-rukbah*, wie es mehrere Male im Avicenna gefunden wird, und des hebräischen עין או מגן הארכובה, *ain au maghen haharcubah*, „das Auge oder das Schild des Kniees". *Oculus genu* ist selbst in die italienische Sprache aufgenommen worden, als *ginocchio*.

Concha und *Conchula* sind Uebersetzungen des griechischen Wortes κόγχη, dessen sich Julius Pollux für Trommelhöhle, Schädeldach, und Kniescheibe, bediente [1]).

Polus, im Vesal, steht für Drehpunkt oder Scheitel des Kniees.

Mola entspricht dem griechischen μύλη, worunter Galen Backenzahn und Kniescheibe verstand. *A similitudine coronae dentis molaris, mola dicitur* (Bauhinus [2]).

Rotula wird fast so oft gebraucht, wie *Patella*. Das Wort wurde gewählt, um die rundliche Form der Kniescheibengegend (*Orbis genu* bei Ovid), und die Beweglichkeit der Kniescheibe figürlich auszudrücken. Bei den Classikern kommt es nicht vor, wohl aber in allen romanischen Sprachen, als *rotella*, *rotule*, und *las rodillas*. Laurentius sagt: *vulgus rotulam appellat* [3]). Es scheint sich also die *Rotula* aus der italienischen Volkssprache in die Anatomie eingeschlichen zu haben.

So kommen wir denn zur *Patella*, welche am längsten unter allen Benennungen der Kniescheibe Stand gehalten. Celsus führt uns die *Patella* vor, als *os parvum, molle, cartilaginosum, quod patellam vocant. Superinnatans, nec ulli ossi inhaerens, sed carne et nervis deligata, inter omnes crurum flexus, juncturam tuetur* [4]). Die *Nervi*, von welchen Celsus hier spricht, sind unsere *Ligamenta*, welche am Kniegelenk, ihrer Stärke

---

1) Joh. Gorraeus, *Definitiones med.*, *Paris*, *1564*, *pag. 288.*

2) *Theatrum anat.*, *Lib. IV*, *Cap. 21.*

3) *Hist. anat. corp. hum.*, *Lib. II*, *Cap. 36.*

4) *De medicina*, *Lib. VIII*, *Cap. 1.*

wegen, von Averroës: *Valalhat*, von Ebn Sina: *Calahabarab*, und *Alacahab* genannt wurden [1]).

Patella ist das Diminutiv von *Patera* (φιάλη). *Patera* war ein Napf, mit welchem Wein auf den Kopf des Opferthieres, oder auf den Altar gegossen wurde. Die *Patella* (λεκάνη) war kleiner, und nicht so tief, wie die *Patera*, und diente nur, um feste Speisen aufzunehmen, wie sie den Göttern bei festlicher Gelegenheit dargebracht wurden. Daher *Dii patellarii* [2]). Die seichte Concavität der hinteren Fläche der Kniescheibe, lud zur Wahl dieses Namens ein. Das englische *knee-pan*, Kniepfanne, und das französische *palette du genou*, entspricht der *Patella* als Schüsselchen. — *Scutum genu*, und *Os scutiforme*, findet sich im Bartholinus [3]), als Uebersetzung des oben angeführten hebräischen Ausdruckes *maghen*.

Μυλακρίς (für μυλακρίς λᾶας, Mühlstein) bei Galen, ἐπιγουνίς (auf dem Knie, γόνυ) bei Homer, und ἐπιγονατίς oder ἐπιμυλίς bei Hippocrates, gehören nur mehr der Geschichte an.

---

§. LXXXVIII. Rigil, Membrum inferius.

Die untere Gliedmasse wurde von den Arabisten anders als von uns eingetheilt. Je nachdem sie die Hüfte, *Ancha* [4]), zur Extremität oder zum Stamme rechneten, bestand die untere Gliedmasse aus *Ancha*, *Pes magnus*, und *Pes parvus*, oder nur aus den beiden letzteren. *Pes magnus* wurde *Rigil* genannt. *Rigil* ist das arabische رجل (*Ridschl* oder *Rigl*). *Primum ex ossibus Rigil, est coxa* (Oberschenkelbein), heisst

---

[1]) Berengarius, *Comment.*, *pag. 69, a.*

[2]) Cicero, im *Verres, IV, 21, 22*, und Plautus, *Cist. II, 1, 46.*

[3]) *Op. cit.*, *Lib. IV, Cap. 21.*

[4]) §. X, *Albartafa.*

es im lateinischen Avicenna[1]). *Pes magnus Arabibus Rigil vocatur,* bestätigt Zerbis[2]), rechnet aber auch den *Pes parvus* dazu. Albertus Magnus versteht ganz willkürlich unter *Rigil,* blos die Muskeln der unteren Extremität[3]).

Rigil bestand aus zwei Theilen: *Coxa* und *Crus,* Ober- und Unterschenkel. *Coxa,* als Oberschenkel, circulirt nicht mehr, wohl aber als Hüfte, statt des aufgegebenen *Ancha.* Nur im Französischen und Italienischen lebt es fort, als Oberschenkel — *cuisse* und *coscia.* — Die Arabisten nannten den Oberschenkel *Femur* oder *Femen,* auch *Crus,* — Mundinus selbst Tibia[4]), welchen Namen er aber auch dem Unterschenkel giebt. Das obsolete *Femen,* wird noch in *Interfemineum,* „Mittelfleisch zwischen den Schenkeln", und in *Feminalia* erkannt, Hosen[5]), oder blos Binden, welche weichliche Menschen, wie Kaiser Augustus, um die Schenkel wickelten, — die περισκελία, welche Paulus Aegineta seinen Kranken empfahl (von σκέλος, Schenkel). — Das Bein des

[1]) *Canon, Lib. I, Fen 1, Doctr. 5, Summa 1, Cap. 27.*

[2]) *Op. cit., Fol. 172.*

[3]) *De animalibus, Lib. I, Cap. 17, pag. 51.*

[4]) Im letzten Capitel seiner *Anathomia emendata,* sagt er über die beiden Schenkelvenen: *Vena chilis* (untere Hohlader) *in fine spondilium renum* (Lendenwirbel), *ramificatur in duos truncos, quorum unus transit ad tibiam dextram, alter ad sinistram.* Diese den Alten zur Gewohnheit gewordene Verwechslung von Worten, mit welchen wir heutzutage einen ganz bestimmten Begriff verbinden, ist eine Hauptursache der Unklarheit vieler Sätze in ihren Schriften, und des Unbehagens, welches ihr Durchlesen in uns erregt.

[5]) Solche Hosen reichten nur bis unter das Knie, und wurden allgemein von den Soldaten getragen, welche in kalten Ländern in Kriegsdienst standen. Abgebildet nach einem Soldaten auf der Trajanssäule, von Anthony Rich, *Römische Alterthümer, pag. 200.*

Oberschenkels hiess: *Canna coxae,* — die beiden Unterschenkelknochen *Focile majus, Arundo* oder *Canna domestica* (Schienbein), und *Focile minus, Arundo* oder *Canna sylvestris* (Wadenbein). — Bei den ältesten Schriftstellern aus Salernitanischer Zeit, hiess das Wadenbein schlechtweg auch *Sura.* Sie haben die Autorität des Celsus für sich: *alterum os cruris (externum) sura recte dicitur* [1]. — Man erschrickt förmlich, wenn man dem Unterschenkel auch als *Tybium* begegnet, wie im Zerbis.

Die vordere Seite des Unterschenkels wurde als *Crea,* von der hinteren, *Sura,* unterschieden. Auch hier handelt es sich offenbar um eine Verwechslung, denn *Crea* (von κρέας, Fleisch) passt nur auf die fleischige Wade — die γαστροκνημία des Aristoteles. Vesalius nennt die vordere Gegend des Unterschenkels wohl nicht ganz richtig *Anticnemion* (er meint: was vor dem Schienbein, κνήμη, ist).

Die *Cavillae* (Malleoli) bezeichnen die Grenze zwischen Unterschenkel und *Pes parvus,* eigentlicher Fuss. Die obere Gegend des *Pes parvus* führte den Namen *Mons s. Altum pedis,* — die untere aber *Planta, Solum,* und *Vestigium.* Was wir als die erste Abtheilung des Fusses betrachten, und *Tarsus,* Fusswurzel, nennen, bestand aus dem *Os cahab* (Sprungbein), dem *Os achib* (Fersenbein), *Os naviculare,* und den vier *Ossa rascetae s. rozetae* [2]) *pedis,* von welchen in den §§. II, XLIII, und LXXXVI, bereits gehandelt wurde. — Die *Rasceta pedis* bestand nur aus unseren drei *Ossa cuneiformia* mit dem *Os cuboideum,* welches aber damals, als das grösste Bein unter den vieren, und ein wahrer Riese gegen die Keilbeine, allgemein *Os grandinosum* hiess, — eine barbarische Uebertreibung von *grande,* nicht aber, wie man im Zerbis liest:

---

[1]) *De medicina, Lib. VIII, Cap. 1.*

[2]) *Rasceta pedis* heisst bei Constantinus Africanus: *Racha,* zum Unterschied von der *Rasceta manus.*

quia grosso grano grandinis (Hagelkorn) *simile est* [1]). Hagelkörner von der Grösse des *Os grandinosum* hat man in Italien sicher nie gesehen. Ueber das *Os cuboideum*, als *Os solitarium*, wurde schon in §. LXXXVI gesprochen.

Der Metatarsus hiess ebenso allgemein *Pecten pedis*, wie der Metacarpus *Pecten manus*. — Die Zehenglieder passirten als *Ossa digitorum*, wohl auch als *Phalangas* und *Salangas* [2]), — die beiden letzteren als Corruptionen von *Phalanges*.

Vergleiche über die Phalangen auch §. XCIX, *Sulamet*.

§. LXXXIX. Sadarassis, Clibanus und Crates costarum, für Thorax.

Nur ein einziges Mal begegnete ich diesem Worte, in dem Commentar, welchen Didacus Lopez über das Buch des Avicenna, *de viribus cordis*, in Toledo, 1527, herausgegeben hat. Es steht für Brustbein.

Das flache Brustbein *Asser pectoris*, d. i. „Brett der Brust", zu nennen, war lange Zeit bei den Arabisten gebräuchlich [3]), in wörtlicher Uebersetzung des arabischen لوح الصدر *(lauḥ al-ṣadr)*, welches sich zuerst im Rases zeigt. Aus diesem

---

[1]) *Op. cit.*, *Fol. 182, b.* Er hat aber selbst auf seine Erklärung nicht viel gehalten, da er das Wort *grandinosum* nicht weiter gebraucht, sondern durch *solitarium* ersetzt. Er rechnete nämlich das *Os grandinosum* nicht zur *Rasceta pedis*, sondern wies diesem Knochen eine Stelle für sich allein im Fusse an.

[2]) Carpus, *Comment.*, *Fol. 39, a*, wo sie auch als *Internodia* und *Articuli* erwähnt werden.

[3]) *Os medium thoracis asser dicitur*, in M. Hundt, *Lib. cit.*, *Cap. 15, de ossibus*, *Fol. 1.*

Sadr, صدر (Brust), und aus *asser*, richtiger *assis* (Brett), wurde *Sadarassis* zusammengesetzt. — Das maurische *Sadr* (*Zadar*) ist in Spanien noch nicht gänzlich verklungen. Ich hörte ein andalusisches Mädchen ihr Brustleibchen *Zadarillo* nennen. — Die Römer unterschieden sehr scharf zwischen *Asser* und *Assis*. *Asser* war ihnen eine Stange, mittelst welcher eine Sänfte (*lectica*), auf den Schultern ihrer Träger ruhte (Suetonius und Juvenal). Auch ein stark mit Eisen beschlagener Balken, welcher auf den Kriegsschiffen, wie ein Mauerbrecher gegen die feindlichen Fahrzeuge dirigirt wurde, führte nach Vegetius diesen Namen. *Assis* dagegen hiess ein breites und flach gehobeltes Brett, wie ich aus Plinius und Columella entnehme. Das breite und flache Brustbein kann also nur *Assis*, nicht aber *Asser* genannt werden.

Für Brust, *Thorax*, weist die alte Anatomie noch zwei Ausdrücke auf, welche der modernen sicher unverständlich sind. Als mit der Wiedergeburt der schönen Wissenschaften, ein besserer Geschmack auch in die anatomische Sprache einzog, wurden einige von unseren Altvordern von der Eitelkeit beschlichen, ihre Bekanntschaft mit den Classikern, durch seltene Worte, welche sie aus denselben in die Anatomie übertrugen, zu bekunden. Zwei solcher Worte sind die folgenden.

1. *Clibanus.*

Eine Stelle aus der *Interpretatio dictionum* Guidonis, von Joh. Joubertus, möge vorangehen: „*Clibanus a barbaris vocatur, quod Graeci Thorax appellant.*" *Clibanus* ist also *Thorax*[1]. Woher kommt dieses Wort, welches wir sowohl in chirurgischen als anatomischen Schriften so oft antreffen? Nach Plinius (*Hist. nat. XIX, 3*) war *Clibanus* ein irdenes

---

[1]) Nur Albertus Magnus fasst Brust und Bauch als *Clibanus* zusammen: „*Clibanus in anteriori corporis parte existens, dividitur*

oder metallenes [1]), mit einem Deckel verschliessbares Gefäss zum Brodbacken. Unten war dieses Gefäss weiter als oben, wie der Thorax. Guido sagt deshalb: *„Thorax vocatur clibanus s. furnus, ratione figurae,* setzt aber hinzu: *sed magis etiam ratione magni caloris in eo contenti, velut ignis perpetuus, a corde protendens* (denn die linke Herzkammer galt damals für die Erzeugungsstätte der thierischen Wärme). Zugleich war das Gefäss seitlich und auf dem Boden durchlöchert (Columella, *de re rustica V, 10, 4*), um die Hitze der heissen Asche, mit welcher es umgeben wurde, gleichförmiger auf den Brodteig einwirken zu lassen, als es im Backofen geschehen konnte. Daher wurde der *panis clibanicius* für besser gehalten, als der *panis furnaceus.* Auch im Celsus [2]) finden wir den *Clibanus* erwähnt, *„ad evocandum sudorem“.* Da κλίβανος attisch κρίβανος geschrieben wird, hält Krause den durchlöcherten *Clibanus* mit *Cribrum* verwandt. Im Hebräischen ist *Clibanus* תנור, im Arabischen تنور, *Tannur.* Mehr jedoch als *Clibanus,* im Sinne eines Backofens, hat auf seine Substitution für Thorax, eine zweite Bedeutung dieses Wortes Einfluss gehabt. *Clibanus* (κλίβανος) hiess nämlich der aus beweglichen und übereinander gleitenden metallenen Spangen und Platten construirte Harnisch, welchen die persischen Reiter trugen: *„thoracem muniti tegminibus, et limbis ferreis* (Spangen) *cincti, apti corporis flexibus, junctura cohaerenter aptata“* [3]). Diese Reiter, deren Pferde mit ähnlichen Panzern hiebfest gemacht waren, hiessen *Clibanarii.* Die Construction dieser Clibani aus beweglichen, durch Spalten

in pectus et ventrem (Lib. cit., Cap. 23, pag. 66). So wird auch in der Ilias der eherne Harnisch, welcher Brust und Bauch bedeckte, θώραξ genannt.

[1]) Bei sehr reichen und prahlsüchtigen Leuten, wie Trimalchio war, aus Silber (Petronius Arbiter, *Sat. XXXV, 6).*

[2]) *De medicina, Lib. III, Cap. 21.*

[3]) Amianus Marcellinus, *Rerum gestarum, Lib. XVI, Cap. 10, 8,* und *Cap. 12, 22.*

getrennten, und übereinander gleitenden Spangen, hat Etwas, was an Rippen erinnern musste, und so wurde der Clibanus als Brustharnisch, auch für **Brust** eingeführt, wie der griechische θώραξ ebenfalls für Brustharnisch von **Curtius**, **Claudianus**, u. v. a. gebraucht wird. **Ger. Joh. Voss** schreibt dem Worte *Clibanus*, persische Abstammung zu: „*a Persis haec significatio*“[1]). — So wäre denn *Clibanus*, als **Brust**, hinlänglich beglaubigt[2]).

2. *Crates.*

Crates, oder *Cratis*, mit dem Beisatz *costarum*, vicariirt häufig für **Brust**[3]). **Lactantius** gebrauchte diesen Ausdruck zuerst. — *Cratis* war ein Geflecht aus Weiden, welches zu den verschiedensten Zwecken gebraucht wurde. Ein Blick auf das Skelet, lässt uns auch die Brust als ein Flechtwerk erscheinen. Denn die Rippen einer Seite, durch deren Zwischenräume man die Rippen der anderen Seite durchsieht, scheinen mit diesen sich zu kreuzen, und sehen deshalb mit ihnen wie verflochten aus. Der deutsche Name „**Brustkorb**“ schreibt sich daher. — Der Ausdruck: *sub crate necari*, betrifft eine Hinrichtungsart der Verbrecher, bei welcher sie mit einer geflochtenen Hürde bedeckt, und mit aufgehäuften Steinen erdrückt wurden. So **Livius**[4]) und **Plautus**[5]).

Im **Celsus** heisst der Thorax immer: *Venter medius*, — im **Realdus Columbus**: *Pectus*. Die Hippocratischen Worte ἡ ἄνω κοιλίη (die obere Höhle), κίθαρος und χέλυς, kennt Nie-

---

[1]) *Etymologicon, pag. 142.*

[2]) Bei den Alchymisten finden wir *Clibanus* als Schmelztiegel, weit besser als das monströse *Crucibulum* (**Hartmann**, *Praxis chymiatrica, T. I, pag. 138).*

[3]) **Alessandro Benedetti**, *Anatomice, Lib. III, Cap. 2.*

[4]) *Lib. I, Cap. 51, 9.*

[5]) Im *Poenulus, Act. V, Sc. 2.*

mand mehr. Bei den Arabisten aber finde ich für Schulterblatt, welches dem Thorax aufliegt, als *rara avis: Chelonium*, von der Aehnlichkeit mit der gewölbten Schale einer Schildkröte, χέλυς.

§. XC. Salvatella (Vena).

Unter *Salvatella* wird eine Vene des Handrückens verstanden, welche entweder dem Zwischenraume des kleinen Fingers und des Ringfingers, oder dem zwischen Ring- und Zeigefinger entspricht. Diese Vene variirt in ihrer Lage so häufig, dass sie auch in der Richtung des Zwischenraumes zwischen Zeige- und Ringfinger, selbst zwischen Daumen und Zeigefinger liegen kann. Im letzten und vorletzten Falle, ist sie ein Ast der *Scilem*, oder die *Scilem* selbst, sieh' §. XCII, sonst gehört sie der *Basilica* an. *Salvatella* ist nach Sirasis: *vena inter auricularem et annularem situata, quae apud Latinos communiter dicitur Salvatella.* Ebenso im Rases[1]). Joh. Riolan (Sohn) erklärt sie für einen Zweig der *Cephalica: Cephalicae ramus ad manum producitur, quam fere totam irrigat, praecipue eam partem, quae est inter parvum digitum et annularem, quo in loco Arabes suam Salvatellam collocant*[2]).

Wie steht es nun mit dem Worte *Salvatella*? Nach meiner Meinung ist *Salvatella* nicht daraus hervorgegangen, *„quia salvat illa"*, wie Rolfink meint, der Häufigkeit und des Erfolges ihres Aderlasses wegen[3]). Ich halte *Salvatella* für das, durch Zusatz, Weglassung, und Verwechslung von Buchstaben,

[1]) *Opera exquisitiora, pag. 19.*

[2]) *Anatome corp. hum.*, Anhang zur dritten Auflage der *Opera omnia* Riolani (Vater), *Paris, 1609, pag. 107.*

[3]) *Diss. anat., Lib. V, Cap. 39.*

arg verzerrte und entstellte *Alaseilem* im Andreas Bellunensis. *Seilem* und *Seilem* lernen wir im §. XCII kennen. Mit dem Artikel *al*, und einem zwischen *al* und *seilem*, *euphoniae causa* eingeschalteten *a*, erhalten wir aus *Seilem*: *Alaseilem*. Dieses wird auch als *Salaseilem* gefunden, im Petrus Aponus. Durch Vermittlung des Zwischengliedes *Salacella*, welches im Albertus Magnus zu finden ist, kam es zu *Salvatella*. Dass ein arabisches Wort zu dieser lateinischen Fratze entarten konnte, wird uns nicht Wunder nehmen, da wir auch aus *Tsarb*: *Zirbus*, und aus Ibn Sina: Avicenna entstehen sahen, und unverfälschte arabische Worte, bei den Arabisten gar nicht angetroffen werden.

Rases benannte zuerst die *Salvatella* als *Osailemon* [1]). Das arabische Lexicon von Golius, pag. 1207, sagt hierüber: *Osailemon*, أُسَيْلِم, *vena percurrens inter medium digitum et annularem, vulgo Salvatella, ad arabicae vocis imitationem, quae a salute*, سَلَام, *quam ex ejus venae sectione sperant medici, indita fuit.* Ich copire die arabische Schrift, und die lateinischen Worte, wie ich sie in diesem alten Lexicon vorfinde. Das wäre also eine andere Erklärung des Wortes *Salvatella*, als lateinische Uebersetzung von *Osailemon*, welches im Arabischen so viel ausdrückt, als *Salutiuncula* im Lateinischen ausdrücken würde, wenn es ein solches Wort gäbe. Rases rühmte die Aderlässe aus der *Osailemon*, gegen *atra bilis*. Die *Salvatella* wird deshalb gewöhnlich *Salvatella Rasis* genannt.

Der Uebersetzer des Haly Abbas nennt unsere Vene: *Salubris* und *Salutaris*. Im Avicenna steht الاسيلم, *al-usailim*, das *Osailemon* des Golius.

---

[1]) *Ad regem Almansorem, Lib. IX, Cap. 13.*

§. XCI. Saphena (Vena).

Niemand zweifelt, dass dieses Wort ein griechisches ist. Ich selbst hielt es dafür. Die Griechen haben für die Adjective: deutlich und klar, die Ausdrücke σαφής und σαφηνής. Da nun die Saphenvene, wenn sie varicös erkrankt, durch die Haut hindurch deutlich zu sehen ist, erschien die Ableitung ihres Namens von σαφής oder σαφηνής, ganz natürlich. Der gelehrte Grieche, Carl Gottlieb Kühn [1]), ein strenger *censor castigatorque minorum*, giebt diese Ableitung zu: „*forte a σαφής*".

Der Glaube an die hellenische Herkunft der *Saphena*, war und ist so fest gewurzelt, dass Jac. Sylvius selbst *Saphœa* schrieb [2]), und Spigelius, mit vielen anderen, *Saphaena* schreiben zu müssen glaubte, in der Meinung, dass σαφής *in feminino* σάφαινα hat, wie μέλας μέλαινα. Σαφής bildet aber sein Femininum auch als σαφής, wie es ἀληθής thut. Die richtige Schreibart bleibt somit *Saphena*.

Im Zuge der vorliegenden Arbeit hielt ich mich lange bei *Saphena* auf, um ihrer Herkunft auf die Spur zu kommen. Das Wort ist eines der am wenigsten alterirten arabischen Worte in der Anatomie. Beachten wir zuerst, dass kein griechischer Autor, ein der *Saphena* auch nur entfernt ähnliches Wort verlauten lässt. Weder Hippocrates, noch Galen, noch die späteren Griechen, wie Rufus, Oribasius, Theophilus, Pollux, in deren Schriften ich mit aller Sorgfalt Umschau hielt, kennen die *Saphena*. Wo von ihr die Rede ist, steht immer nur σφυρῖτις φλέψ, „die Vene an den Knöcheln", und im Celsus die Uebersetzung davon: *Vena ad malleolos*. Da die Malleoli von den Arabisten *Cavillae* genannt wurden (sieh' §. XLVII, *Cavilla*), heisst bei ihnen

---

1) In seiner Herausgabe des *Lex. med.* St. Blancardi.

2) *Isagoge, Lib. III, Cap. 23*, und an mehreren anderen Stellen.

die *Saphena* auch *Vena cavillae*[1]. — Bedenken wir ferner, dass σαφής und σαφηνής nicht das dem Auge, den Sinnen Deutliche[2], sondern das dem Verstande Klare ausdrücken, wozu in den Lexicis eine Unzahl von Belegen aufgehäuft ist, so muss der Glaube an die griechische Abkunft des Wortes sehr erschüttert werden. Unter solchen Umständen war nichts Anderes zu thun, als herauszufinden, wer dieses Wort zuerst gebraucht hat. Es taucht plötzlich in den Uebersetzungen des *Canon Avicennae* in grosser Menge auf. Das Nachsehen im arabischen Urtext lehrte nun, dass Avicenna unsere Vene صافن nennt, sprich *sâfin*, im Vulgär-Arabischen *sâfen*. Hänge ein *a* an, und *Saphena* ist fertig, welche also richtig *Safena* zu schreiben wäre. Den ersten Satz des *Canon*, in welchem die *Saphena* auftritt, will ich ausheben: „*Vena coxae* (Schenkelvene), *postquam juncturam poplitis parum cooperit* (Kniekehlenvene), *in tres dividitur partes.* — — — *Tertia extenditur ad talum, ad extremitatem cannae majoris gibbosam* (Schienbeinknöchel), *et in pedis domesticum* (innere Seite des Fusses) *descendit, et ipsa quidem est Saphena*“[3]. Die erste, unseren Anforderungen entsprechende Beschreibung der *Saphena*, verdanken wir dem Achillinus[4], einem sonst nicht viel genannten Manne, welcher aber durch die Entdeckung des vierten Hirnnervenpaares zeigte, dass er mehr tauge, als seine Zeitgenossen.

Man könnte vielleicht geltend machen, dass die Araber das Wort *Saphena*, von den Griechen angenommen haben. Keineswegs. Die Araber lernten ihre Anatomie nicht aus den Schriften der Griechen, sondern aus hebräischen Ueber-

---

[1]) *Canticum Avicennae, Pars IV, Num. 3.*

[2]) Dafür haben die Griechen zwei andere Worte: δῆλος und φανερός. Ein Lateiner würde *manifestus*, „handgreiflich“, sagen, zum Unterschied von *dilucidus*, „einleuchtend“.

[3]) *Canon, Lib. I, Fen 1, Doctr. 5, Summa 5, Cap. 5.*

[4]) *Annotationes anat., Bonon. 1520.*

setzungen derselben, welche von syrischen Juden und Nestorianern schon lange veranstaltet waren. Auf Befehl der Khalifen, wurden diese Handschriften in's Arabische übertragen. Gut. So könnten vielleicht die jüdischen Uebersetzer, das griechische Wort aufgenommen haben? Ebenfalls nicht möglich, weil, wie früher gesagt, in keinem griechischen Schriftsteller *Saphena* zu ertappen ist.

Was heisst nun das arabische *safen*? Es heisst wahrscheinlich „verborgen". Wie kommt aber eine Vene, welche die Griechen, ihrer Deutlichkeit wegen, *Saphena* genannt haben sollten, dazu, von den Arabern eine „verborgene" genannt zu werden? Auch dieses ist leicht zu erklären. An dreissig Stellen des menschlichen Leibes liessen die Araber zur Ader [1]). Sechzehn davon befanden sich am Kopfe, aber nur drei an der unteren Extremität, und diese nur am Fusse. Am Ober- und Unterschenkel sind die Hautvenen so allseitig vom subcutanen Fett umlagert, dass sie nicht, wie jene an der oberen Extremität, von aussen sichtbar sind. Erst an den Knöcheln und am Fussrücken werden sie sichtbar. Die Araber kannten den Lauf der Saphenvene bis zum Leistenbug hinauf gar nicht, und hielten dieses Gefäss für einen Zweig der Kniekehlenvene. Sie war ihnen also wirklich eine *res occulta*, und wurde „*safin*" benannt — die verborgene. Von den Varicositäten der *Saphena* wussten sie nicht viel, erwähnen ihrer bei Frauen gar nicht, sondern nur bei Männern: „*Vites (varices) sunt venae involutae, crassae, plenae superfluitatibus melancholicis, quae plurimum nascuntur in cruribus iter agentium, laborantium et portantium*" [2]). Avicenna fügt noch die Leibgarden der Khalifen hinzu: *coram regibus adstantium* [3]). Erst Mundinus

---

[1]) Albucasis, *Methodus medendi certa, etc. Basil. 1541, Lib. II, Cap. 95, de qualitate phlebotomiae.*

[2]) Albucasis, *Op. cit., Lib. II, Cap. 90.*

[3]) *Canon, Lib. III, Fen 22, Tr. 2, Cap. 15, de varicibus.*

erkannte in der *Saphena* einen Zweig der Schenkelvene [1]). Vesal, welcher alle Fremdwörter zu vermeiden suchte, nannte sie: *prima venae cruralis propago* [2]). Die *Saphena minor s. externa* hiess damals allgemein *Sciadica*, weil man aus ihr bei entzündlichen Leiden des Hüftgelenks, welches *Scia* hiess, Blut zu lassen pflegte.

Der Ausgabe des Mundinus durch Martinus Pollich de Mellerstadt, *Lips.*, ohne Jahr (wahrscheinlich 1500), ist eine *Reprobatio aliquorum dictorum Mundini* angehängt, welche Gentilis de Fulgineis zum Verfasser hat. Wie es mit dem Arabischen dieses Arabisten stand, zeigen die wirklich horrenden Misshandlungen der arabischen Worte, von welchen ich nur *Alchatur* für *Alcatim*, und *Zophena* für *Saphena* hier anführen will.

Die deutschen Benennungen der Saphenvene, stehen mit den varicösen Entartungen dieser Blutader bei Frauen, welche oft geboren haben, in Zusammenhang: Frauenader, Kindsader, Mutterader. Der Name „Rosenvene" schreibt sich daher, dass man aus ihr Blut liess bei Störungen der Menstruation, welche im Munde des Volkes: Muhme, Blume, rother König, Rosenkranz und Rose [3]) heisst — bei den Weibern Italiens sehr pompös *marchese magnifico*.

---

1) *Op. cit.*, letztes Capitel: *de anathomia cruris et pedis*.
2) *Op. cit.*, *Lib. III*, *Cap. 10*.
3) M. Schurigius, *Parthenologia*, *Sect. II*, *Cap. 1*, §. 2.

§. XCII. Sceilem oder Seile (Vena).

Sceilem, mit einer Menge Varianten, als: *Seile*, *Seilem*, *Seilim*, *Seyle*, *Seylen*, *Sceile*, *Sceyle*, *Sciele*, *Syele*, und *Sedem*, heisst die *Vena cephalica* von der Stelle an, wo sie den Handrücken betritt. *Sceilem* ist somit synonym mit *Salvatella*. Von Einigen, wie Dinus de Garbo und Ugo Senensis, wird der Name *Seile*, für das ganze Vorderarmstück der *Cephalica* gebraucht, und von Anderen *Seile* als identisch mit *Funis brachii*, §. LIX, angesehen.

Avicenna ist der Erfinder dieses Namens, welcher „die Fliessende" ausdrückt, da ihre Verästlungen auf dem Handrücken, unter allen Venen des Armes am liebsten geöffnet wurden. Es war nämlich ein Glaubenssatz der arabischen Aerzte, dass, je weiter vom Herzen weg, desto besser und heilbringender die Aderlässe sei. Diese Lehre wurde schon von Paulus Aegineta vorgetragen: *extremarum partium inanitio, e longinquo facta, efficaciorem molitur revulsionem* (πρακτηριοτέραν ἀντίσπασιν ἐργάζεται [1]). Man schnitt die *Seile* an, um die Blutung so lange anhalten zu lassen, bis sie sich von selbst stillte. Avicenna sagt: *de sceilem dicunt, quod dextra doloribus hepatis confert, sinistra doloribus splenis, et quod sanguis fluere dimittatur, donec per se stringatur* [2]) (bis der Ausfluss von selbst aufhört).

Im *Canticum* [3]) präsentirt sich *Sceilem* als *Cephalica inferior*. Im Mundinus wird die Handrückenvene zwischen kleinem Finger und Ringfinger *Seylen* genannt [4]).

Die erste Abbildung dieser Vene, wenn man ein rohes Gekritzel also nennen darf, gab Berengarius, im vorletzten

---

[1]) *Epitome*, *Lib. VI*, *Cap. 40.*

[2]) *Canon*, *Lib. I*, *Fen 4*, *Doctr. 5*, *Cap. 20.*

[3]) *Pars IV*, *Num. V.*

[4]) Vorletztes Capitel der *Anathomia emendata*.

Capitel seiner *Isagogae breves*. Die Figuren sind offenbar nach einem lebenden Arm in einer Manier gezeichnet, wie etwa ein Kind sie versucht haben würde.

§. XCIII. Sesamoidea ossa.

Dass der Name der Sesambeine aus dem Arabischen stammt, lässt sich leicht beweisen. Casaubonus[1]) vermuthete es: *„sonat Arabicum, ac si ex eo geminatum* (soll heissen *generatum*) *esset“*. Die Pflanze, deren Samen den Sesambeinen ihren Namen gab *(Sesamum orientale Linn.)*, ist in Syrien und Aegypten heimisch. Sie führt den arabischen Namen *Simsim*, [illegible], mit ägyptischer Aussprache *Semsem* (*Sempsem*, Kühn). In der *Interpretatio nominum Arabicorum Avicennae* von Andreas Bellunensis, heisst es: *Semsemanie vocantur haec ossicula, propter conformitatem, quam habent cum semine Sisanii, quod arabice Semsem appellatur.* Das *Samsam* wurde, des süsslichen, und etwas knoblauchartig riechenden Oeles seiner Samen wegen, als Gewürzpflanze nach Kleinasien und Griechenland eingeführt. *Inter condimentarias herbas papaver et sesamum non postremum locum tenent*, heisst es in Martinii *Lex. philologicum, T. III.* Auch auf süsse Worte wurde *papaver* und *sesamum* angewendet, wie im Petronius Arbiter: *melliti verborum globuli, et omnia dicta quasi papavere et sesamo sparsa.* Das asiatische *Semsam*, brachte seinen orientalischen Namen nach Europa mit, welchen die Griechen, *euphoniae causa*, in das für ihre Zunge leichtere, und für ihr Ohr gefälligere *Sesam* (σήσαμος und σήσαμον) umgestalteten. Ein Kuchen, aus Sesamkörnern bereitet, oder damit bestreut, hiess σησαμόεις

---

1) *Athen, Lib. III, Cap. 87.*

oder σησαμίτης. Plinius hat *Sesima*. Die Sesambeine gleichen an Gestalt den Samen der Sesampflanze, welche auch als emollirendes und antiphlogistisches Heilmittel in der Medicin gebraucht wurden, auf ein Haar. Galen nannte sie deshalb: ὀστᾶ σησαμοειδῆ [1]). Das Wort war den Arabisten zu lang. Sie schufen ihre *Sisamina*, mit neugriechischer Aussprache des σήσαμος. Die *Sisamina* blieben durch Jahrhunderte, bis Caspar Bauhin [2]) den verschollenen Namen *Sesamoidea* wieder zu Ehren brachte. Er ist bis nun geblieben. Sehr ausführlich handelt über die Sesambeine Joh. Riolan [3]). Avicenna erwähnt ihrer als سمسمانية التى بين السلاميات, *Simsimânijjah allati baina-l-sulâmajât*, was die Uebersetzer als: *Semsamanis, quae existunt in juncturis alsclamiat* (Fingerphalangen) wiedergeben [4]). Das hebräische הלתסמינאות, *helthasaminiath*, im Vesal, stimmt in Laut und Bedeutung, mit dem arabischen Ausdruck überein [5]). Vesal verglich zuerst auch die Kniescheibe mit den Sesambeinen: *Os genu (patella) tendinibus quibusdam tibiam extendentibus innatum.* — Die altdeutschen Namen Flechsenbeine und Gleichbeine, erhielten die *Ossa sesamoidea* von ihrem Vorkommen in den Sehnen der Muskeln, und an den Fingergelenken (Gleichen).

Dem Leser alter anatomischer Schriften, muss die grosse Anzahl von Sesambeinen auffallen, welche in denselben angegeben wird. Vesal führt, ausser den drei bekannten Sesambeinen am Daumen, noch zwei an der Volarseite der *Articulatio*

---

1) *De usu partium, Lib. II, Cap. 12.*

2) *Theatrum anat., Lib. IV, Cap. 29.*

3) Der Sohn des Verfassers der *Anthropographia*, in seinem *Commentarius in librum Galeni de ossibus*, welcher mit der Pariser Ausgabe der *Anthropographia* vom Jahre 1626 vereinigt ist. Das vorletzte Capitel dieses Commentars, führt den Titel: *de sesamoideis ossiculis.*

4) *Canon, Lib. I, Fen 1, Doctr. 5, Summa 1, Cap. 1, 14. Zeile.*

5) Vergleiche auch §. LXXIII, *Ossiculum Lus.*

metacarpo-phalangea, und eines an derselben Seite jedes zweiten und dritten Fingergelenkes an. Auch an der Streckseite der Fingergelenke, spricht er von Sesambeinen: „*quae in duris extremeque senescentibus viris nonnunquam reperimus, tendinibus digitos extendentibus calli in modum innata, aut tendinibus ibidem longo attactu ita indurescentibus, ut ossei evasisse videantur*". Am Fusse soll es ebenso sein: „*in pede omnia sunt cum manu paria, praeterquam quod in quatuor pedis digitis haec ossicula tanto sunt minora, quanto magis manus digiti digitos pedis magnitudine superant*" [1]). Bringt man damit zusammen, was er in demselben Capitel über die Sesambeine im *Tibialis posticus*, und *Peronaeus longus* sagt, so stellt es sich heraus, dass er die knorpelartig verdickten Stellen der Kapseln der Fingergelenke (unsere Sehnenrollen), und die zufällig gefundenen Kalkablagerungen in den Sehnen alter und gichtbehafteter Menschen, für Sesambeine hielt, wie es später auch Morgagni that [2]). Blumenbach hat deshalb gewöhnliche und ungewöhnliche Sesambeine unterschieden [3]). So klärt es sich auf, warum die Zahl der Sesambeine, von verschiedenen Autoren, sehr verschieden angegeben wird. Riolan [4]) sagt: „*alii decem in manu, totidem in pede, alii duodecim, alii sedecim constituunt*", und Rolfink, in seinen *Dissertationes anat., Lib. II, Cap. 54*: „*pauca sunt, et numeri incerti, magna ex parte cartilaginea, et inconstanti sede firmata*".

---

[1]) *De corp. hum. fabrica, Lib. I, Cap. 28.*

[2]) *Adversaria anat., Lib. II, anim. 30.*

[3]) *Geschichte und Beschreibung der Knochen, pag. 482.*

[4]) *Loco citato.*

§. XCIV. Simenia und Senasen, Processus spinosi.

Drei der besten Fundstätten von *Simenia* mögen vorangehen. Es heisst: *Si fractum est Simenium (Senasen) spondilis, non est magnum malum* (Gerardus). *Notare hic debes differentiam spondilium in alis et simeniis* (Mundinus). *Major pars spondilium habet alas et simenia, quibus primus caret* (Berengarius).

Was sind *Simenia* und *Senasen?* Im lateinischen *Canon* [1]) heissen die Fortsätze der Wirbel: *Additamenta,* — die Gelenksfortsätze: *Additamenta conjunctionalia* (und zwar die oberen: *sursum adspicientia,* — die unteren: *inversa),* — die Querfortsätze: *Alae,* — die Dornfortsätze: *Simenia* und *Senasen.* Näher betrachtet ist *Simenia* ein Fehler, für *Sinsina.* Denn das arabische Wort lautet *Sinsinah,* سنسنة (M.). Der Plural davon ist سناسن, *Sanâsin,* dem das *Senasen* der Uebersetzer entspricht. *Sinsinah* bedeutet *Spina,* Dorn, wie das hebräische כרב, *karab,* Plural כרבין, *kerabin.* Dass auch die wahren Schädelnähte *Senasen* und *Senan* heissen [2]), versteht sich nun ebenfalls, indem die Zacken der Knochenränder mit Dornen verglichen wurden.

Wenn man, mit Celsus, das Rückgrat *Spina dorsi* nennt, so ist unter diesem Namen eigentlich nur die Summe der Spitzen der Dornfortsätze zu verstehen. Sie bilden zusammen einen senkrechten Kamm, durch welchen die Rückseite des Stammes in zwei gleiche Hälften getheilt wird. *Columna vertebrarum* ist viel besser. — Nach Cassiodorus [3]) hiess die niedrige Mauer, welche sich in der Mitte eines römischen Circus, etwa durch drei Viertel seiner Länge erstreckte, und

[1]) *Lib. I, Fen 1, Doctr. 5, Cap. 7* und *Cap. 8,* und *Lib. IV, Fen 5, Tr. 1, Cap. 21.*

[2]) Sieh' §. V, *Adorem.*

[3]) *Variarum epistol. III, 51.*

welche die Wagen siebenmal zu umkreisen hatten: *Spina*. Dornen und Stacheln von Pflanzen, dienten und dienen noch rohen Völkern als Nadeln zum Nähen, weshalb sie auch *Acicula*e *(Acus)* genannt wurden. Nach Tacitus bedienten sich die Germanen derselben zu diesem Zwecke: *tegumen omnibus sagum* (Kriegsmantel) *fibula, aut si desit, spina consertum*.

Von den griechischen Benennungen der Wirbelsäule: ἄκανθα und ῥάχις, drückt die erstere, nur die Reihe der Dornfortsatzspitzen aus, von ἀκή, Spitze.

§. XCV. Siphac, Berietinem und Beriteron, Peritonaeum.

Siphac, auch *Sipach*, *Siphach*, *Cyphac* und *Ziphac* [1]), ist das arabische صفاق, *sifâq*. Es drückt überhaupt eine „Haut" aus, steht aber meistens nur für Bauchfell. Das betreffende Capitel im Mundinus führt die Aufschrift: *de anathomia Sipach*, und im Carpus: *de peritoneo s. Siphac*. In beiden wird der Berstungen erwähnt, welche diese Haut erleidet, und dadurch den Eingeweiden Gelegenheit bietet, sich als Brüche vorzulagern. Die Brüche heissen auch, dieses vermeintlichen ursächlichen Momentes wegen, bei den Alten: *Crepaturae* und *Rupturae* [2]), während sie bei Celsus [3]) *Ramices* heissen. Im

[1]) Die auffallendste Entstellung erlitt *Siphac* unter der Feder des Vesal. Es wurde zum *Zimphac (Lib. V, Cap. 2)*.

[2]) Matthaeus de Gradibus unterscheidet drei Arten der *Crepatura*: 1. *intestinalis*, Darmbruch, 2. *zirbalis*, Netzbruch, und 3. *aquosa (Hydrocele)*.

[3]) *De medicina, Lib. VII, Cap. 29.*

Martial und Arnobius werden die Brüche zuerst als *Herniae* [1]) benannt.

Alle, welche sich zum *Siphac* bekannten, theilten den gemeinschaftlichen Irrthum, dass von ihm zwei Verlängerungen in den Hodensack herabsteigen, um die Hoden zu umhüllen. Solche Verlängerungen existiren allerdings im Embryo, und bei vielen Säugethieren, aber im erwachsenen Menschen nicht. Da man diese angenommenen Fortsetzungen des Bauchfells, *Didymi* oder *Cremasteres* nannte, welche Namen schon in griechischer Zeit an andere Organe vergeben waren, so wuchs die Unklarheit nur noch mehr. Avicenna und seine Commentatoren, erwähnen dieser Fortsetzungen als *Albarbachi: quae oriuntur ex Siphac, et ex quibus generantur bursae testiculorum. Bursa testiculi* ist, was wir jetzt *Tunica vaginalis propria* nennen. — Der Hode wird im *Canon Surethum* genannt.

Siphac hat noch drei andere Bedeutungen: 1. harte Hirnhaut, 2. Auskleidungsmembran der Hirnkammern, und 3. Harnblase.

Avicenna, und seine treuen Anhänger, die Chirurgen der alt-italischen Schule, benennen nicht eben selten, die *Dura*

---

[1]) Von dem griechischen ἔρνος, ein Ast oder Auswuchs, wie *Ramex* von *Ramus*. Im *Lex. etymolog. Vossii* heisst es: *Herniae et Ramices vocantur, quia cum intestinum incidere incipit in scrotum, ramum facere videtur.* Das Wort *Hirnea* aber, welches statt *Hernia* vorkommt, scheint kein Schreibfehler, sondern von *Hira* entstanden zu sein, welches im Plautus, und Apulejus, für „Darmcanal" steht. *Hirnea* kann übrigens auch die Form des Bruches auszudrücken bestimmt sein, da eine bauchige Schenkkanne so heisst. — Durch das griechische κήλη wird nicht allein „Bruch", sondern überhaupt eine Geschwulst ausgedrückt, deren Natur das vorgesetzte Wort angiebt: *Enterocele, Hydrocele, Bronchocele* (Kropf), etc.

mater als *Siphac*. Zerbis latinisirte *Siphac* zum *Siphacium*, und fasste unter diesem Worte beide Hirnhäute zusammen [1]), welche im Haly Rodoam auch als *Velamenta mirabilia* [2]) angeführt werden. Das Capitel des Avicenna: *De fractura cranei* [3]), liefert zahlreiche Belege dafür. In der lateinischen Uebersetzung des Albucasis, durch Hieronymus Gemusaeus [4]), *Lib. III, Cap. 2,* heisst es, bei Gelegenheit der Behandlung der Schädelfracturen: *Fractura fit ex percussione cum ense, et penetrat os totum, usquequo pervenit ad Siphac, quod est sub osse.* Lanfrancus und Salicetus sprechen gleichfalls von der harten Hirnhaut als *Siphac,* und Marianus Sanctus Barolitanus (Mariano de Barletta) führt in seinem Tractat *de capitis laesione,* als Ursachen der Vereiterung der harten Hirnhaut, welche er *Apostema calidum Siphac* nennt, folgende an: *res pungens, i. e. frustum ossis duram matrem pungentis, gravedo tentarum* [5]), *frigus, multitudo cibi et potus* [6]).

Gerardus Cremonensis, und der Uebersetzer des Albucasis, verwenden *Siphac* auch als Auskleidung der Hirnkammern. Als Harnblase finde ich *Siphac* in der *Mantissa nomenclaturae med. pentaglossae* von Pancratius Bruno, und im *Anat.-physiol. Realwörterbuch* von J. F. Pierer, *8. Bd.,*

---

1) *Op. cit., Fol. 111.*

2) Zerbis, *ibidem.*

3) *Canon, Lib. IV, Fen 1, Tr. 5, Cap. 1.*

4) *Methodus medendi clara et brevis, Basil. 1541.*

5) Diese *Gravedo tentarum* ist als Druck von Charpiebauschen bei Hirnschalenbrüchen zu verstehen. *Tenta,* ein den Römern unbekanntes Wort, war im medicinischen Latein gleichbedeutend mit *Licinium* (gezupfte Leinwand), und mit *Turunda,* welches Wort nach Varro, eigentlich eine Nudel, womit man Gänse stopft, bedeutet, aber auch für eine Charpiewieke gebraucht wurde.

6) Enthalten in den *Scriptores optimi de chirurgia, veteres et recentiores. Tiguri, 1555, pag. 174.*

erwähnt, neben *Mabuela (Mabwalah* oder *Mabûla*, مبولة, von بول, *baul*, Harn), und neben dem hebräischen *Zephec*, צפק.

Da nun *Siphac* für verschiedene Häute verwendet wird [1]), hatten die Araber auch für das Bauchfell ein eigenes Wort: *Beriteron s. Berbetinem* [2]). Das arabische Wort ist باريطارون, *bârîṭârôn* (M.), eine Verstümmlung des griechischen περιτόναιον. — Aus *Beriteron* machten die lateinischen Schriftsteller in der Barbarenzeit, *Beriteru*, *Beritheron* und *Peritheron*, hielten aber dieselben für griechisch, mit der naiven Erklärung: *a theron, rotundum*. *Theron* existirt aber im Griechischen nicht, wohl aber *teres* im Lateinischen, so dass also das Bauchfell als eine *circa circum rotunda membrana*, d. i. eine geschlossene Blase, schon damals anerkannt war [3]). — Im Vesal finde ich einen zweiten arabischen Ausdruck für Bauchfell, als *Chamel*.

§. XCVI. Soonia, Calvaria.

Nur einmal kam mir dieses Wort unter. Im Constantinus Africanus [4]) steht dasselbe für das von Nähten durchzogene Schädeldach. Die Stelle, welche zeigt, dass die Nähte höchst nothwendig seien, um die Dämpfe des Gehirns herauszulassen, damit sie nicht auf Abwege gerathen, und zu den Gelenken sich verirren, wo sie die Gicht erzeugen, lautet in dem horriblen Latein dieses Mönches: „*Ossa capitis perforata*

[1]) *Siphac commune membranarum nomen est.* Spigelius, *de hum. corp. fabrica, pag. 214.*

[2]) *Canon, Lib. III, Fen 13, Tr. 1, Cap. 1, de anat. meri et stomachi: et super sirbum* (Netz) *est Siphac, nominatum Berbetinem*, mit der Randnote von A. Bellunensis: *Beriteron.*

[3]) Albertus Magnus, *De animalibus. Edit. Lugd., T. VI, Lib. I, Cap. 25, pag. 72.*

[4]) *Op. cit., Lib. II, Cap. 8.*

esse oportet, ne fumus conclusus prohibeatur exire. Hi pori non propalantur visui, ne ab exterioribus aliquid intraret, quod cerebro noceret. Ideoque multa ossa invicem sunt juncta (per commissuras), quae a medicis vocantur Soonia." Was noch nachfolgt, macht es ersichtlich, dass unter *Soonia* nicht blos die Nähte, sondern das nahtdurchzogene Schädeldach verstanden werden. Die Genealogie dieses, nirgends sonst zu findenden Wortes lässt sich, wie ich meine, durch Zuhilfenahme des arabischen *Asoan* (arabisch الصحن, *al-ṣaḥn, poculum amplum?)* enträthseln, welches mir im Vesal unter den Synonymen für *Calvaria* auffiel [1]). *Asoan* ohne Artikel wird zu *Soan*, daraus *per errorem calami: Soon*, mit lateinischer Endigung *Soonium* und *Soonia*.

---

§. XCVII. Spathula, Alkatif.

Für „Schulterblatt" kennen die Arabisten nur *Spathula* und *Spatula*. — Man hält *Spathula* mit Unrecht für barbarisch. Es ist besser als *Spatula*, denn sein Stammwort ist σπάθη, unter welchem Verschiedenes passirt, was breit ist, wie die Spatel, das breite Ende (die Schaufel) des Ruders, die Weberlade, das breite Schwert der Leibgarde der griechischen Kaiser (*spada* der Italiener), die breiten Rippenenden, und das Schulterblatt im Hippocrates. Die oben erwähnten Leibgardisten hiessen *Spatharii*. Ein Commandant derselben *(Protospatharius)*, Namens Theophilus [2]), welcher im siebenten Jahrhundert am Hofe der griechischen Kaiser lebte, war ein

---

[1]) *Calva, Galea cerebri, Theca* und *Olla cerebri, Testa* und *Scutella capitis. Op. cit., Lib. I, Cap. 42.*

[2]) Er ist auch unter den Namen Philaretus und Theophilus bekannt. Seine medicinischen Schriften, besonders das Buch περὶ οὔρων, werden jetzt noch geschätzt.

anatomischer Schriftsteller. Sein Compendium: *de corporis humani fabrica*, verfolgt eine frömmelnde Richtung.

Die *Spathula* der Arabisten, ist das الكتف, *al-kitf* oder *al-katif* des Avicenna[1]), welches in der hebräischen Uebersetzung des *Canon*, als כתף, *Cateph*, wiederkehrt. Die Gelenkgrube des Schulterblattes für den Oberarmkopf[2]) hiess: *Almencheb* (Jacobus de Partibus), im Vesal: *Oculus scapulae* = dem hebräischen עין הכתף, *ain hacateph*, „das Auge des Schulterblattes". Der Rabenschnabelfortsatz zeigt sich uns als: *Alacharam s. Manchar algorab* (منقار الغراب), *Rostrum corvi*[3]), welcher sehr oft, selbst von Avicenna, mit dem *Acromion* (entstellt als *Acormium*) verwechselt wird. Die Stelle zwischen beiden Schulterblättern am Rücken, kommt als *Metus* vor (Gerardus), sonst meistens als *Interscapilium* und *Metauchenium* (Riolan), von μετά, unter, und αὐχήν, Nacken.

Die richtige lateinische Benennung des Schulterblattes ist, nach Celsus[4]), *Os latum scapularum*, „der breite Knochen des Rückens", denn unter dem Plural *Scapulae*, wurde der Rücken verstanden, wie z. B.: *scapulas praebere verberibus* im Seneca, und *scapulas perdere*, „tüchtige Schläge bekommen", im Terentius. Ebendort findet sich auch *Scutulum opertum*, das von Muskeln bedeckte Schild des Rückens, — im Vesal: *Scutum s. Clypeus thoracis*.

Unter den übrigen mittelalterlichen Benennungen des Schulterblattes, ist viel Schutt aufzuräumen. *Scoptula* kommt vor, als abgeleitet von σκοπέω, betrachten und beschauen, da die Haruspices, aus der Betrachtung des unteren Winkels

---

[1]) *Canon, Lib. I, Fen 1, Doctr. 5, Summa 1, Cap. 17.*

[2]) *Cavitas glenoidea*, von γλήνη = κοτύλη, Pfanne.

[3]) Sonst *Processus coracoides, ancoraeformis, unciformis*, und *sigmoides* genannt, nach Galen. Das ältere Schriftzeichen für Sigma, ist C. *Sigmoides*, heisst also nicht Σ-förmig, sondern C-förmig, und drückt dasselbe aus, wie *ancyroides* und *unciformis*.

[4]) *Lib. VIII, Cap. 1.*

des Schulterblattes bei Opferthieren, ob er verknöchert ist, oder noch im knorpeligen Zustande verharrt, die Zukunft vorhersagten[1]. Näher liegt aber die Ableitung von *Scopulus*, Klippe, Riff, mit welchem der Grat des Schulterblattes, *Spina scapulae*, verglichen wurde. — *Epinotium* besagt, was auf dem Rücken liegt, von ἐπί, auf, und νῶτος, Rücken. — *Plata* ist die πλάτη des Hippocrates[2]. Mit ὦμος verbunden, giebt sie *Omoplata*, schlecht *Homoplata* (ὠμοπλάτη des Galen), was von A. Laurentius als *Latitudo humeri* übersetzt wird. — *Os humeri* für Schulterblatt im P. Pavius[3], wurde aufgelassen, der leichten Verwechslung mit dem Oberarmknochen wegen. — *Scapile* im Zerbis, ist eine Verfälschung von *Scapulare*. — *Trapezia* und *Mensa* (Riolan) sind antiquirt und vergessen. Sie galten nur für beide Schulterblätter, welche, als Dreiecke, zusammengerückt ein ungleichseitiges Viereck, ein Trapez, geben.

---

[1]) Mich. Psellus, *de divinatione ex omoplatis*. Hyrtl, *Antiquitates anatomicae*, §. 16, pag. 29.

[2]) Menschen mit breiten Schulterblättern, hiessen deshalb *Viri platonici*, zu welchen Plato zählte. *Foetus gignunt admodum magnos*, sagt Rolfink, *ideo socrus Foresti, filias suas viris, scapulis amplis instructis, collocare solvit, ne in partu periclitarentur (Op. cit., Lib. II, Cap. 48)*. Menschen mit schmalen, und nach hinten vorstehenden Schulterblättern hiessen *alati, et signum futurae tabis secum circumferunt (ibid)*.

[3]) *Primitiae anat. de ossibus. Leidae, 1615, P. III, Cap. 4.*

§. XCVIII. Subeth, Arteriae subethales, Carotides.

Wie die Kopfschlagadern ihren griechischen Namen *Carotides*, von κάρος [1]), *sopor*, erhielten, so erhielten sie durch die Arabisten den Namen *Arteriae subetales* oder *subethales*, von dem arabischen Worte سبات, *subât*, dem תרדמה, *tardamah*, der Bibel, welches gleichfalls *sopor* bedeutet. Das von den Kopfschlagadern handelnde Capitel im *Canon* [2]), führt die Aufschrift: *de arteriis subethenis*, und das *Cap. 1* im dritten Buche, *Fen 1, Tr. 4: de subeth (de sopore)*. Uebrigens werden die *Arteriae subetheni* im lateinischen *Canon* öfter auch *Venae alsebati* genannt, indem *Vena* auch für *Arteria* gebraucht wird, mitunter auch für andere Canäle, wie z. B. *Vena alhaleb* für Harnleiter, welcher sonst bei den Arabisten *Porus uritis* heisst, und durch Schreib- und Druckfehler zu *Porus viridis* und *Vena viridis* verfälscht wurde [3]). Vesalius, welcher die arabischen Benennungen gänzlich mied, und für die griechischen, wo es nur anging, lateinische Uebersetzungen gab, nennt die *Arteriae subethales* durchwegs *soporales*. Der Puls eines Zweiges dieser Schlagadern, wird in *regione temporali* leicht gefühlt, bei alten

---

[1]) Κάρος *est sopor profundus, sine stertore, absque febre, qui lethargo major, apoplexia vero minor est.* G. Kühn, in Steph. Blancardi *Lex. med., Art. Carus.* Ob *Carotis* von καρόω, *soporem induco*, oder von κάρος, *sopor*, oder von κάρ (κάρα), *caput*, stammt, ist ein Streit um des Kaisers Bart, denn καρόω kommt von κάρος, und dieses von κάρα, da der Schlaf doch vom Kopfe ausgeht. Nur die καρῆται, wie die Griechen die Kopfnicker nannten, kommen direct von κάρ.

[2]) *Lib. 1, Fen 1, Doctr. 5, Summa 4, Cap. 4.*

[3]) Auch die Griechen drückten durch das Wort φλέψ (Vene), verschiedene andere Canäle aus, wie z. B. durch γονίμη φλέψ, (im Hippocrates) den Penis, als Entleerungsorgan des männlichen Zeugungsstoffes.

Leuten selbst gesehen. Daraus erklärt sich, warum die *Regio temporalis* im Deutschen der „Schlaf" (Schläfe) genannt wird.

Es war unter den Aerzten und Philosophen des Alterthums der Glaube allgemein, dass Compression der Carotiden, Schlaf (*somnum et apoplexiam*) erzeugt. So heisst es im Aristoteles: „*apprehensis his venis*[1]), *corruunt homines amissis sensibus, et palpebris clausis*", und im Hen. Stephanus: „*carotides cinculo exceptas, carum inducunt*". Im Rufus Ephesius, *Onomasticon, Londini, pag. 42,* lese ich ebenfalls: καρωτίδας ὠνόμαζον πάλαι, ὅτι πιεζόντων καρώδεις καὶ ἄφωνοι ἐγίνοντο, so viel als: *quoniam compressas hominem sopore et aphonia gravant.* Obwohl schon Galen durch seine Zergliederungen lebender Thiere, sich von diesem Vorurtheil frei zu machen wusste, und Matthaeus Curtius durch Versuche bewies, dass beide Carotiden unterbunden werden können, „*animalia autem in apoplexiam non incidere*"[2]), blieben doch den Kopfschlagadern die Namen: *Carotides*[3]) und *Arteriae soporiferae, soporariae, soporales, s. Arteriae somni,* wie sie in der lateinischen Uebersetzung des Averroës, *Venet. 1482,* genannt werden.

Da es nun mehrere Arten krankhaften Schlafes (*sopor*) giebt, mussten die Carotiden sich auch in die Namen: *Arteriae lethargicae* und *apoplecticae* hineinfinden, welche von den Uebersetzern des Rases[4]) herstammen, und weniger von den Anatomen, als von den Aerzten gebraucht wurden.

Unter den übrigen Namen, welche die Carotiden bei den Arabisten und ihren unmittelbaren Nachfolgern führen, kommen sehr sonderbare vor. Ich führe die auffallendsten an:

---

[1]) Die ersten Anatomen des Mittelalters, schrieben gleichfalls sehr oft *Vena* für *Arteria*, und unterschieden *Venae pulsatiles* oder *micantes* (unsere Arterien), von den *Venae quietae s. non pulsatiles* (unsere Venen).

[2]) *Comment. in Mundini anatomen. Lugd. 1551, pag. 381.*

[3]) Καρωτικαὶ ἀρτηρίαι im Galenus, *De usu part., Lib. XVI, Cap. 12.*

[4]) *Libri ad Almansorem, Mediol. 1481.*

1. *Sphragitides* und *Phagotides* im Berengarius[1]) und Georg. Valla[2]). Diese Ausdrücke sind als *Sphagitides* zu rectificiren, von σφαγή, Kehle, nicht aber von σφραγίς, Siegel. Aristoteles nannte nämlich die Carotiden, und die Drosseladern *Sphagitides*[3]), weil beide zusammen an der σφαγή, *jugulum*, liegen. Diese *Sphagitides* gaben in lateinischer Uebersetzung sofort die *Venae jugulares*, und ebenso die *Arteriae jugulares* — ein seltener Ausdruck für Carotiden. Noch seltener ist: *Arteriae parotides*, wahrscheinlich weil ihre Richtung dem Ohre zustrebt (A. Benedetti, Georg. Valla).

2. *Arteriae juveniles*, wie ich die Carotiden an einer Stelle im Constantinus Africanus, und Jac. Sylvius genannt finde, und öfter im Berengarius. Wenn diese *Arteriae juveniles* nicht verschriebene *jugulares* sind, weiss ich nicht, wie sie zu diesem auffallenden Namen gekommen sind. Auch die Arterie hinter dem Ohre, und die Vene daselbst, werden mit diesem jugendlichen Prädicat beehrt. Wir haben bereits in §. LXVIII erwähnt, dass die *Venae jugulares externae*, öfter *Venae juveniles* genannt wurden, weil sie beim Schreien der Kinder anschwellen. Da nun die Carotiden auch als *Arteriae jugulares* vorkommen, ist es nicht unwahrscheinlich, dass, bei der heillosen Confusion in der alten Nomenclatur, die *Venae juveniles*, ihr Adjectiv an die Kopfschlagadern cedirt haben. Die bezügliche, sehr merkwürdige Stelle im Jac. Sylvius[4]) lautet: „*Venae quoque et arteriae, juveniles dictae, post aures sitae, si vulnere, aut ab imperito chirurgo, transversae secantur, sterilitatem afferunt*“, — eine von Hippocrates ausgegangene, und im Buche *de aëre et aqua* vorgetragene Irrlehre[5]). — Die

---

[1]) *Isagogae, Cap. de anatomia partium colli.*

[2]) *De corporis commodis et incommodis. Argentinae*, ohne Jahr.

[3]) *Hist. anim, Lib. III, Cap. 3.*

[4]) *Opera medica. Genevae, 1635, Cap. de hominis generatione, pag. 181.*

[5]) Avicenna sagt davon: *Hippocrates dixit in suis intentionibus, plurimum spermatis ex cerebro est, et descendit per duas venas,*

durch Metastasen sich bekundende Sympathie zwischen Hoden und Parotiden, scheint dieser Ansicht zu Grunde zu liegen. Durch die Erfahrung wurde sie nie bestätigt. Eine hieher bezügliche Stelle im Albertus Magnus darf nicht übergangen werden: *„testiculi trahunt sperma ab istis locis, ubi barba est“* [1]), und hören wir auch den ehrlichen Schylhans, so erfahren wir: „under den oren seind drůsechle fellin (drüsige Häutchen), die do seynd des hyrns ußgenng (Ausgänge, *Emunctoria*), bei welchend seind aderen, zů tragen die matery, genannt sperma zů den hoden, und so die geschnitten werden, so würdt verloren die krafft der geberung“ (Zeugung [2]). Da Bartwuchs und Geschlechtsreife sich zur selben Zeit einstellen, darf man es der Kindheit der Wissenschaft nicht verargen, wenn sie an einen anatomischen Zusammenhang zwischen Bart und Geschlechtstheilen dachte.

3. Dasselbe ist von den *Arteriae apostolicae* [3]) zu sagen. Es ist wahrscheinlich, dass sie von den Anatomen des Mittelalters, welche meistens geistlichen Standes waren, für *Arteriae apoplecticae* gesetzt worden sind, um auf christliche Gemüther grösseren Eindruck zu machen. Als Aussendlinge zum Kopf (ἀποστέλλω, absenden), können sie nicht zu diesem Namen gekommen sein, da jede andere Arterie, bezüglich des Organs, zu dem sie geht, alsdann auch eine *apostolica* sein müsste.

4. Der Ausdruck *Granges* erklärt sich durch das, was im §. LXVIII, *Guidez*, über die mit den Halsvenen begangenen Schreibfehler gesagt wurde.

5. *Arteriae spermaticae* konnten die Carotiden immerhin von Jenen genannt werden, welche an dem früher erwähnten

---

quae post aures sunt (jugulares). Et propter hoc abscindit phlebotomia subarum generationem, et facit incurrere sterilitatem. Canon, Lib. III, Fen 20, Tr. 1, Cap. 3.

[1]) *De animalibus, Cap. 9, pag. 85.*

[2]) *Lib. cit., Fol. 6, b.*

[3]) Isaac Joubert, in der *Interpretatio chir. I, Dictiones anatomicae.*

Glauben über den Zusammenhang zwischen Kopfgefässen und Samenbereitung festhielten.

6. *Arteriae longales* heissen die Carotiden im *Vocabularius* von Schylhans, sicherlich weil sie in langer Strecke keinen Ast abgeben.

7. *Arteriae decolationis* finden sich im Albertus Magnus vor, mit dem merkwürdigen Zusatz: „*quia, si constringuntur, accidit strangulatio*".

Die Leichtfertigkeit des anatomischen Glaubens, hat sich einen nicht existirenden Zweig der *Carotis externa* eingerodet, und denselben selbst zum Object chirurgischer Eingriffe erhoben. Joh. Riolan jun. spricht von ihm in folgenden Worten: *notandus surculus a carotide deductus, qui tragum auris perreptat, maxillam superiorem irrigaturus, ut singulis dentibus vitalem sanguinem suppeditet. Per eum fluxiones in dentes fieri puto, quoniam eo resecto, miraculi instar, confertim sedatam vidi odontalgiam.* Nun das Unglaubliche: *Est quidam Parisiis, qui, ex hac sola operatione, magnum quaestum facit* [1]. — Von einer ähnlichen anatomischen Chimäre, erhalten wir durch Levinus Lemnius, *De occultis naturae miraculis, Lib. II, Cap. 11,* näheren Aufschluss: *tenuis quidam arteriae ductus, ad annularem digitum manus sinistrae porrigitur, quod absurdum videri non debet, quia animi defectu collapsos, deligato hoc articulo erigere solent.* — Ein Nerv, welcher vom Herzen, gleichfalls zum Ringfinger der linken Hand hinziehen soll, gab diesem Finger den Namen *Digitus cordis*, und da das Herz beim Schliessen einer Ehe nicht unbetheiligt bleiben soll, trägt der Herzfinger den Ehering. Die älteste Nachricht über den *Digitus cordis* giebt uns Aulus Gellius [2]: *insectis apertisque humanis corporibus, ut mos in Aegypto fuit, repertum est, nervum quendam tenuissimum, a digito, qui minimo proximus est, ad cor pergere et*

[1]) *Anatome corporis hum.*, in der dritten Auflage der *Opera omnia* J. Riolani sen., *pag. 109.*

[2]) *Noctes atticae, Lib. X, Cap. 10.*

pervenire, propterea non inscitum visum esse, eum potissimum digitum annulo decorandum, qui quasi connexus esse videretur cum principatu cordis.

Es ist Zeit abzulassen *etymologicas captare nugas*, und zum *Subeth* zurückzukehren. Das Wort *Subeth, sopor*, kommt in den Schriften des Avicenna sehr häufig vor, als Ausdruck für verschiedene Krankheiten, welche von *Sopor* begleitet sind. Das *Subeth Sari* oder *Asari*, arab. ساهر, *sâhir*, in den medicinischen Schriften gewöhnlich *Sahara*, arab. سهار, *sahhâr*, oder *Subeth Avicennae* genannt, ist das *Coma vigil* der Nosologen: *morbus, in quo aegri continuo ad somnum propensi sunt, attamen vix dormire possunt, cum immani capitis gravedine, sensuum et omnium motuum torpore, quibus non raro delirium accedit.* Mit der den Arabern eigenen Kleinlichkeit und Vielrederei, werden alle Arten des *Subeth*, und ihre Behandlung, im dritten Buche des *Canon* [1]) geschildert.

Von den *Arteriae subethales* hört man seit dritthalbhundert Jahren in der Anatomie nichts mehr, aber das arabische *Subeth* ist zu einem Worte der französischen Sprache geworden. Die Aerzte im südlichen Frankreich, besonders in der Provence, welche Provinz eine Zeitlang im Besitze der Sarazenen war, nennen eine Gehirnkrankheit, welche dort endemisch ist, und nur bei Kindern vorkommt: *Subé* und *Subeth puerorum*. Dr. Bland hat diese Krankheit, im 62. Bande der *Bibliothèque médicale, pag. 145, seqq*, beschrieben. Die Krankheit befällt nur Kinder, kommt plötzlich, oder nur nach einigen Vorzeichen, steigert sich rasch bis zur vollen Bewusstlosigkeit und allgemeinen Lähmung, und tödtet in den meisten Fällen schon nach ein paar Stunden. Die Sectionen haben in allen Fällen schwere Gehirncongestion nachgewiesen [2]). Dass *Subé* das arabische *Subeth* ist, steht ausser Zweifel.

---

[1]) *Fen 1, Tr. 4, Cap. 2* und *3*.

[2]) *Dictionnaire des sciences médicales, T. 53, Art. Subeth.*

§. XCIX. Sulemet, Phalanges.

Die Finger waren für die Arabisten so unwichtige Dinge, dass sie entweder von den Knochen derselben gänzlich schwiegen, oder sie ganz obenhin, als *Ossa digitorum* erwähnten. Nur selten schleicht sich ein verkapptes arabisches Wort für die Phalangen ein. Dieses ist *Sulemet*, arab. السلاميات, *al-sulāmajāt*. So heisst es im Gerardus: *Ossa digitorum vocantur Sulemet*. Die letzte Phalanx führte separat den Namen *Alanemel*[1]). — Von Andreas Bellunensis wird *Alanemel* auch als das Tastpolster der Fingerspitze ausgelegt, *Pulpa digiti*, arab. الانملة, *anmulah*, Plur. اناامل, *anâmil*, im Guido als *polpa* und *pupar* angeführt. Das letztere Wort ist noch in der Provence gebräuchlich. Im vierten Buche des *Canon*[2]), welches von dem Bruche des Vorderarms handelt, erscheinen die Fingerspitzen als *Albaragim*, arab. برجمة, *burdschamah*, Plur. براجم, *barâdschim*. Die Schienen zum Verband, sollen nur so lang sein, „*ut non tangant Albaragim digitorum*".

Die Nachfolger des Mundinus kamen von der arabischen Benennung der Fingerglieder gänzlich ab, und bedienten sich der Ausdrücke: *Internodia*, *Scytalides*, und *Phalanges*, von welchen nur der letzte bis auf die Gegenwart Stand hielt.

1. *Internodia*.

Aristoteles nannte die Gelenke der Fingerglieder *Condyli*[3]), „Knoten", weil sie an mageren Händen wirklich die dicksten Stellen der Finger sind, — lateinisch *nodi*. Was also zwischen zwei Fingergelenken liegt, — das Fingerglied

---

[1]) *Canon, Lib. I, Fen 1, Doctr. 5, Summa 1, Cap. 23.*

[2]) *Fen 5, Tr. 3, Cap. 10.*

[3]) Δακτύλου μὲν καμπτικὸς κόνδυλος, „das Bewegliche am Finger heisst Knoten". *Hist. anim., Lib. II, Cap. 11.*

— würde ehrlich den Namen *Internodium* verdienen, wenn ihn auch nicht Ovid und Varro schon gebraucht hätten. Jedes Fingergelenk, *Condylus*, muss ein Fingerglied vor, und eines hinter sich haben. Diese Fingerglieder erhielten deshalb auch den Namen *Pro-* und *Metacondyli.* Durch Weglassen der Präpositionen geschah es, dass die Fingerglieder auch zu dem ganz widersinnigen Namen *Condyli* gelangten, welcher viel häufiger vorkommt, als *Internodia.*

2. *Scytalides.*

Sie kommen nur im Rufus Ephesius vor, und entstanden entweder aus σκυταλίς, ein kleines, rundliches Stäbchen[1]), wie die Fingerglieder sind, oder, nach Gorraeus, aus σκυτάλη, *turba equitum = phalanx.* Eine gänzlich misslungene Uebersetzung von *Scytalides*, ist *Scuticula*, wie Krause's deutsche Uebersetzung von Monro's *Knochenlehre, pag. 425,* auftischt.

3. *Phalanges.*

Sie behaupteten sich am längsten, und sind allgemein angenommen worden. Aristoteles[2]) gab ihnen diesen Namen, vielleicht aus Schmeichelei gegen seinen königlichen Freund und Gönner Alexander, welcher die weltberühmte macedonische Schlachtordnung — die Phalanx — einführte. A. Laurentius sagt: *Tota horum ossium series Phalanx vocatur, quia eo ordine est disposita, ac velut in acie stare videatur,* d. h. so viel als „in Reih' und Glied". Aber *Phalanx* ist auch eine runde Stange, oder ein Stab zum Lasttragen (Vitruvius), und *Phalanges* sind kurze, rundliche Stücke werthvoller Holzarten, welche in dieser Form in den

---

[1]) Daher heisst auch eine kleine, rundliche, dünne, und gefährliche Schlange, im zoologischen System: *Scytale.*

[2]) *Op. cit., Lib. II, Cap. 84.*

Handel kamen, wie uns Plinius[1]) berichtet. Dann ist *Phalanx* = *Scytalis,* und wir brauchen die macedonische Phalanx nicht, zur Erklärung des Namens unserer Fingerglieder. Die wortverderbenden Arabisten, machten aus *Phalanges: Salangae,* führen aber auch den Ausdruck *Articuli* für Fingerglieder, welcher nicht zu beanständigen ist.

Im Celsus heissen die Glieder eines Fingers, ihrer Zahl wegen, *Ossa terna.*

---

§. C. Tharuca, Trochanter magnus.

In der Randnote zum Capitel des *Canon*[2]), welches *de anatomia musculorum coxae* handelt (Muskeln des Oberschenkels), finde ich *Tharuca* und *Carchametra* für den grossen Trochanter; — desgleichen im Hugo Senensis, Petrus Antonius Rusticus, und unter den Synonymen des Vesal.

Um diese Worte auszulegen, weiss ich nicht, wohin ich mich wenden soll. Sie sind nicht arabisch, nicht griechisch, und nicht lateinisch. Das an einer anderen Stelle des *Canon*[3]) vorkommende, dem *Tharuca* ähnliche *Taraca* und *Altarich,* الطريح, ist ein Aetzmittel für das geschwürige Zahnfleisch (*gingiva sanguinea*), und das von Paracelsus gebrauchte *Trachametra* (Schreger), ist wohl nur dem *Carchametra* nachgebildet, erklärt uns aber nichts. Die Synonymik der Trochanteren, welche ich folgen lasse, wird uns für diesen Verlust nicht entschädigen.

Nicht ihrer Gestalt wegen wurden die Trochanteren mit einem Rade, τροχός, verglichen, und erhielten von Galen ihren

---

1) *Hist. nat., Lib. XII, Cap. 8.*

2) *Lib. I, Fen 1, Doctr. 5, Summa 2, Cap. 27.*

3) *Lib. III, Fen 8, Tr. 1, Cap. 3.*

bleibenden Namen. Der Trochanter sieht keinem Rade gleich. Τροχός (daher *Trochisci*, runde Zuckerzeltchen) ist nicht blos „Rad“, sondern Alles, was kreisrunde Form hat: Scheibe, Reif, Töpferrad, Back- und Zuckerwerk von runder Form (*Trochisci*), Mühlstein, Ringmauer, und die kreisrunde Rennbahn. Die Trochanteren beschreiben aber bei den Drehungen des Schenkels Kreisbogen, und kamen dadurch zu ihrem Namen. — An dem grossen Trochanter befestigen sich die Muskeln des Gesässes, γλουτός. Er wurde deshalb von Galen auch γλουτός genannt [1]), was man consequent mit *Natis*, Hinterbacke, übersetzte. Τροχός hiess aber auch der Läufer auf der Kreisbahn [2]), wodurch es sich aufklärt, warum die Trochanteren von Rolfink *Cursores* genannt werden [3]).

Nach altherkömmlichem Brauch, finden wir die Trochanteren auch als *Additamenta coxae*, „Fortsätze des Schenkelbeins“, angegeben, häufiger als *Rotatores*, womit Vesal vorangegangen. *Processus coxae externus et internus*, sowie *Nodus major et minor*, begegnen wir im Bauhin [4]); — *Apophysis femoris exterior et interior* ebendort. Den kleinen Trochanter erwähnt Piccolhomini als *Processus mamillaris* und *Trochantira minus!* — *Malum granatum* für den grossen Trochanter, wird aus dem verständlich, was im §. XV über *Malum* und *Pomum granatum* gesagt wurde. Warum aber das *Malum granatum*, als grosser Trochanter, den Zusatz *testiculorum* führt, kann ich nicht erklären. — Bauhin rechnet auch den Schenkelkopf zu den Trochanteren, deren er drei zählt.

[1]) *De ossibus, Lib. XXI.*

[2]) Ein kleiner, sehr schnell laufender Vogel, von welchem die Alten glaubten, dass er dem Krokodil die Blutegel aus dem Rachen ziehe, heisst jetzt noch *Trochilus*, wie auch unser Zaunkönig.

[3]) *Diss. anat., Lib. II, Cap. 49.*

[4]) *Op. cit., Lib. IV, Cap. 40.*

§. CI. Zenith juvencularum, Erstes Menstrualblut.

Die europäischen Sprachen haben sich eine Menge arabischer Worte, theils zur Bezeichnung gewöhnlicher Dinge, theils als Kunstausdrücke annectirt. Am meisten wohl die spanische; aber auch die deutsche führt eine ziemliche Menge derselben. Zucker und Zibeben, Sirup und Ambra, Elixir und Amalgam, Julep und Looch, Naphta (vom persischen *neft*, نفت) und Campher, Manna und Alkermes, Alkekengi (Judenkirsche) und Nenuphar (Wasserrose), Ingwer und Bezoar, Magazin, Douane und Tarif, Alchemie, Alkohol und Alkali, Alcahest und Almagest, Admiral und Algebra, Almanach und Alganon (Kette der Galeerensclaven), Aldeboran, Almucantarat (Höhenkreis) und Azimuth, Emir, Alcaide und Alguazil, Alphenik (Gerstenzucker) und Alchemilla (Löwenfussskraut, Stellaria), Alembic und Aludel (Destillirhelm), u. m. a., sind arabische Worte. Wie viele deren die Anatomie sich angeeignet hat, haben diese Blätter gezeigt. Aber auch an neuerfundenen arabisch klingenden Worten, hat die Medicin keinen Mangel. Sie rühren von dem Phantasten Paracelsus her, welcher die Medicin seiner Vorfahren so hasste, dass er alle seine Bücher in St. Johannis Feuer warf, und dafür neue schrieb, desselben Schicksals gewärtig. Selbst die alten Namen der Krankheiten und Arzneimittel wollte er nicht dulden, und ersetzte sie durch verballhornte arabische Ausdrücke. Ich erwähne aus meinen Annotationen folgende:

Adal (Pflanzenextract),
Albora (Krätze),
Alcubrid (Schwefel),
Alecharith und *Azoch* (Merkur),
Alembroth (Quecksilber-Ammoniak),
Algoreth (salzsaures Antimon),
Amna (Kalkwasser),
Athanor (Sublimirofen),
Azamar (Mennig),
Azymar (Grünspan),
Bilaulen (*Chalyps*),

Cabalathar (Salpeter),
Canigdam (Trepanations-Instrument),
Ceoil (Blasenstein),
Chambar (Magnesia),
Colcothar (Caput mortuum),
Fyada (Sublimat),
Gilla (Salz),
Halimar (Kupfer),
Helnesed (Koralle),
Ilech (Principium),
Kamet (Silber),
Kamir (Ferment),
Katma (Limatura auri),
Keyri (Liquor mercurialis),
Marched (Bleiglätte),
Madem (Exulceratio),
Nacta (Abscessus mammae),
Narbasaphar (Aurichalcum),
Nenufareni (Geister, welche in der Luft schwimmen, wie die *Nenufar* auf dem Wasser),
Oger (Pleuritis),
Sabena (Seife),
Sagaras (vier Elemente),
Samech (Wundbalsam),
Salma (Lapis haematites),
Segith (Vitriol),
Serphet (Lösungsmittel),
Sief (Augenwasser),
Sira (Auripigment),
Terniabin (Manna),
Zenda (Urzeugung),
Zephena (Ohröffnung),

nebst vielen anderen. Unter diesen Neulingen befindet sich auch *Zenith.*

Zenith ist zwar ein arabisches Wort (سمت, *samt*[1]) = Scheitelpunkt des Himmels über unserem Haupte, im Gegensatz zu *Nadir.* Paracelsus führte aber *Zenith* in einem ganz anderen Sinne in seine Terminologie ein, und verstand darunter das erste Menstrualblut: *Zenith juvencularum*[2]), welches, *incredibile dictu,* als Arzneimittel verwendet wurde.

Es hat eine Zeit gegeben, in welcher man den Henkern das Blut der Geköpften abkaufte, um es gegen Schwindel

[1]) Nach Matth. Martinius, *Lex. philologicum: Semith,* [illegible], *corrupte Zenit.*

[2]) Casp. a Reies, *Elys. Camp. Quaestiones, 53, Num. 2,* und Mich. Ettmüllerus, *Opera, Francof. 1696, T. I, 786:* „*Sanguis, qui a virgine impolluta, prima vice excernitur, a Paracelso Zenith appellatur.*"

und Schlagfluss einzunehmen, einen Faden aus dem Strick, mit welchem ein Pascha erdrosselt wurde, mit schwerem Geld bezahlte, um ihn als Präservativ gegen den Stickfluss um den Hals zu knüpfen, oder den dreieckigen Zwickelknochen aus dem Hinterhaupte eines gehenkten Diebes, calcinirt und pulverisirt, gegen die fallende Sucht anwendete *(Ossiculum antiepilepticum)*, und vieles Andere dieser Art. In diesen Zeiten wurde auch das *Zenith* in ärztliche Anwendung gezogen. Ueber die Art und Weise, wie dieses geschah, belehrt uns der Augsburger Polyhistor, Hieronymus Welsch [1]). Das Blut wurde in einem Leinwandlappen aufgesammelt, und getrocknet. Der Lappen wurde mit *Acetum squillae* oder Rheinwein extrahirt, und die so erhaltene Tinctur, als Arzneimittel vorräthig gehalten, wie aus Fr. Paullini's Dreck-Apothek, Frankfurt, 1696, zu ersehen. *Nomen — Omen!* Man verordnete diese Tinctur gegen Epilepsie [2]), gegen welche auch die zerschabten Leinlappen *in substantia*, mit Castoreum und *Radix Paeoniae*, angerühmt wurden [3]). Steinkranken wurde das pulverisirte Coagulum des *Zenith* anempfohlen [4]). Unterdrückte Menstruation stellte sich auf den innerlichen Gebrauch desselben wieder ein [5]). Dass auch die Wechselfieber dieser Panacee nicht widerstehen konnten [6]), wollen wir gerne glauben, da durch Ekel nicht weniger Heilungen dieser Krankheit erzielt wurden, als durch Chinin, sonst wären Wanzen, Spinnen, Krötenlebern, und abgebissene Köpfe lebendiger Mäuse, nicht als *Febrifuga* zu ihrem Renommée gekommen. Ueber das *Zenith* als Hexenmittel, handelt Andreas Matthiolus [7]).

[1]) *Consilia medica, Cent. IV, Num. 37, Scholion.*
[2]) Ch. Franc. Paullini, *Lycographia, Sect. III, Cap. 1.*
[3]) Jac. Wecker, *De secretis, Lib. V, 111.*
[4]) Dan. Becker, *Microcosmus med., Lib. I, Cap. 7.*
[5]) Steph. Blancardus, *Praxis med., Cap. 10.*
[6]) Mich. Ettmüller, *Op. cit., T. I, 492.*
[7]) *Comment. in Dioscoridem, Lib. VI, Cap. 25.*

Was es in Liebestränken leistete, wie sein äusserlicher Gebrauch gegen Rothlauf, Krätze, Sommersprossen, Kropf und Muttermäler half, auch zum Hasenfangen und Mäusevertreiben sich sehr verwendbar erwies, kann man im Schurigius lesen [1]). Trotz seiner vielseitigen Verwendung, und von Aerzten beglaubigten Heilkraft, musste das *Zenith* es endlich erleben, für ein *remedium sordidum, obscoenum, nauseosum, suspectum, magicum, et Christiano medico indignum* erklärt [2]), und zuletzt vergessen zu werden, wie es vielen anderen gepriesenen Arzneimitteln erging, und noch ergehen wird. — Von dem Consul Mamercus Scaurus erzählt Seneca [3]), dass er: *ancillarum suarum menstrua, ore hiante exceptabat;* — ein Fall von *Pica*, der seines Gleichen sucht. Mit dieser Obscönität soll das Capitel vom *Zenith* schliessen.

---

§. CII. Zephin, Articulatio maxillae inferioris.

Dass *Zephin* nichts anderes sein kann als das Kinnbackengelenk, ergiebt sich aus den Worten des Rases [4]): *inferior mandibula motu eguit, qui superiori communicatur in loco, qui Zephin vocatur.*

Alle Erhebungen über die Genealogie dieses Wortes waren fruchtlos. Hebräisch ist es sicher nicht. Ein arabischer Text des Rases, stand nicht zur Verfügung. — Das

[1]) *Parthenologia historico-medica, Sect. II, Cap. 11, §. 19—44.*

[2]) Schurigius, *Op. cit., Sect. II, Cap. 11, §. 13.*

[3]) *De beneficiis, Lib. IV, Cap. 31.*

[4]) Abupetri Rhazae Mahometi, *Opera exquisitiora, per Gerardum Toletanum, Andream Vesalium, et Albanum Torinum Vitoduranum. Basil. 1544, pag. 11.*

ähnlich klingende *Zephena* des Paracelsus[1]), ist ein neugeschaffenes Wort, und wird damit die Ohröffnung ausgedrückt, wie auch der äussere Gehörgang, für welchen die Zeitgenossen des Paracelsus, das Wort *Alvearium* gebrauchten. Nur die Nachbarschaft des Kinnbackengelenks und der Ohröffnung, konnte die Verwechslung dieser beiden Dinge veranlasst haben. Im *Lexicon medicum* von Bartholomäus Castelli findet sich *Zepheni*, als *Circuli labiorum et aurium, qui si angustantur in rotunditatem aliquam praeternaturalem, constituunt primum signum leprae.*

§. CIII. Zeudech, Locus fonticuli frontalis.

Obwohl hebräischen Klanges, muss ich *Zeudech* für eines der wenigen Worte halten, welche die reiche und herrliche Sprache Persiens, der Anatomie überlassen hat. Die alte Anatomie hat sich dasselbe angeeignet und in ihre Terminologie eingereiht. Dasselbe ist ein Vermächtniss des Masawaih Ben Hameeh, gewöhnlich Mesue junior genannt, welcher als Arzt am Hofe des Khalifen Alhakem zu Kahira, im 12. Jahrhundert lebte. Er schrieb eine *Practica medicinarum particularium*, welche aber unvollständig ist, und nur die Krankheiten des Kopfes und der Brust behandelt. Die lateinische Uebersetzung des Werkes, wurde zuerst in Druck gelegt zu Venedig, 1477, ohne Signatur, Custos und Seitenzahl, mit einer *Additio* Petri Aponensis. Der dritte Theil dieses Buches enthält im Capitel *de cura catarrhi*, auf dem siebenten Blatte, das Wort *Zabendech*, als eine Stelle an der Stirne, wo Mesue Glüheisen und Aetzmittel gerne anwendete. Die Späteren formten *Zubendech*

---

1) *Paragraph., Lib. VI, Cap. 1, §. 2.*

zu *Zeudech* um, und sprechen, wie Vesal, von einem *Zeudech Mesuae.* Der arabische Text des Mesue existirt nur als Handschrift. Eine solche stand uns nicht zu Gebote, um sie mit der Uebersetzung vergleichen zu können.

Im Carpus[1]) steht *Zuendech* für *Zubendech,* mit der Erklärung: *locus, ubi copulatur junctura coronalis cum sagittali, vocatur* βρέγμα, *et Zuendech, et Fontanella capitis, in quo os pueris ultimate concrescit, et ibidem ponuntur cauteria et cerata pro catarrhis et multis aliis morbis.* In desselben Autors *Commentariis in Mundinum, pag. 418,* steht: *Zuendech (Suendec a Mesue) locus est, ubi os in capite pueris ultimate concrescit, et ubi bonum semper est, applicare remedia.* Zerbis[2]) schreibt *Çuendeg*[3]), und Andreas Laurentius[4]) *Zuendeh* für *Zuendech.* Vesalius gedenkt des *Zeudech* (für *Zendech* durch die so häufige Verwechslung der beiden Buchstaben u und n) mit den Worten: *ubi sutura sagittalis coronali committitur, locus etiam Zeudech, idque imprimis Mesuae, vocatur*[5]). Mehr darüber wird im sechsten Capitel desselben Buches gesagt, wo *Zeudech* als Stirnfontanelle gebraucht wird: *haec sedes totius calvariae pars mollissima occurrit, quae in nuper natis infantibus adhuc membranacea, ac recenti caseo similis tangentibus sentitur, et quae in puerulis manducantibus respirantibusque movetur. Medici huic cauteria, vel candescente auro, vel ferro, vel urente quopiam medicamine adhibent.*

Das Glüheisen war bei den Arabern ein sehr häufig gebrauchtes Heilmittel. Sie wendeten dasselbe, fast aller

---

1) *Isagoge breves,* im Capitel *de anatomia ventris supremi* (Kopf).

2) *Op. cit., Fol. 110, b.*

3) Das *Cédille* unter dem *C* zeigt an, dass die erste Silbe des Wortes nicht nach gewöhnlicher Art als *Ku,* sondern als *Su* auszusprechen ist.

4) *Historia anat. humani corporis, Lib. II, Cap. 16.*

5) *De corp. hum. fabrica, Lib. I, Cap. 12.*

Orten, gegen rheumatische Gelenkleiden an, — am *Zeudech* aber nur gegen Gehirn- und Augenleiden. Jetzt noch ist diese Praxis unter den Arabern allgemein. Man sieht selbst unter den Beduinen Leute mit Brandnarben an ihren sonnverbrannten Leibern. Es wird aber nicht mit dem Glüheisen gebrannt, sondern mit einem Blechlöffel, welcher mit glühenden Kohlen und Harzen gefüllt wird. Abgebildet ist die ganze Procedur im Prosp. Alpinus, *De medicina Aegyptiorum, Lugd. 1719, Lib. III, Cap. 12, pag. 218.*

Um die Stelle des *Zeudech* zum Brennen nicht zu verfehlen, gab die scrupulöse Genauigkeit der arabischen Aerzte ein Mittel an, sie mit Sicherheit zu treffen. Wird die Hand des Kranken, so auf die Stirn gelegt, dass der Carpus auf der Nasenwurzel ruht, die Fingerspitzen aber nach aufwärts sehen, so zeigt die Spitze des Mittelfingers die Stelle des *Zeudech* an [1]). Oder sie massen, über den Scheitel weg, mit einem Faden die Distanz von Ohr zu Ohr, und halbirten den Faden. Wurde das eine Ende desselben auf die Nasenwurzel angepasst, so zeigte das andere die Stelle des *Zeudech* [2]). — Im Bauhinus drängt sich uns ein *Zeudeck* auf, als *Sutura sagittalis* [3]), und später *Zeudech* als Stirnfontanelle [4]), von welcher Bauhin das Unglaubliche erwähnt, dass sie bei seiner sechsundzwanzigjährigen Frau noch nicht geschlossen war, *et, si quando uxor capite doleret (dolebat autem frequenter), locus hic dilatabatur, et veluti foveam constituebat.*

Alles Gesagte zusammengehalten, ist *Zeudech* das, was wir Stirnfontanelle nennen. Der Name *Fontanella* ist der gute lateinische, aber italienisirte *Fons s. Fonticulus.* Die gebrannte Stelle der Fontanelle, wurde nämlich längere Zeit in Fluss

1) Vesalius, *loc. cit.*

2) *Comment.* Carpi, *pag. 418.*

3) *Theatrum anat., Edit. 1621, Lib. I, Cap. 5, pag. 273, Randnote* a.

4) *Ibid., Cap. 6, pag. 280, Randnote* b.

erhalten, um als *Derivans* zu wirken. Sie war also eine kleine Quelle, aus welcher die *Humores peccantes* abfliessen konnten. Aus diesem *Fons* flossen aber auch die italienischen Worte: *fonte, fontana, fontanone* (grosser Brunnen), und *fontanella* (kleiner Brunnen). Die grossen Chirurgen des 13. Jahrhunderts: Rogerius von Parma, Rolando, Salicetus, und Lanfrancus, welche, als Anhänger der Araber, viel mit Fontanellen zu thun hatten, waren alle Italiener. Sie schufen zuerst das halb wälsche, halb lateinische *fontanella,* wozu ihnen das echte Latein, in *patella, papilla, pupilla, fenestella* [1]), *chondrilla* (Name eines Krautes), *glabella, furcella, columella,* u. s. w., Vorbilder gab. Die oft anzutreffenden Worte: *bucella* (Gelenkskopf) und *fenestrella* (kleines Loch) rühren ebenfalls von ihnen her. Joubertus, in der *Interpretatio dictionum Guidonis,* erklärt die *Fontanellae,* als *ulcera artificialia, medicamentis causticis vel cauteriis actualibus producta, per quae superfluitates materiae destillant. Loca sunt: Zuendech, — supra primam vertebram, — in capite musculi epomis* (Deltamuskel), — *sub poplite, — inguina, axillae, et sub auribus.* Das Brennen dieser Stellen, wurde noch zur Zeit des Th. Bartholinus [2]), also im 17. Jahrhundert, in der Chirurgie als *Ustio arabica* geübt.

Was nun den Ursprung und die Erklärung der hieher gehörenden Worte anlangt, so muss von *Zubendech* ausgegangen werden. *Zubendech* ist, seiner ganzen Anlage nach, ein aus dem Persischen entlehnter arabischer Ausdruck. Dagegen ist es schwer, ohne den arabischen Originaltext, seine Etymologie festzustellen, und es bieten sich nur dafür mindere oder höhere Wahrscheinlichkeiten dar. Man kann an das neupersische زيبنده (*zibandah*) denken, welches „*ornans, conveniens, aptus*" bedeutet, oder an Pehlewi زيوندك (*ziwandak*), „lebendig", welches im Arabischen زيبندق (*zibandaq*) lauten müsste (vgl. زيبق, *zibaq,*

[1]) *Porta fenestella* war nach Ovid (*Fasti, VI, 578*) ein kleines Thor in Rom, wahrscheinlich am Palatinischen Hügel.

[2]) *Hist. anat. rariores, Centur. IV, Hist. 21.*

„Quecksilber" = neupers. زيوه, *ziwah*), oder es liegt in dem Ausgange *bendech* = arabisch بندق, *banduq*, die Bedeutung „Verbindung", wodurch man speciell an زاو *(zāw)*, *fissura, rima*, erinnert würde. Demnach wäre *Zubendech* = *conjunctio rimae*, welche Auslegung mit der Bedeutung des *Zubendech* als „Stirnfontanelle" gut zusammenstimmen würde.

Der Ort am Schädel, wo das *Zeudech* sich befand, wird auch am Erwachsenen von Vesal für die schwächste Stelle des ganzen Schädeldaches erklärt: *haec sedes totius calvariae mollissima rarissimaque occurrit*, und etwas später: *Zeudech inter excarnes capitis partes tenuissima est, et suturas nusquam laxius haerent* [1]). Diese irrige Ansicht hat auch im Volke um sich gegriffen, denn in alten Zeiten bedeckten vorsichtige Leute diese Stelle mit einem Lederfleck, und die Hauben der Frauen, vorzüglich jene der Kinder, hatten vorne einen zungenförmigen Vorsprung, welcher sich über die Stelle der ehemaligen Stirnfontanelle legte. Rolfink [2]) spricht von einer sehr gefährlichen, meist tödtlichen Krankheit der Kinder, in welcher diese Stelle zu einer Grube einsinken soll: *infantibus peculiaris morbus est Siriasis, σιρός enim „foveam" significat.* Das *Zeudech*, von Rolfink *Lacuna* genannt, soll einsinken, weil das gelähmte Gehirn zusammenfällt. Es ist wahr, dass eine Grube, worin Getreide aufbewahrt wird, bei den Griechen σιρός hiess, aber die Krankheit, welche die Griechen *Sirosis* nannten, kommt nicht von diesem σιρός, sondern von dem Beiwort σείριος, heiss, hitzig (woher auch *Sirius ardens*, der Hundsstern), und ist eine hitzige Kopfkrankheit, welche mit dem Einsinken des *Zeudech* nichts zu schaffen hat. — Im Plinius heisst die Stirnfontanelle: *Vertex palpitans*, — im Bauhinus *Fons pulsatilis*, und *Hiatus*, — bei den Griechen βρέγμα (Aufguss), — *Lacuna* und *Foveola* bei Fallopia und Laurentius,

[1]) *De corp. hum. fabrica, Lib. I, Cap. 6.*
[2]) *Diss. anat., Lib. II, Cap. 14.*

— *Folium* bei dem ersten Bearbeiter der Osteologie des Embryo, Volcherus Coiter (richtiger Koyter), welcher auch das arabische *Tendik* anführt. Das *Folium*, wurde zum *Foliolum*, und dieses zum Blättlein der deutschen Hebammen.

§. CIV. Zirbus, Omentum.

Zu den arabischen Worten, welche am längsten in der Anatomie geduldet wurden, gehört *Zirbus*. *Zirbus* ist Netz, *Omentum*. Auf den ersten Anblick, glaubt man, das lateinische *cirrus* vor sich zu haben, welches fehlerhaft *cirhus* geschrieben wird, und aus welchem durch einen wiederholten Schreibfehler *cirbus* [1]) und *zirbus* werden konnte.

Cirrus ist „Haarlocke", bei Vegetius das Haarbüschel auf der Stirn der Pferde. Frei und leicht hängt das Netz vom Magen herab, wurde deshalb auch *Pluma* [2]) genannt, und könnte, besonders wenn es, wie so oft in der Leiche, auf einen Strang zusammengedreht gesehen wird, mit einer Locke verglichen werden. Aber die Autoren, welche sich des Wortes *Zirbus* bedienen, setzen gewöhnlich hinzu: *ut Arabibus vocatur*, und die Lexica wiederholen es: *Zirbus vox arabica est*. *Zirbus* ist das arabische ثرب, gesprochen *tsarb*, von welchem die Lexica sagen: *pinguedo tenuis, operiens intestina et animalis ventrem*. Merkwürdiger Weise stimmt *tsarb* mit dem neupersischen چرب, *tscharb*, „fett", und dem armenischen ճարպ, *tscharp*, „Fett, Speck", zusammen. Das *Lexicon pentaglotton* sagt

[1]) *Cirbus* heisst es im *Glossarium latino-germanicum* von Diefenbach, *pag. 391, b.*

[2]) *Tenue est, ne intestina pondere gravet, unde etiam Bruxellensi nostro idiomate, plumae nomen meretur.* Vesalius, *De corp. hum. fabrica*, *Lib. V, Cap. IV.*

(pag. 1957, A): apud Arabes litera t (das hebräische ת, *Thau*), *et cum puncto suprascripto th, more balbutientium pronuncianda est, quasi ts; — ita Thorab*[1]), *interpretes Tsirbum aut Cirbum expresserunt.* Albucasis[2]) setzt *Althirb: ex fissuris siphac* (durch die Risse des Bauchfells) *exit Althirb, vel intestinum ipsum* (Netz- oder Darmbruch). Im Zerbis findet sich auch *Tirbus*[3]), wie die Uebersetzer des Haly Abbas das Netz nannten, und im Albertus Magnus — *horribile dictu* — selbst *Girbum*. Die arabische Provenienz des *Zirbus* steht somit fest.

In der Medicin war der *Zirbus* durch mehrere Jahrhunderte gang und gebe. Die Capitel von Mundinus und Berengarius, welche vom Netze handeln, führen die Aufschrift: *de zirbo*. Der Netzbruch heisst noch bei Heister und Haller: *Hernia zirbalis*, und die italienischen Worte für *Omentum*, sind *Zirbo* und *Reticello*. Gewöhnlich führt *Zirbus* das Adjectiv *adipinus*, welches ebenso wie *adiposus*, ein barbarischer Ausdruck für „fettreich" ist. Im Avicenna findet sich öfter: الثرب الشحمي *(al-tsarb al-schahmi)*, welches immer als *Zirbus adipinus* übersetzt wird. Das Fett, an welchem das Netz so reich ist, heisst im Gentilis und Alpagus: *Sahan*, arabisch سمن, *sa'n*, und *Gilla*. Dieses Fett sollte, als schlechter Wärmeleiter, die im Magen, während der Verdauung erzeugte Wärme zusammenhalten: *„reverberare calorem ad stomachum"*, wie Mundinus sagt, und zugleich *„emollire feces"*.

Die Fettablagerung folgt im *Omentum*, so wie an anderen Organen, dem Laufe der Blutgefässe, welche hier weitmaschige und feinstämmige Netze bilden. Die weissen, den Blutgefässen entlang sich hinziehenden Fettstreifen, müssen somit ebenfalls ein Netzwerk bilden, und dieses erscheint bei unseren Haus-

---

[1]) So heisst im arabischen Text des Rases das *Omentum*.

[2]) *Methodus medendi, Lib. II, Cap. 52.*

[3]) *Op. cit., Fol. 12.*

thieren, welche durch lange Zeit allein zu anatomischen Untersuchungen verwendet werden durften, in sehr zierlicher Form. Daraus schreibt sich der Name *Rete* und *Reticulum*, und das deutsche „Netz". Diese Erklärung des Wortes „Netz" scheint mir richtiger, als die von Heister[1]) gegebene: dass das *Omentum*, seiner Zartheit wegen, beim Aufheben leicht einreisst, und Löcher bekommt. Eine zerrissene Membran ist noch kein Netz.

Der Name *Omentum*, welcher aus Celsus stammt, ist, allem Anscheine nach, abgekürzt für *Operimentum*. Das Netz bedeckt *(operit)* die Gedärme. Macrobius nennt deshalb auch die Gehirnhäute *Omenta*[2]). *Omentum* von *Omen* abzuleiten, weil die *Haruspices* es zu ihren Wahrsagerkünsten verwendeten, versuchte Joh. Voss[3]). — Das nicht mehr gebrauchte griechische *Epiploon*, hat nur in den zwischen Magen und Netz verkehrenden Blutgefässen: *Vasa gastro-epiploica*, und in *Epiplocele* (Netzbruch) ein Andenken hinterlassen. Man leitet es von ἐπιπλέω ab, weil das Netz über den Gedärmen gleichsam schwimmt. Gänzlich vergessen ist der Hippocratische Name: δέρτρον, von δέρω, abziehen, — der Aristotelische: ὑμὴν πιμελώδης, Fetthaut, — σαγήνη und γαγγάμον, Fischernetz, von Julius Pollux.

Die Arabisten gefielen sich auch noch in anderen, mitunter höchst sonderbaren Ausdrücken für Netz: 1. *Mappa ventris*, das Vortuch des Bauches, kommt noch bei Vesalius vor. 2. *Marsupium adiposum s. Saccus*, weil es wie ein Beutel die Gedärme umgiebt. 3. *Tela*, das Gewebe, weil alles Gewebte doch eigentlich nur ein Netz ist, mit sehr kleinen oder gänzlich unwahrnehmbaren Maschen. 4. *Folium* und *Ala*, welche Namen die Blattform des Netzes ausdrücken. 5. *Craticula*, ein

---

1) *Compendium anat.*, *T. I. pag.* 78.

2) *Saturnal.*, *Lib. VII. Cap.* 9.

3) *Etymol. linguae latinae*, *Amstel.* 1662, *pag.* 354.

kleiner Rost, mit einem rechtwinkelig vernetzten Drahtgeflecht. Die älteren französischen Anatomen nennen das Netz *toile*, *coëffe*, und *coiffe*, die Engländer *cowl*, die Spanier *el redaño de las tripas*, lauter Ausdrücke, welche auf etwas Kappen- oder Sackförmiges hindeuten. Kleines und grosses Netz wurde als *Pars intestinalis* und *Pars hepatica omenti* unterschieden. Um das kleine Netz kümmerte man sich vor Eustachius fast gar nicht. Noch will ich hinzufügen, dass auch der ehrliche Schylhans, das Netz als *Zirbus* erwähnt, und mit „Güdel" und „Magensack" verdeutscht.

NACHTRÄGE.

Zur Einleitung, pag. XXXV, Note 1: „*Alratia*“.

Ich habe *Alratia* für das entstellte griechische „*Atresia*“ gehalten. Diesen Irrthum hat mir Albucasis beseitigt. In *Lib. II, Sectio 72, pag. 317* der *Editio* Channing, steht im lateinischen Text: *Imperforatio est, quando mulieris pudendum non est perforatum, vel foramine parvo.* Der arabische Text hat für *Imperforatio:* الرتقا *(al-ratqâ). Alratia* ist somit ein entstelltes arabisches Wort, und wurde deshalb pag. 42, unter die arabischen Krankheitsnamen eingereiht.

Zur Einleitung, pag. XLIII, Zeile 9 von oben: „Mandeln, *Amygdalae*“.

Um zu beweisen, dass die Benennung der Drüsen am Racheneingang, als *Amygdalae*, „Mandeln“, von den Arabern herstammt, will ich vorerst zeigen, dass kein griechischer und kein römischer Autor sich des Ausdruckes *Amygdalae* für die fraglichen Drüsen bediente. Hippocrates nannte diese Drüsen σπόγγια, „Schwämme“ (attisch σφόγγοι, verwandt mit *fungi*), ihres schwammigen, und an der Oberfläche wie durchlöcherten Aussehens wegen. Im Aristoteles kommen sie als παρίσθμια vor, d. h. seitlich am *Isthmus faucium* liegend. Rufus Ephesius nennt sie ἀντιάδες, von ἀντί, „entgegen“, weil sie im *Isthmus faucium* einander gegenüber stehen, auch μῆλα, *mala*, ihrer rundlichen Form wegen, wie auch die Brüste der Jungfrauen, und die Wangenhügel *(Poma faciei)* μῆλα hiessen. Ἀμφιβράγχια, gleichfalls ein hippocratisches Wort, lässt gar nichts mehr von sich hören[1]). Kein griechischer Arzt führte je das Wort *Amygdala*. Ebensowenig die Römer. Die Mandeln hiessen bei ihnen nur *Tonsillae*. Wie die Mandeln zu dieser Benennung kamen, verstehe ich nicht. Denn *Tonsilla* war bei den Römern ein eisenbeschlagener Pfahl, welcher an den Ufern der Flüsse eingeschlagen wurde, um Schiffe daran festzubinden. Im Sextus Pompejus Festus[2]), werden die altehrwürdigen Zeugen Accius, Pacuvius, und Verrius, mit den betreffenden Citaten, für diese Bedeutung der *Tonsilla* angeführt, und der gelehrte Isidorus[3]) definirt die *Tonsilla*, als *uncinus* (Hacken) *ferreus vel ligneus, ad quem, in litore defixum, funes navium illigantur.* Allein Cicero, Plinius, und unser Cornelius Celsus, bedienen sich des Wortes *Tonsilla*, in der Bedeutung als „Mandel", und so ist nicht weiter zu raisonniren. — Das im Pierer[4]) verzeichnete Wort *Toles* und *Tolles*, für Mandel, und dessen Entstellungen als *Tolae, Tolla*, und *Tolia*[5]), gehören alle nicht hieher, da im Vegetius Renatus, einem Veterinär-Schriftsteller aus spät-römischer Zeit, unter *toles* (welches ein Plural ist, weil der Genitiv *tolium* lautet) der „Kropf" verstanden wird. *Tonsillae* ist ohne alle Widerrede, die einzige classische Bezeichnung für „Mandeln". Wo kommen also die *Amygdalae* her? Sie kommen

---

[1]) Sicher seiner seltsamen Zusammensetzung wegen, von ἀμφί, *circum*, und βράγχια, *spiracula piscium*. Das Wort kommt in den echten hippocratischen Schriften: *de diebus criticis*, V, *10*, und *de internis affectionibus*, *LX*, *6*, vor.

[2]) *De verborum significatione*, *Edit. Lips.*, *1839*, *pag. 356.*

[3]) *Origines*, *XIX*, *2*, *14*.

[4]) *Anat.-physiol. Realwörterbuch*, *8. Bd.*, *pag. 368.*

[5]) R. Keuchenius, *Notae ad Serenum Sammonicum*, *Amstel. 1662*, *pag. 181.*

von den Uebersetzern der Araber her, und sind also viel jünger als die *Tonsillae*[1]. Im *Canon Avicennae*[2] lese ich zuerst: *„duae amigdalae sunt duae carnes, natae in radice linguae, tendentes ad superiora, et sunt carnosae, nervosae, sicut duae glandulae"*. Nie werden im lateinischen Avicenna die Mandeln anders genannt, als *Amigdalae*.

Im arabischen Text steht immer der Dual: اللوزتان *(al-lauzatân)*, اللوزتين *(al-lauzatain)*, d. i. die beiden Mandeln[3]. Ebenso im Albucasis[4]: *quandoque in gutture accidunt glandulae* (Drüsengeschwülste), *similes glandulis, quas externe accidunt* (skrofulöse Anschwellung der Lymphdrüsen am Winkel des Unterkiefers), *et vocantur Amygdalae.* Also nicht die Mandeln selbst, sondern ihre krankhaften Anschwellungen, wurden *Amygdalae* genannt, gewiss nur deshalb, weil die Geschwulst einer entzündeten Mandel, an Grösse und Form, und, wenn die einzelnen Follikel der Mandel abscediren, auch durch die mit kleinen Grübchen wie besäte Oberfläche, dem Kerne eines Pfirsichs ähnlich ist, welche Frucht im Irak in vorzüglicher Güte gedeiht *(Amygdalus persica)*, und den Arabern wohl bekannt war. — Die spanische Sprache vergleicht die Gestalt der Mandeln mit jener der Galläpfel *(gallae quercus)*, und nennt sie deshalb *las agallas.* Von der Nachbarschaft der beiden *agallas*, erhielt auch das Zäpfchen seinen sonst nicht zu erklärenden spanischen Namen: *el galluelo.*

[1] Haller hat somit ganz Recht, wenn er sagt: *glandulas peculiaris ingenii* (eigenartige Drüsen), *tonsillas veteres dixerunt, superi autem amygdalas. (Elem. physiol., T. III, Lib. IX, Sect. 1, §. VI, pag. 474.)*

[2] *Lib. III, Fen 9, Tract. 1, Cap. 1, de anatomia gutturis.*

[3] Auffallend ist die Aehnlichkeit des arabischen Wortes für „Mandel": لوز *(lauz)*, mit dem hebräischen לוז, *Luz.* (Sieh' §. LXXIII.)

[4] *De chirurgia, Edit.* Channing, *Oxon. 1778, Lib. II, Sect. 36, pag. 199.*

Es ereignete sich noch zweimal in der neueren Anatomie, dass ein Krankheitsname zur anatomischen Benennung eines Organs dienen musste. Diese Organe sind die *Uvula* und die *Parotis*. Von *Uvula*, einem durch entzündliche Anschwellung an seiner Spitze verdickten, und blaurothen Zäpfchen, war schon in §. LXIII, pag. 131, die Rede. Hier also nur von *Parotis*. Die griechischen Aerzte, wie Paulus Aegineta und Alexander Trallianus, nannten alle Geschwülste neben den Ohren *Parotides* (παρὰ und οὖς, ὠτὸς, neben dem Ohre), Galenus und Oribasius aber nur die entzündlichen, welche idiopathisch oder metastatisch entstehen, und selbst epidemisch auftreten (Mumps, Bauernwetzel, Ohrenmüggele). Auch Celsus[1]) sagt: *Parotides sub ipsis auribus oriri solent; — id abscessus genus est.* Hippocrates nennt diese Krankheit: τὰ παρὰ τὰ ὦτα ἐπάρματα, d. i. „die Erhebungen neben den Ohren". — Die Ohrspeicheldrüse wurde, bevor man ihre absondernde Thätigkeit kennen lernte, wie die *Glandulas inguinales* und *axillares*, zu den *„Emunctoria"* gerechnet, und war *in specie* damit betraut, die Unreinigkeiten des Gehirns aufzunehmen[2]). Erst im 17. Jahrhundert belehnte sie Joh. Riolan mit dem Namen *Parotis*, welchen sie getreu bis heute bewahrt hat. Riolan's Worte lauten: *„sub aurium radice corpora quaedam glandulosa, simul conglobata reperiuntur, quae a loco Parotides dici possunt*[3]). Dass der Name schon an die Ohrengeschwülste vergeben war, hat er sicher nicht gewusst.

Ich muss noch hinzufügen, dass das Wort *Parotis*, lange bevor es in die Medicin kam, zur Bezeichnung anderer Gegenstände gebraucht wurde. So hiess z. B. bei einigen griechischen Autoren das Ohrläppchen παρωτίς, und ebenso wurden die äusseren Augenwinkel *Parotia* genannt, weil sie gegen die Ohren gerichtet sind. Die Schnörkel an den Gesimsen und

---

[1]) *De medicina, Lib. VI, Cap. 16.*

[2]) §. *XXXIV, pag. 65.*

[3]) *Anthropographia, Lib. IV. Cap. 10, de glandulis oris et faucium.*

Capitälern der Säulen, führten denselben Namen *(Parotides)*, da ihre umgekehrt Sförmige Krümmung (S), an den Contour einer Ohrmuschel erinnert. Im Vitruvius [1]) werden, aus gleichem Grunde, auch die beiden geschweiften Träger eines Thürgesimses *(hyperthyrum)*, wie sie auch jetzt noch an den Tragsteinen der Altanen und Fensterbrüstungen, an unseren Consolen, Camingesimsen, und Wandgestellen angebracht werden, *Parotides* genannt.

Zur Einleitung, pag. XLIII, Zeile 13 von oben: „Herzgrube, *Scrobiculus cordis*".

Für Herzgrube, *Scrobiculus cordis*, giebt es im Griechischen kein entsprechendes Wort. Denn *Anticardion* im Julius Pollux, und *Procardion* im Rufus Ephesius, drücken, ihrer leicht verständlichen Zusammensetzung nach, nur dasjenige aus, was vor dem Herzen liegt, und was Celsus *Praecordia* nennt. Niemand kann es missverstehen, dass Celsus die vordere Brustwand meint, wenn er sagt: *crudele est, vivorum hominum alvum atque praecordia incidi* (*Praefatio ad Lib. I* [2]).

[1]) *De architectura, Lib. IV, Cap. 6, 4.*

[2]) Dass auch die Classiker sich nicht ganz klar waren, was die *Praecordia* eigentlich seien, können wir aus Plinius entnehmen, welcher in *Lib. XI, Cap. 37*, unter *Praecordia* das Zwerchfell versteht: *exta* (Brusteingeweide) *ab inferiori parte* (Bauch) *separantur membrana, quae praecordia appellantur, — Graeci appellaverunt φρένας*, und in *Lib. XXX, Cap. 6*, nennt er alle Brusteingeweide zusammen *Praecordia*. Selbst Celsus verwechselt *Hypochondria* und *Praecordia* miteinander: *ubi suppuratio in jecinore est, dextra parte praecordia dura sunt et tument (Lib. IV, Cap. 8)*, was sich nur auf das rechte Hypochondrium beziehen kann.

Weder das *Anti-*, noch das *Procardion* drücken etwas Vertieftes aus. Nur im Pollux steht *Anticardion* für die Grube an der Kehle, σφαγή *(fossa jugularis)*. Jenen kleinen und nicht deutlich begrenzten Bezirk der *Regio epigastrica*, welcher dem Schwertknorpel entspricht, „Herzgrube“ zu nennen, ist ein ganz willkürliches Belieben; denn erstens bildet dieser sehr kleine Bezirk nur bei jenen Menschen eine Grube, welche einen aufgebogenen *Processus xiphoideus* haben, und zweitens liegt das Herz nicht hinter dieser angenommenen Grube. Die Herzgrube links vom Schwertknorpel zu verlegen, ist ebenso misslich, da wohl Niemand links vom Schwertknorpel eine Grube gesehen hat, wenn nicht auch rechts eine vorhanden war. Dass man das Herz daselbst pulsiren fühlt, ist nur für tobende hypertrophische Herzen wahr, welche man aber auch in der *Fossa jugularis*, und anderswo im Bereich des Thorax, schlagen fühlt und sieht, so dass man sagen muss, es giebt keine Stelle am Thorax, wo der Schlag des vergrösserten Herzens nicht zu fühlen wäre. Alle Gruben vertiefen sich mehr und mehr durch das Abmagern. Man sieht wohl die ganze Bauchwand grubig einsinken, aber die sogenannte Herzgrube kann sich nicht mehr vertiefen als die Bauchwand, da man nicht wüsste, wie das geschehen soll. Dass diese Stelle dem Magenmund (καρδία) entspricht, ist unumstösslich wahr, und deshalb die alte Benennung *Cardia* tadellos. Die Franzosen und die Engländer haben deshalb *creux de l'estomac* und *pit of the stomach*, während die Holländer durch ihr *het herte putjen*, bei der deutschen Herzgrube geblieben sind.

Das ganze Gerede von dem Unding „Herzgrube“, schreibt sich von den Arabern her. Unter den Arabern ist die Wohlbeleibtheit fast unbekannt. Ihre Lebensweise erzeugt keinen Wanst. Diese Menschen sind alle mager und dürr. Der eingefallene Bauch setzt sich gegen den unteren Thoraxcontour durch eine tiefe Bucht ab, deren scharfen Rand die Rippenknorpel bilden. Auch bei wohlbeleibten Menschen lässt sich eine solche Bucht durch Druck mit der Hand auf das

Epigastrium erzeugen. Diese Bucht nennt Albucasis[1]: ملعقة الصدر, *mil'aqah al-ṣadr*, was der erste Uebersetzer mit *Cochlear pectoris* wiedergeben zu müssen glaubte. *Cochlea, Cochlia,* und *Cochlear,* wurden in der Zeit des Latino-Barbarismus sehr oft für Vertiefung und Grube gebraucht. Bei den besseren Lateinern wird die Grube durch *Scrobis, Scrobs,* und *Scrobiculus* ausgedrückt, diesen Worten aber statt *„pectoris"*, aus Reverenz vor der classischen *Cardia* (die sie aber nicht als „Magenmund", sondern als „Herz" auffassten), *„cordis"* beigesellt. *Tantae molis erat* die „Herzgrube" herauszubringen. Sie ist die Verdeutschung der schlechten lateinischen Uebersetzung eines guten arabischen Wortes. Bei mageren Leuten bildet die ganze vordere Bauchwand eine Höhlung, was die Franzosen *ventre en bateau* nennen. Soll der oberste, an den Schwertknorpel stossende Bezirk dieser Höhlung, einen Eigennamen erhalten, so kann dieser nur Magengrube, nicht aber Herzgrube lauten. — Im Munde des Volkes wird die Herzgrube noch lange fortleben, in der Anatomie aber möge sie aussterben.

Zur Einleitung, pag. XLIII, Zeile 17 von oben: „Blasenhals".

Unter Blasenhals, عنق المثانة *('unq al-matsânah)*, verstehen die Araber, theils die ganze Harnröhre, wie Avicenna, oder das zunächst aus der Blase hervorkommende Anfangsstück derselben, wie Albucasis. Im *Canon Avicennae*[2]) lese ich: *Deus creavit ei* (der männlichen Harnblase) *collum, plures habens anfractus, et in mulieribus habet anfractum unum, et illius colli quaedam pars munita est eo, quod circumdat ipsum sicut suffocatorium et expressorium, ita ut prohibeat exitum, nisi cum*

---

[1]) *Edit.* Channing, *Cap. 57.*

[2]) *Lib. III, Fen 19, Tract. 1, Cap. 1.*

voluntate. Die Randnote von Andreas Bellunensis sagt anders und deutlicher: *principium colli munitum est lacerto circumdante,* d. i. mit einem Schliessmuskel. Obwohl dieser Schliessmuskel nicht, wie andere Sphinkteren, einen deutlichen, für sich bestehenden Kreismuskel bildet, sondern, ohne eine scharfe Begrenzung zu haben; nur die das *Orificium vesicale urethrae* zunächst umgebende Partie der Kreisfaserschicht der Harnblase ist, unterscheidet er sich doch *actu et potentia* von den Kreisfasern der Blase. Denn wenn sich diese zusammenziehen, um den Harn auszutreiben, relaxirt sich der Schliessmuskel, sowie umgekehrt, wenn er contrahirt ist, die übrigen Kreisfasern der Blase sich im Zustande der Unthätigkeit befinden. Im Albucasis [1]) dagegen wird zwischen „Harnröhre" und „Blasenhals" ein scharfer Unterschied gemacht, und „Blasenhals" der Uebergang der Blase in die Harnröhre genannt. Albucasis schüttelt seinen Steinkranken, und hämmert auf dessen Rücken *(concutiatur, quassetürque dorsum ejus),* lässt ihn auch ein paarmal von einer Erhöhung herabspringen *(a loco sublimi desiliat vices aliquot),* damit der Stein in das „*Collum vesicae*" eintrete. Er erwähnt aber auch ausdrücklich eines Steines, *qui in vesica generatus, et in „urethra" defixus est.*

Die Anatomen des Mittelalters folgten dem Avicenna, und nannten die ganze Harnröhre „*Collum urethrae*". So z. B. Berengarius [2]), welcher die *anfractus colli vesicae* (Krümmungen der Harnröhre) erwähnt, den Hervortritt der Harnröhre aus der Blase aber, als *Os vesicae* anführt [3]). Im

---

[1]) *De chirurgia, Edit.* Channing, *Lib. II, Sect. 60, pag. 288.*

[2]) *Isagogae breves, Cap. de vesica.*

[3]) Noch im Bauhinus heisst *Collum s. Cervix vesicae* jenes Stück der Harnröhre, welches von der Blase zur Wurzel des hängenden Gliedes reicht: *in viris collum vesicae magis oblongum, angustum* (unser *Isthmus urethrae*), *et contortum, quia sub ossibus pubis, ad penis exortum fertur.*

Mundinus wird auch der *Ductus cysticus*, und seine Fortsetzung in den *Ductus choledochus*, *Collum chistis fellis* genannt. Die Chirurgen alter Zeit blieben bei ihrem arabischen Collegen, und nannten nur den Anfang der Harnröhre: Blasenhals. Sie hatten nämlich insgesammt die irrige Vorstellung, dass die Blase sich trichterförmig in die Harnröhre fortsetze. Die Chirurgen in unserer Zeit nennen „Blasenhals" die *Pars prostatica urethrae*. Beim seitlichen Blasenschnitt wird zuerst in die *Pars membranacea* der Harnröhre eingestochen, und der Schnitt durch die *Pars prostatica* bis zum Blasengrund geführt. Das nennen unsere Chirurgen „Eröffnen des Blasenhalses".

Einen trichterförmigen Blasenhals, als Theil des Blasenkörpers, kennt die Anatomie nicht, denn die Harnröhre geht, wie man an jeder aufgeblasenen und getrockneten Harnblase sehen kann, mit einer scharf geschnittenen, kreisrunden Oeffnung, aus dem vorderen Theile des Blasengrundes hervor. Der „untere, engere, in die Harnröhre übergehende Theil der Harnblase", wie im *Realwörterbuch* von Pierer und Choulant, und in vielen anatomischen Handbüchern, der Blasenhals definirt wird, ist ein schwerer und unverzeihlicher Irrthum.

Die Griechen, wie Rufus Ephesius [1]), nannten den im hängenden Theile des Gliedes enthaltenen Abschnitt der Harnröhre: *Urethra*, den von der Wurzel des Gliedes bis zur Blase sich erstreckenden aber: κύστεως τράχηλος *(vesicae collum)*. Wenn im Schreger [2]) der Blasenhals auch als „*Hypostema*" erscheint, so habe ich dagegen zu sagen, dass dieses Wort, welches aus ὑπό und στῆμα, Penis, zusammengesetzt ist, der Gegend unter und hinter dem Gliede, also dem „Mittelfleisch" gilt.

Cornelius Celsus spricht von einer „*Cervix plena et carnosa*" der Harnblase, worunter ich mir nur die *Pars prostatica urethrae*" denken kann. Alexander Benedictus fasst den Blasenhals als: *cervix vesicae carnosa et musculis referta*

---

[1]) *De partibus corporis humani, Edit. Lond., pag. 32.*

[2]) *Anatomische Synonymik, pag. 258.*

auf, welche Worte man auf den *Sphincter vesicae* beziehen muss. Der grosse Meister Vesal nimmt unsere *Pars prostatica, membranacea*, und *bulbosa urethrae*, als *Collum* und *Cervix vesicae* zusammen, also wieder die ganze Urethra, mit Ausschluss jenes Abschnittes, welcher im hängenden Gliede enthalten ist. Die *Pars prostatica* erkennt man an dem Zusatz: *quae glandosum illud corpus (Prostata) adnatum habet;* die *Pars membranacea* und *bulbosa* aber an den Worten: *quamprimum humillimam pubis ossium commissurae regionem superavit, ad elatiorem hujus commissurae sedem ascendit, et hinc rursus, prout rigidus flaccidusve penis est, aut sursum spectat, aut propendet, nunc Graecorum ς, nunc Romanorum S exprimens* [1]).

Will man also bezüglich des „Blasenhalses“ bestimmen, ob die Griechen oder die Araber die richtigere Vorstellung von ihm hatten, so muss man offen sagen, dass die Griechen, und verschiedene anatomische Lehr-, Hilfs- und Nothbücher, den Namen „Blasenhals“ einem Dinge beilegen, welches nicht existirt, den Arabern aber es nicht verwehrt sein konnte, die ganze Urethra „Blasenhals“ zu nennen, wie die Steinoperateure jetzt noch einen Theil der Harnröhre *(Pars prostatica)* also nennen.

Zur Einleitung, pag. XLIII, Zeile 17 von oben: „Gebärmutterhals“ und „Muttermund“.

Collum oder *Cervix matricis s. uteri (s. vulvae)*, war bei den Arabern und der anatomischen Secte der Arabisten, die ausschliessliche Benennung der „Scheide“ *(Vagina)*. Avicenna [2]) sagt: *Collum matricis lacertosae carnis est, quasi cartilaginosum, et quasi ruga super rugam* (unsere *Columnae rugarum*). Diese Worte können nicht so verstanden werden, als ob vom

[1]) *Opera omnia, Edit. Lugd., T. I, Lib. V, Cap. 17, pag. 445.*

[2]) *Canon, Lib. III, Fen 21, Tr. 1, Cap. 1.*

Gebärmutterhals in unserem Sinne die Rede wäre, denn eine andere Stelle in demselben Capitel, giebt volle Sicherheit: *et longitudo ejus aequalis est inter sex digitos usque ad undecim, et quandoque abbreviatur vel prolongatur per usum coitus, vel dimissionem* (Unterlassung) *ejus.* Eine eilf Zoll lange Gebärmutter, konnte sich Avicenna doch nicht gedacht haben. Gegen Schluss dieses Capitels wird das *Os matricis* (Muttermund) erwähnt, nicht als das, was wir heute unter diesem Namen verstehen, nämlich das *Ostium vaginale uteri*[1]), sondern als *Ostium vaginae* in der Schamspalte. Beleg dafür: *ante violationem puellae virginis, sunt „in ore matricis" panniculi contexti ex venis et ligamentis subtilibus, orti ex omni parte ejus* (rings herum), *quos destruxerit violator, et currit quod in eis est de sanguine.* Das ist doch offenbar der Hymen: *„in ore matricis"*. Dieses *Os matricis* findet sich bei den Arabisten auch unter der Benennung *Os genitale* und *Os geniturae*, da sie *Genitura* und *Natura* für das ganze weibliche Genitale gebrauchen. Aus dem *Collum matricis* führt ein *Meatus*[2]) in den Uterus selbst. Dieser *Meatus* ist unser *Canalis cervicis uteri*, denn es heisst von ihm: *deglutit sperma, expellit menstrua, et parit foetum.* Es ist zu wundern, dass Avicenna, welcher nie eine menschliche Gebärmutter *in situ* sah, und höchstens das *Orificium uteri vaginale* bei Vorfällen der Gebärmutter zu Gesicht bekam, so viel von diesem Organ zu sagen wusste, wie im Capitel *de anatomia matricis* enthalten ist. Mit Frauenkrankheiten hatten die arabischen Aerzte sehr wenig zu thun. Es gab dafür eigene *„mulieres medicae"*[3]).

---

[1]) *Ostium uteri* ist keine richtige lateinische Uebersetzung des στόμιον τῆς μήτρας bei Moschion. Soll besser heissen: *Ostiolum.*

[2]) *Primus meatus* genannt, nach dem πρῶτος πόρος des Rufus, *Op. cit., pag. 40.*

[3]) Albucasis, *De chirurgia, Lib. II, Sect. 61, pag. 291* der *Editio* Channing, und *pag. 289: tu non invenies mulierem, quae se ipsam medico detegat, quando casta est et pudica, vel marito nupta.*

Im Galen finden wir dieselbe Benennung der Scheide, als „Hals“: αὐχήν [1]), dagegen τράχηλος, welches ebenfalls „Hals“ bedeutet, auf das untere Ende der Gebärmutter angewendet wird. Die griechischen Texte sind bezüglich des Mutterhalses so unbestimmt, dass sie verschiedene Auslegung zulassen, und ebenso auf unsere „Scheide“, als auf unseren „Mutterhals“ passen [2]). Der gelehrte Kenner und Kritiker der alten griechischen Medicin, C. G. Kühn [3]), sagt es rund heraus: *Vaginae uterinae peculiarem denominationem Graeci non norunt.* Im Celsus [4]) lesen wir ebenfalls *Cervix vulvae* für Scheide: *urinae iter* (Harnröhre) *in feminis brevius et plenius* (weiter), *super „vulvae cervicem“ se ostendit,* und gleich darauf: *vulva* (d. i. Uterus) *recta tenuataque cervice, quam canalem vocant, contra mediam alvum orsa, super rectum intestinum progreditur, et iliis feminae latera sua innectit.* Die Benennung *Collum* oder *Cervix* blieb nun auch der Scheide, bis zu Vesling's Zeit, welcher diese beiden Namen nur auf das untere Segment des Uterus angewendet wissen wollte, die Scheide aber mit dem Namen *Vagina* versah, welcher aus einer Comödie des Plautus entlehnt ist [5]), und durch Regnerus de Graaf der Mutterscheide auf ewige Zeiten zugesprochen wurde [6]). Vesling's Worte sind: *Cervicem uteri cum vagina passim auctores confundunt,* und: *cervici uteri continuata est vagina, quam et collum*

---

[1]) *De usu partium, Lib. XIV, Cap. 2.*

[2]) Rufus Ephesius, *Op. cit., pag. 40:* αὐχὴν καὶ τράχηλος.

[3]) *Op. cit., T. I, pag. 408.*

[4]) *Op. cit., Lib. IV, Cap. 1.*

[5]) *Pseudolus, Act. IV, 7, 85.*

[6]) *Ne detur confusioni locus, canalem hunc in sequentibus Uteri Vaginam nominabimus, cum membrum virile non aliter ac vagina gladium in se recondat. De mulierum organis, Cap. VII. Vagina* wurde in ältester Zeit *Vacina* geschrieben, weil das Wort von *vacuus*, „hohl“, abgeleitet ist.

matricis nominant [1]). Doch als es schon allgemein angenommen war, den unteren, schmächtigen Theil der Gebärmutter, *Cervix* oder *Collum* zu nennen, konnte man sich nicht davon lossagen, auch für die Scheide die Benennung *Cervix* oder *Collum* zu brauchen. Man unterschied dann beide als *Cervix minor* und *major*, oder *Collum breve* und *longum*.

In moderner Zeit wurde für die „Entzündung der Scheide", das Wort „*Colpitis*" erfunden (Kraus, *Kritisch-etymolog. med. Lex.*). Κόλπος, als „Scheide", kommt nur im späten Moschion vor. Ich sage „spät", da das Buch, welches Moschion für den Unterricht der Hebammen, in Fragen und Antworten ursprünglich lateinisch [2]) schrieb, erst lange Zeit nach seinem Tode (er lebte im zweiten Jahrhundert n. Chr.), in's Griechische übersetzt wurde (περὶ τῶν γυναικείων παθῶν). Im Galen kommt κόλπος nur als „Behälter des Embryo", d. i. Höhle des Uterus, vor. Die Gebärmutter hat nämlich so viele κόλπους (*Receptacula s. Sinus*), als Junge geboren werden; — die menschliche zwei, einen rechten und linken κόλπος τῆς ὑστέρας [3]).

Zur Einleitung, pag. XLIII, Zeile 6 von unten: „Ruthe, *Virga*".

Alle Arabisten haben für das männliche Glied nur Ein Wort: *Virga*, als Uebersetzung des arabischen الكمرة, *al-kamarah*. Kein römischer Autor gebraucht *Virga* in diesem Sinne. *Virga*

---

[1]) *Syntagma anat.*, *Edit.* Blasii, *Amstel. 1696*, *pag. 106* und *107*. Aber weder Vesling, noch Regnerus de Graaf haben zuerst der Scheide den Namen *Vagina* gegeben. Ich finde das Wort schon im Benedictus (*Op. cit.*, *Lib. I*, *Cap. 2*): *maribus prominet genitale, feminis intus* ceu *vagina collocatur*.

[2]) Das lateinische Werk ging verloren.

[3]) *De usu partium*, *Lib. XIV*, *Cap. 4*.

ist ihnen immer entweder ein dünner grüner Zweig, eine Ruthe zum Züchtigen (*virgis caedere,* Liv.), deren mehrere in ein Bündel gebunden, die *Fasces* der Lictoren bildeten, oder eine Reitgerte (*nobilis equus virgae umbra regitur,* Curt.), oder ein Streifen, sei er die Wassergalle am Himmel, oder der Farbenstreifen an dem Kleide (*corpore virgato tigris,* Sil. Ital., und *purpureis tingat sua corpora virgis,* Ovid). Hans von Gersdorf, ein strenger Arabist, welcher deutsch schrieb, nannte deshalb zuerst das männliche Glied eine Ruthe (*ain mans-růt*), und diese Ruthe ist im Deutschen geblieben, als Uebersetzung eines arabischen Wortes. *La verge* im Französischen, *the mans-yard* im Englischen, und *de mannelyke roede* im Holländischen, haben denselben Sinn, wie die deutsche „Ruthe".

Das lateinische Wort *Penis* für männliches Glied, wurde von keiner Sprache angenommen, da seine erste Bedeutung „der haarige Schweif des Pferdes und des Esels" ist. *Penis* scheint mir nicht von πέος (Schwanz) abzustammen, sondern von *pendere (quia ab animalis corpore dependet),* oder besser von πήνη und πήνιον, ein aus gleichartigen Fäden bestehendes Bündel, wie z. B. der gesponnene Faden ist, oder der behaarte Schweif der Thiere. Cicero machte mit dem thierischen *Penis,* dem Menschen ein Geschenk *(ad famil. IX, 22, 2),* aber das Behaartsein konnte das Wort nicht verläugnen, denn es wurden andere Worte von ihm abgeleitet, welche, wie die Schuhbürste, *peniculus (quo calceamenta terguntur,* Festus), und der Pinsel, *penicillus,* ohne Haare nicht sein können. Im Englischen existirt für Pinsel, Bürste, und Reisorbündel, dasselbe Wort: *brush.* Dass *Penis* dem Thierschweif gehört, bezeugt uns auch die *Offa penita* des Arnobius, „das Schwanzstück eines Bratens".

Die römischen Aerzte aus der *aetas aurea* haben, statt *Penis,* entweder *Coles* und *Colis,* wie Celsus[1]), oder *Veretrum,*

---

[1]) *De medicina, Lib. VII, Cap. 25.*

wie Caelius Aurelianus[1]). Die Genealogie dieser beiden Worte: *Coles* und *Veretrum*, wird uns nicht lange aufhalten. *Coles* kommt von *Caulis*, und wird deshalb auch *Colis* geschrieben. *Caulis* ist ein häufig anzutreffendes Wort für Stängel der Gewächse, oder Stiel eines Dinges. Im Plinius steht es auch für „Federkiel“. *Caulis* ist aber selbst ein griechischer Abkömmling, denn καυλός nennt Homer immer den Lanzenschaft, und dasselbe Wort, im metaphorischen Sinne, finden wir im Aristoteles als männliches Glied. — *Veretrum* bedeutet Schamglied, denn es hat *vereor* zur Wurzel. *Veretrum* ist zugleich eine wörtliche Uebersetzung des griechischen τὸ αἰδοῖον (τὰ αἰδοῖα, Schamtheile, *Verenda* des Plinius), vom Homerischen αἰδώς (Schamglied) in der *Ilias* *(II, 262)*.

Der Muthwille der lasciven Poëten Rom's, hat eine Unzahl Benennungen für den Penis erfunden. Ich erwähne das harmlose *Vas*, Gefäss, welches im *Poenulus* des Plautus das männliche Glied zu bemänteln hat, und von welchem das Ungeheuer im Purpur, Heliogabalus, das schmeichelhafte Prädicat *Vasatus* erhielt, auf welches er stolz war. — Der *Isthmus faucium* trat sein Zäpfchen, als *Gurgulio*, im Persius *(Satyra IV, Vers 38)* an das Schamglied ab. Aus der Küche wurden *Veru* und *Veruculum* (Bratspiess) zu demselben Zweck hervorgeholt, und die *Mentula* des Catullus, nöthigt uns ein Lächeln ab, wenn wir die Erklärung dieses Wortes im Adrianus Spigelius lesen: *quia rigida haec pars viro mentem eripit.*

In Pierer und Choulant *(Anat.-physiol. Realwörterbuch, 6. Bd., Penis)* sind etliche neunzig Synonyma des männlichen Gliedes angeführt, *quorum apud castas aures vix ulla mentio fieri honeste potest,* wie schon Caelius Rhodiginus über die

---

[1]) *De morbis acutis et chronicis, Lib. V, Cap. 9.* So heisst es hier vom Priapismus: *tensio nimia veretri, ut cornu putaretur.* Nur einmal bringt er *Radius* statt *Veretrum.*

Unzahl der Benennungen des Gliedes sich ärgerte. Und doch blieben mehrere aus: wie der von den Frauen Aegyptens andächtig verehrte *Morion* (von μέρος, Theil, Glied) im Sextus Empiricus, das σῶμα παιδοποιόν im Aelianus, *Erebinthos* im Aristophanes, *Tutunus* im Arnobius, *Triembolon* und *Psoa* im Artemidorus. *Triembolos* hiessen die drei langen, eisernen Schnäbel am Vordertheile der Kriegsschiffe, zum Entern. Auf ihre Länge, Richtung und Härte, wird durch den auffälligen Penisnamen angespielt.

Zur Einleitung, pag. XLIII, Zeile 3 von unten: „Schamspalte, *Rima pudendi*".

Für die äusseren Schamtheile hatten die Römer die Bezeichnung: *Membra pudenda*, seltener *Pars pudenda*, wie im Tacitus, auch *Pudenda* schlechtweg, wie im Seneca. Die Griechen gebrauchten dafür τὸ αἰδοῖον, häufiger τὰ αἰδοῖα. Von einer Spalte, *Rima*, habe ich weder im Celsus, noch im Plinius, etwas finden können. Nur im Juvenal wird *Rima* statt *Cunnus* gebraucht. Wohl aber erwähnt Rufus σχίσμα und τομή an der weiblichen Scham, welche Worte ich in anderen griechischen Anatomen nicht wiederfand. Dagegen sind die Ausdrücke *Rima*, *Scissura*, und *Incisura*, bei den Uebersetzern der Araber an der Tagesordnung, als Uebertragungen des arabischen فرج, *fardsch*, Plural فروج, *furûdsch*, welches Einschnitt und Spalte bedeutet.

Zu §. I, pag. 1, Zeile 4 von unten: „*Anfas* und *Abgas*“.

Prof. Müller erklärte mir, dass die beiden Worte *Anfas* und *Abgas* nicht auf Schreibfehlern der lateinischen Uebersetzer beruhen, sondern die correcten Aussprachen zweier arabischer, auf Versetzung der diakritischen Punkte beruhender Schreibfehler sind. Das richtige arabische Wort ist امنيس, *Amniyas*. Durch einen alten, bei Fremdwörtern häufigen Fehler entstand ابغس, welches als *Abghas* ausgesprochen wird, und in der lateinischen Uebersetzung des Avicenna, auch als *Abgas* geschrieben erscheint, und انفس, welches in der arabischen Original-Ausgabe des Avicenna enthalten ist, und wie *Anfas* lautet. Aus *Abgas* bildete endlich ein jüdischer Uebersetzer, welcher in dem Worte das hebräische *ab*, „Vater“, gefunden zu haben glaubte, die von Spigelius gebrauchte Form *Abigas* (§. 1, pag. 2).

Zu §. II, pag. 6, erste Zeile: „Gentilis de Fulgineis“.

Es mag als Anmassung erscheinen, an Eigennamen etwas unrichtig zu finden; aber einen Gentilis de Fulgineis oder de Fulgineo, und G. Fulgineus, wie oft gelesen wird, kann ich doch nicht unbeanständet lassen. Der Taufname Gentilis ist correct, aber der, nach der Sitte der damaligen Zeit, von dem Geburtsorte gebildete Zuname de Fulgineis, ist uncorrect. Gentilis war gegen Ende des 13. Jahrhunderts, zu *Foligno* in Umbrien geboren, welche Stadt zur Römerzeit *Fulginia* hiess — das Φουλγίνιον des Strabo. Bei den Classikern finden wir auch den Plural: *Fulginiae.* Der Zuname des Gentilis kann somit nur de Fulginiis lauten, oder, wie in Haller's *Bibliotheca anatomica*, auch de Fulginio *(scil. agro)*, wenn der Mann nicht in der Stadt, sondern in dem zur Stadt gehörigen Gebiete von Foligno geboren war. Die medicinischen Historiker unter den Deutschen, wie K. Sprengel, schreiben italienisch und richtig: Gentilis da Foligno. Seine gesammten Schriften, welche viel Anatomisches, als Commentar zum Avicenna enthalten, wurden, als *Collectio operum*, in Venedig gedruckt, ohne Jahreszahl. Gentilis war Professor der Medicin in Padua, und einer der berühmtesten Aerzte seiner Zeit, wozu eine nicht geringe Dosis Charlatanerie viel beigetragen hat. Er starb 1449 an der Pest in Perugia.

Zu §. III, pag. 8, Titel des Paragraphs: „*Adaicon*".

Adaicon setzt arabisch اديكون voraus, welches wahrscheinlich eine unrichtige Lesung von ابيكون (*abikon*) ist. *Abikon* kann, durch persische Vermittlung, aus dem griechischen ἐπιγονίς (Kniescheibe) entstanden sein (M.).

Zu §. IV, pag. 9, Note 1: „*Fen*".

Das Wort „*Fen*", welches sich in allen guten und vollständigen Citaten aus dem *Canon Avicennae* wiederholt, ist keine Abkürzung, sondern das ganze und volle arabische فن (*fenn*), d. i. eine der vielen Unterabtheilungen, in welche Avicenna jedes Buch (كتاب, *kitâb*) seines *Canons* trennte. Nun hatten aber die lateinschwachen Uebersetzer des *Canon*, den kleinen Vorrath ihrer Worte, welche zur Bezeichnung der Abtheilungen eines Buches zu verwenden waren, bereits erschöpft, wie durch *Tractatus* oder *Doctrina* (تعليم, *ta'lîm*), *Summa* (جملة, *dschumlah*), und *Capitulum* (فصل, *fasl*). Es blieb für sie also nichts übrig, als das arabische *Fen*, für die erste Abtheilung eines Buches beizubehalten, welche füglich *Sectio* hätte genannt werden können, wie es bei allen lateinischen Schriftstellern Brauch ist.

Zu §. V, pag. 14, Zeile 7 von unten: „*Laude*".

Ich habe im Albertus Magnus, und bei einigen Italienern, *Os landae* und *Sutura landae*, statt *lambdae*, angetroffen. Aus diesem *landae*, welches dem schwerfälligen *lambdae* willkürlich substituirt wurde, ist durch einen Schreibfehler *laudae* entstanden, welches in den ersten gothischen Drucken, wo *e* für *ae* steht, zum *laude* wurde.

Zu §. V, pag. 15, Zeile 14 von unten: „*Sutura nervosa*".

Es findet sich bei den Arabisten noch eine andere Erklärung des Ausdrucks *Sutura nervosa* für Lambdanaht. Da bereits Bogen und Pfeil durch die *Sutura arcualis* und *sagittalis* vertreten ist, braucht der Bogen doch auch eine Sehne. Diese Sehne ist am gespannten Bogen im Winkel ausgezogen. Auf der Spitze des Winkels steht das Körperende des Pfeilschaftes. Die Bogensehne heisst aber im Virgil und Ovid *Nervus* (*tendere nervum*), somit die dem Winkel der gespannten Sehne ganz ähnliche Lambdanaht: *Sutura nervosa*. Ich gebe auf diese Erklärung nichts, und bleibe bei der von mir aufgestellten, da auch das Hinterhauptsbein, welches doch keiner gespannten Bogensehne ähnlich sieht, *Os nervorum* heisst. — Statt *Sutura nervosa* liest man auch *nervalis*, und durch einen chronisch gewordenen Schreibfehler, öfter selbst *vervalis*.

Zu §. 71, pag. 20, Zeile 3 von oben: „*Epanthismos*".

Ein Satz im Rufus Ephesius[1]) bietet mir einen Anhaltspunkt dar, dem *Epanthismos* eine anatomische Auslegung zu geben. Der Satz lautet: *omnium quod noverim primus, Dionysus Oxymachi (filius?) efflorescentiam, graece* ἐπανθισμόν, *nomen novum invenit, atque Eudemum*[2]) *venam efflorescentiam appellare.* Wenn Eudemus die Venen überhaupt *Epanthismos (efflorescentias)* nennt, so konnte er es nur in dem Gedanken thun, dass jede Vene ein Auswuchs, ein Ast, poëtisch ausgedrückt eine Blüthe, eines grösseren Stammes ist. Den grössten dieser Stämme hat sofort Eudoxius ebenfalls *Epanthismos* nennen können, da man im Alterthum die Hohlader aus der Leber herauswachsen liess *(hepar venarum principium et fons)*.

---

[1]) *De partibus corporis humani, Edit.* Clinch, mit griechischem Text, *Lond. 1726, pag. 43.*

[2]) Ein griechischer Anatom vor Galen. Seine Schriften sind nicht auf uns gekommen.

Zu §. VII, pag. 20, Titel der Paragraphs: „*Alanfuta* und *Alanfache, Venae raninae*“.

In der Stelle bei Avicenna, *Lib. I, Fen 4, Doctr. 5, Cap. 20,* steht im arabischen Texte العنفقة *(al-'anfaqah),* in Uebereinstimmung mit der Handnote von Andreas Bellunensis: *Alanfache.* Die Uebersetzung *Alanfuta* gründet sich auf die Lesart العنفوت *(al-'unfut),* worunter die Gegend zwischen Oberlippe und Nase gemeint ist. Daher sind *Alanfuta* und *Alanfacha* von einander verschieden.

Bezüglich der *Venae raninae,* und der Aeusserung des Berengarius über sie (§. VII, pag. 23), muss ich mich in eine weitere Erörterung einlassen.

Es giebt kein lateinisches Adjectiv *raninus.* Die *Venae raninae* stammen also aus der Barbarenzeit, welcher Berengarius angehörte. Woher kommt das Wort? *Rana* und *Ranula* heisst im Vegetius *(Mulomedicina, Lib. III, Cap. 3),* eine bei den Rindern am Boden der Mundhöhle, also unter der Zunge, sich bildende Geschwulst: *periculosissimum fastidium bobus ranulae faciunt, quae aperiendae sunt, et allio cum sale trito ipsa vulnera confricanda; melius est, si excoces ranulam.* Im Menschen wird diese Krankheit, welche entweder Abscess oder Neubildung ist, als Froschgeschwulst häufig beobachtet. Die Griechen nannten sie ὑπογλωττίς, aber auch ὑπογλώττιος βάτραχος. Βάτραχος ist Frosch. Der Frosch musste seinen Namen hergeben, um diese Geschwulst damit zu benennen, weil der Boden seiner Mundhöhle sich beim Quacken ebenso hervorwölbt, wie bei den Menschen, welche mit der *Ranula* behaftet sind, oder, weil die an dieser Krankheit Leidenden *„loquelam difficilem habent, et coaxando (uti ranae) vocem producunt“* (Kühn). *Coaxare* (das französische *coasser,* das italienische *coazzare)* hat, nach Festus, durch Substitution von *qu* für *co, quaxare* gegeben — das deutsche „Quacken“. Im Hesychius lesen wir κοάξ, und im Aristophanes βρεκεκεκὲξ κοάξ für Frosch. Im Artzneyspiegel

Ambrosii Paraei, *Frankfurt a. M., 1601, 7. Buch, 5. Cap.*, heisst es: „under der Zungen entsteht eine Geschwulst, welche die Aussred fast gantz benimpt, Batrachium und Ranula genannt, dieweil diejenige, so mit derselbigen behaftet sindt, durch Quacksen ihr Anliegen zu verstehen geben". Um aber zu den *Venae raninae* zurückzukommen, so sind diese an der unteren Zungengegend sichtbar (*et sublevata lingua conspiciuntur*, Vesal). Sie liegen also an einem Orte, wo die *Ranula* sich einstellt, und erhielten somit von ihr auch den Namen. Riolan ersetzt selbst den Ausdruck *raninae*, durch *ranulares* [1]).

Auch die Araber kannten die Geschwulst *Ranula* [2]). Der arabische Name ist الضفدع *(al-ḏafda')*, *parva rana*.

Ich habe mich über die Worte des Berongarius verwundert: *sub lingua sunt duo notabiles venae, quae interdum virides sunt* [3]). Grüne Venen! Und doch ist der Ausdruck nicht ganz unberechtigt. Es giebt Zustände der Mundhöhlenschleimhaut, bei welchen ihre rothe Farbe erblasst, und in's Gelbliche spielt. Die blaue Vene unter einer gelben Schleimhaut, sieht dann wirklich grünlich aus. Nun ist der Laubfrosch auch grün; *ergo* mussten die *Venae virides sub lingua*, *Venae raninae* genannt werden. Ist diese Erklärung bei den Haaren herbeigezogen, so sind es starke Haare, welche nicht in der Hand bleiben. Ich habe auch Belege für diese Erklärung des Wortes *ranina* gesammelt. Im Bauhinus [4]) kann Jeder lesen: *Venae binae, satis insignes, a colore magis, quam*

---

[1]) *Anthropographia, Lib. III, Cap. 8*, in der Mitte dieses sehr langen Capitels.

[2]) *Canon Avicennae, Lib. II, Tract. 2, Cap. 48: atramentum ustum cum hermodactylis confert Ranulae*, und im Albucasis (*Chirurgia, Edit.* Channing, *Lib. II, pag. 197*) findet man die Exstirpation der *Parva rana* ganz so angegeben, wie wir sie heutzutage machen.

[3]) Citirt auf pag. 20 dieses Buches.

[4]) *Theatrum anatomicum, Lib. III, Cap. 79, de lingua.*

a figura ranarum, raninae dictae, und im Th. Bartholinus [1]) wiederholt sich dasselbe: *venae duae insignes sub lingua, quae secari solent in faucium affectibus, raninae dictae, ob colorem.* Ich könnte noch mehr Belege anführen.

Weder die Araber, noch Berengarius, oder ein anderer Arabist, sprechen von einer *Arteria ranina.* Sie kannten nur die *Venae raninae,* weil diese im Munde sichtbar sind. Wenn man also, wie es in den neueren Anatomien seit Winslow geschieht, die ganze *Arteria lingualis,* oder nur die *Arteria profunda linguae,* als *Arteria ranina* anführt, so ist dieses ganz willkürlich, da diese Arterien nicht am Boden der Mundhöhle liegen, und mit den *Venae raninae* weder durch ihre Stärke, noch durch ihren Verlauf übereinstimmen. Eher könnte noch der *Ramus sublingualis* der Zungenarterie, *Arteria ranina* genannt werden, wie es Haller mit Zurückhaltung thut: *ramum sublingualem arteriae lingualis „possis raninum dicere", a venae sociae nomine* [2]).

Die Anatomie kennt noch ein Beispiel davon, dass der uralte Name einer Vene, in neuerer Zeit auf die entsprechende Arterie übertragen wurde, auf welche er gar nicht passt. Es hiessen die Nierenvenen vor Alters: *Venae emulgentes,* die „ausmelkenden", da sie das Blut, nach vor-Harvey'schem Glauben, zu den Nieren führen, um seine *Superfluitates aquosas* dort ausmelken zu lassen. Die Arterien führten blos Geister herum, welche nicht gemolken werden. Behält man also in unserer Zeit, für die Nierenvenen den alten Namen *Venae emulgentes* bei, so sollen sie ihn auch allein tragen, und die *Arteriae emulgentes* sich mit dem Namen *Arteriae renales* begnügen.

---

1) *Institutiones anat., Lib. III, Cap. 13.*
2) *Elem. physiol., T. V, Lib. XII, Sect. I, §. 8.*

Zu §. VIII, pag. 23, Titel des Paragraphs: „*Alarcub*“.

Die *Vena alarcub* des Avicenna, erscheint im lateinischen Albucasis als *Alnesa*. Der arabische Text hat عرق النسا (*'irq al-nisâ*). *Vena sciatica*, worunter die *Saphena minor* in der Gegend des äusseren Knöchels zu verstehen ist. Die Worte: *juxta calcaneum, a latere externo*, lassen hierüber keinen Zweifel zu. Albucasis sagt ferner: *illa (Alnesa) in plerisque hominibus valde occulta est.* Um sie sichtbar zu machen: *aeger balneum intret, et stringe crus ejus a femoris initio adusque quatuor digitorum spatium supra calcem, cum fascia subtili longa: illa etiam nisi hoc apparebit* (die letzten Worte unverständlich, obwohl von Channing gebraucht).

Zu §. XII, pag. 31, Zeile 10 von oben: „*Anus*“.

Sowie im Latein das doppelsinnige Wort *Anus*, „After“ und „altes Weib“ bedeutet, so hat auch das arabische عجوز, *'adschûz*, diesen doppelten Sinn. Wenn nun die Römer für *Anus*, als altes Weib, auch *Vetula* gebrauchten, so setzten sie doch nie *Vetula* für *Anus* als After. Einen solchen Missgriff zu machen, war nur dem Uebersetzer des Avicenna möglich. — *Vetula*, als Adjectiv, ist das Diminutiv von *vetus*, „alt“, also „ziemlich alt“. Als Substantiv aber, wird es nur im verächtlichen Sinne gebraucht, für ein „hässliches altes Weib“ — was wir Vettel heissen.

Zu §. XIV, pag. 32, Titel des Paragraphs: „*Alchamba*“.

Das von Andreas Bellunensis als *Caput rosae* übersetzte *Alchamba*, ist wohl nur das in §. LVII, pag. 111, vorkommende القمع (*al-qima'*), wo dann *Alchamba* nicht sowohl den „Hirnanhang", als vielmehr den „Hirntrichter" bedeuten würde, und der Tropus *Caput rosae*, nicht dem Avicenna, sondern seinem Uebersetzer zu Gute käme.

Zu §. XXI, pag. 44, Titel des Paragraphs: „*Alhiliri* und *Alhiliricti*".

Alhiliri und *Alhiliricti* sind ohne Zweifel Schreib- und Druckfehler für *Alhibri* (*b* = *li*), und *Alhibriati* (*a* = *c*). Diese Worte führen auf arab. الابرى (*al-ibri*), femin. الابرية (*al-ibrijjah*), d. i. *acularis* (von *acula*, Diminutiv von *acus*). So sind denn auch die Ausdrücke: *Acus ossea* und *Acus capitis*, für Griffelfortsatz, durchaus legitim.

Zu §. XXIII, pag. 48, Zeile 9 von oben: „*stringe collum*".

Beim Durchgehen der *Sectio 95* des zweiten Buches des Albucasis (*Edit.* Channing), welches von der Aderlässe handelt (*De vasorum sanguineorum sectione, ad sanguinem extrahendum*), zeigte es sich, dass dieses „*stringe collum*" nicht als „Würgen" zu nehmen ist, sondern als „Schnüren". Albucasis nimmt bei allen Aderlässen aus den verschiedensten Venen, immer zwischen der Eröffnungsstelle der Vene und dem Herzen, eine Einschnürung des betreffenden Körpertheils vor (Hals, obere oder untere Gliedmasse). Er bedient sich dazu entweder einer Binde (*cum fascia longa*), oder eines Kleidungsstückes des Kranken (*cum quolibet panno suo*), oder seiner Schuhriemen (*corrigiae*). Ja er wickelt selbst, wie bei der Aderlässe aus der *Vena Alnesa* (äussere Saphenvene) am Knöchel, das ganze Glied „*ab initio femoris usque quatuor digitos supra calcem*", mit einer Binde fest ein, um die zu eröffnende

Vene stark anschwellen zu machen. Man begreift es nicht, wie dieses von allen Arabern angewendete Verfahren, sie nicht auf den Gedanken brachte, dass das Blut unmöglich sich in den Venen centrifugal bewegen könne, sondern centripetal sich bewegen müsse. Erst Harvey führte das durch Compression oder Ligatur bedungene Anschwellen der Venen (an den Gliedmassen unterhalb, am Halse oberhalb der Druckstelle), als einen Hauptbeweis seiner neuen Kreislaufslehre an. Absurd aber ist es, dass Albucasis das Schnüren des Halses auch bei der *Arteriotomia occipitalis* anwendet, wo es doch, bezüglich des Schwellens der Arterie, nur schaden, nicht aber nützen kann [1]).

Bei der von Albucasis gleichfalls vorgenommenen *Arteriotomia temporalis* [2]), welche eigentlich die Ausschneidung eines Stückes aus der Schläfenarterie war, wird nicht der Hals, sondern der Kopf mit einer Binde zusammengeschnürt, *„stringat aeger caput suum cum fimbria vestis suae"*. Dieses Schnürband ging offenbar über Stirn und Schläfe, so dass die Operationsstelle an der *Arteria temporalis*, unter dem Bande lag, wobei natürlich die Schwellung der Arterie zunehmen musste. — Aus dem hier Gesagten ergiebt sich zunächst, dass die Chirurgie des Albucasis nicht über einer zur Gewohnheit gewordenen Routine stand.

Zu §. XXV, pag. 49, Titel des Paragraphs: „*Almagabani*".

Almagabani (fauces) ist das arabische مغبن *(maghbin)*, welches den Plural als مغابن *(maghâbin)* bildet.

---

1) *Lib. I, Sect. 20, pag. 115*, heisst es: *stringat infirmus collum suum cum fascia vestis suae.*

2) Die Beschreibung des Verfahrens findet sich in *Lib. I, Sect. 3, pag. 117.*

Zu §. XXV, pag. 49, Zeile 9 von unten: „Bertuccius".

Der hier angeführte Bortuccius wird allgemein, auch in den besten medicinischen Geschichtswerken, Bertruccius geschrieben. Bertuccius jedoch ist der rechte Name, als Abkürzung und Diminutiv von Alberto (Bertuccio, kleiner Albert). Er war ein Schüler des Mundinus, und einer der wenigen Aerzte, welche im 14. Jahrhundert sich in Zergliederungen einliessen. Er starb als Professor der Medicin in Bologna, im Jahre 1342. Sein *Collectorium artis medicae* enthält anatomische Erörterungen, theils im Geiste des Avicenna, theils aber auch auf eigenen Anschauungen fussend. Welcher Art diese Anschauungen gewesen sind, können wir daraus entnehmen, dass die Zergliederungen in der damaligen Zeit nur selten, und zu unbestimmten Zeiten (wenn gerade der Leichnam eines gerichteten Verbrechers zur Verfügung stand) vorgenommen werden konnten. Wie ich aus dem Guido Caulincus, einem Schüler des Bertuccius, ersehe, wurde die gesammte Anatomie an einer solchen Leiche in vier Demonstrationen abgethan: *Magister meus Bertuccius, fecit anatomiam per hunc modum. Situato corpore in banco, faciebat de ipso quatuor lectiones. In prima tractabantur membra nutritiva* (Verdauungsorgane), *quia citius putrebilia, in secunda membra spiritalia* (Athmungsorgane), *in tertia membra animata* (Gehirn und Sinne), *in quarta extremitates tractabantur.* — In Wien dauerte die erste anatomische Section, welche *anno* 1404 auf dem Friedhof des Bürgerspitals, zur Fastenzeit, unter freiem Himmel vorgenommen wurde, volle acht Tage. Sie wurde von dem Italiener Galeatus (Galeazzo) de Sancta Sophia, welcher *pro consilio* aus Padua an das Krankenlager des Herzogs berufen war, vorgenommen. Das nach der Section unter den Zuschauern eingesammelte Geld, deckte die Kosten eines neuen Facultätssiegels *(Acta Decan. med. Vienn., Lib. I, Fol. 3)*. Das Abhalten der Sectionen unter freiem Himmel und im Winter, wurde erst im Jahre 1484, durch Facultätsbeschluss abgeschafft (*Acta cit., pag. 105*). Die wenigen Sectionen, von welchen die *Acta* Erwähnung machen, dauerten vier, fünf, bis acht Tage. Erst im Jahre 1549, wurde die Dauer derselben auf drei Wochen (im December) anberaumt, und die Abhaltung derselben dem Professor der Chirurgie übertragen.

Zu §. XXVI, pag. 52, Titel des Paragraphs: „*Almahasse*".

Die Form *Almahasse* beruht auf dem Plural von المعصم, *al-mi'ṣam*, welcher المعاصم, *al-ma'âṣim*, lautet (vulgär *al-ma'âṣem*).

Zu §. XXX, pag. 54, Titel des Paragraphs: „*Madirian, Iris*".

Der Klang des Wortes *Madirian*, lässt an das neupersische مادر عين (*mâdar-i-ain*, M.) denken, welches „Mutter des Auges" ausdrückt. Diese Benennung musste den Arabern besonders annehmbar vorkommen, da durch sie „die Tochter des Auges", wie sie die Pupille nannten (§. LVI, pag. 108), zu einer Mutter kam.

Zu §. XXX, pag. 54, Zeile 7 von unten: „*Cornea*".

Im arabischen Albucasis (*Edit.* Channing, *pag. 168*), steht die *Cornea* als القرني (*al-qarnî*), von قرن (*qarn*), *cornu*.

Die entfernte, aber doch zu erkennende Aehnlichkeit von *cornu* mit dem arabischen *qarn*, kann nicht unbemerkt bleiben.

Zu §. XXX, pag. 56, Zeile 9 von unten: „*Album oculi*".

Die in den Schriften der Arabisten gebräuchlichen Benennungen der Sclerotica, als *Album oculi*, *Albedo*, *Albugo*, und *Albuginea*, sind mehr weniger schlechte Uebersetzungen eines im Albucasis[1]) enthaltenen Ausdruckes: بياض العين, *bajâḍ al-'ain*, welcher „das Weisse des Auges" bedeutet. Von der kaum heute bekannten λευκή des Pollux, wussten die Arabisten sicher nichts.

Zu §. XXX, pag. 57, erste Zeile: „*Uvea*".

Während Averroës unter *Uvea* die Choroidea und Iris zusammen versteht, wendet Albucasis den Ausdruck العنبية, *al-'inabijjah*, d. i. *Uvea*, nur auf die Iris an. Er spricht in *Lib. I, Sectio XXI, pag. 167* (*Edit.* Channing), von dem Vorfall der *Uvea*, und seiner Behandlung. Seine Worte lassen sich nicht auf die Choroidea beziehen, da er bei der Eröffnung der Geschwulst des Vorfalles, den Ausfluss des *Humor aqueus* (welchen er *albugineus* nennt) erwähnt: *et effluet humor albugineus, et oculus detumescet.* Die Beschreibung seines Verfahrens ist übrigens zu kurz, um deutlich zu sein.

Auch Channing, obwohl erst dem vorigen Jahrhundert angehörend, schreibt ein fast ebenso schlechtes Latein, wie

---

[1]) *Edit.* Channing, *pag. 153* und *169*.

die alten Uebersetzer der Araber. Wir stossen auf *Uvea*, *Uea*, und *Ueia*, in der oben erwähnten *Sectio XXI*, und auf Solöcismen allerwärts.

Zu §. XXXIV, pag. 65, Zeile 5 von oben: „*Titillaris*".

Es heisst daselbst, dass Hans von Gersdorf die Hüftvene *Titillaris* nannte, da er selbst sagt: „Titillaris würdt Iliaca auch genant". Unter dieser *Iliaca* musste ich, wie jeder Andere, doch die Hüftvene verstehen. Nun zeigt sich aber aus dem *Vocabularius anatomicus* [1]), welchen Hans von Gersdorf seinem „Feldtbuch der Wundarczney" anhängte, dass er unter *Iliaca* nicht die Hüftvene, sondern die *Basilica* verstand, da er sie näher bezeichnet als „ein ader, unden am Arm". Die *Basilica* entleert sich in die Achselvene, — die Achsel hiess bei vielen Arabisten *Titillicum*, also konnte auch die *Basilica* den auffallenden Namen *Titillaris* erhalten. Wenn aber die *Basilica* *Iliaca* genannt wurde, so kann dieses nur daher gekommen sein, dass der ehrliche Hans es in seinem Buche mit der Sprache der Arabisten hielt, und von dem arabischen Namen der *Basilica*, *Baschilik*, nur die Ausgangssilben *ilik* latinisirte, und *Iliaca* daraus machte. Aehnliche Willkürlichkeiten kommen im *Vocabularius* sehr viele vor. Dieses sichergestellt, lässt sich auch die, in §. XXXIV angeführte Stelle aus dem Schlegelius, nur auf die *Basilica* beziehen.

[1]) Er führt den Titel: „Ein gemeyner handt vocabularius, dienende zů der anatomey, zů nutz und verstandt den gemeinen Schereren (Wundärzte) so sich nach art des Latins begeren in ihren artzneyungen zů üben."

Zu §. XLI, pag. 78, Titel des Paragraphs: „*Bilhasseisse*“.

Durch die Einsicht des erst später erhaltenen arabischen Textes des Albucasis, wurde es möglich, auch die Abstammung dieses arabischen Wortes aufzuklären. In der lateinischen Uebersetzung der *Chirurgia* des Albucasis von Channing, *pag. 461*, steht: „*duo vasa pulsantia, quae sunt pone aures duas, Alchashise nominatae*“ [1]). Der arabische Text *(pag. 460)* bezeichnet diese Arterien mit den Worten: المعروفين بالحسيسين, *al-ma'rûfain bi-l-hasisain*, d. i. „die beiden bekannten unter (dem Namen) *al-hasis*“. Das *bi* ist eine Präposition, und bedeutet hier „als“ oder „unter“; das *l* ist der Artikel, und *hasisain* der Dual von *hasis*. Der Uebersetzer vor Channing hat sich also nicht mit *hasis* begnügt, sondern das *bi* und *al* gleich dazu genommen, woraus das sonderbare *Bilhasseisse* entstand. An einer früheren Stelle der *Editio* Channing *(pag. 115)* wird nicht *Alchashise*, sondern *Alchashishe* gelesen.

Zu §. XLIV, pag. 85, Titel des Paragraphs: „*Caisum* und *Cathesim*“.

Chaisum, Plural = *Chatasin*, ist höchst wahrscheinlich das arabische خرطوم *(churṭûm)*, Plural خراطيم *(charâṭîm)*, über welches aber die Lexica eine abweichende Bestimmung geben, als „*pars oris, super quam contrahis palatum inferius et superius*“. Diese Worte sind anatomisch unverständlich.

---

1) *Nominatae* ist offenbar ein Druckfehler, und soll *nominata* heissen, weil es sich nicht auf die beiden *Aures*, sondern auf die beiden *Vasa pulsantia* bezieht.

Zu §. XLVII, pag. 97, Zeile 7 von oben: „*Cantica Avicennae*".

Unter den vielen Schriften, welche Avicenna hinterliess, findet sich ein kleineres Werk, semiotischen und praktischen Inhalts, welches den Titel führt: المنظومة في الطب (*al-manẓūmah fi-l-ṭibb*), *Canticum de medicina.* Es besteht aus vier Abtheilungen, von welchen die vierte, bei Gelegenheit der Aderlässe, von mehreren Venen die arabischen Namen anführt, welche ich benützte. — Das lateinische Wort *Canticum*, welches der Uebersetzer Armegandus anwendete, hätte durch ein besseres ersetzt werden können. Denn *Canticum* (von *cano*, singen) wird von den Classikern für Lied und Gedicht (*carmina et cantica*, Quinctilian), für den halb gesprochenen, halb gesungenen Monolog auf der Bühne (*canticum agere*, Livius), für den Gesang der Nachtigall (*canticum garrire*, Apulejus), und von Cicero für den schlechten, singenden Vortrag eines Redners gebraucht. Bei der Verschiedenheit des Inhalts der vier Abtheilungen des *Canticum*, welche gar nichts Poetisches enthalten, wäre *Meletemata medica* der verständlichste Titel gewesen, oder die wörtliche Uebersetzung der arabischen Aufschrift, als *Compositio*.

Zu §. LIV, pag. 106, Titel des Paragraphs: „*Domesticus* und *sylvestris*".

Die arabischen Termini وحشي (*waḥschi*) und انسي (*insi*) sind Schulausdrücke, hinter denen die syrischen Uebersetzungen der griechischen Ausdrücke für „draussen" und „drinnen" stecken. Im Syrischen konnten die griechischen Ausdrücke für „draussen" und „drinnen" nicht anders als durch: „auf dem

Felde", und „im Hause" wiedergegeben werden. Echt arabisch müsste „innerlich" داخل *(dâchil)*, und „äusserlich" خارج *(chäridsch)* lauten.

Zu §. LVIII, pag. 119, Zeile 9 von oben: „*Affusio*".

Das auffällige Wort *Affusio*, mit welchem Realdus Columbus[1]) das Pankreas versah, ging aus seiner Vorstellung über die Verwendung dieser Drüse hervor. Der Ausführungsgang des Pankreas war zu jener Zeit (16. Jahrhundert) noch nicht entdeckt. Man wusste also nicht, dass das Pankreas eine absondernde Drüse ist. Realdus wirft das Pankreas mit den *Glandulis mesaraicis* zusammen, und ist der Meinung, dass beide nur dazu dienen, die Blutgefässe zu stützen: *glandulae complures hic appositae, ob magnam vasorum divisionem, quibus robori sunt et tutamento.* Die Drüsen sind um die Gefässe herumgelegt, gleichsam herumgegossen, was das Wort *Affusio* ausdrückt. Besonders die Drüsen unter dem Magen (unser Pankreas) sind dazu vorhanden: *non modo ob vasorum divisionem, sed etiam ne ventriculus spinae contactu laederetur.* Dass der Magen von der harten Wirbelsäule nichts zu leiden habe, wurde das Pankreas als Polster zwischengelegt, wie die Zeitgenossen des Realdus diese Drüse rund heraus *Culcitra ventriculi* (Magenkissen) nennen. Realdus nennt sie aber *Pancreas, Callicreas, Affusio,* und *Lactes.*

Realdus hat das Wort *Affusio*, aus demselben Grunde, aus welchem er das Pankreas damit belegte, auch auf den Mutterkuchen angewendet. Um die Ramificationen der Nabelgefässe zu stützen und mit einander zusammenzuhalten, *natura affusionem quandam genuit, quae facta est, ut vasa unita detineret*[2]).

[1]) *De re anatomica, Lib. IX, Cap. VII.*

[2]) *Op. cit., Lib. XII, de formatione foetus.*

Unser Autor lässt aber in der citirten Stelle, für den Mutterkuchen, zuerst ein Wort hören, welches länger anhielt, als die *Affusio*. Es ist die zu allgemeiner Geltung gekommene *Placenta*[1]). Er setzt zu *Affusio* hinzu: *in modum orbicularis placentae*. Weder die Griechen, noch die lateinischen Anatomen vor Realdus, hatten für den Mutterkuchen einen besonderen Ausdruck. Die Anatomen konnten ihn auch nicht haben, da sie den schwangeren Uterus nicht am Menschen, sondern nur an trächtigen Thieren kennen lernten, welche entweder keine *Placenta* haben, wie die Wiederkäuer, oder eine ringförmige, also nicht kuchenförmige, wie die Hunde und Katzen. Sie hatten nur einen Namen für Mutterkuchen und Eihäute zusammen, die Griechen: τὰ ὕστερα, die Römer: *Secundina* (Nachgeburt, Nachbürdlein, *after-birth*). Galen gebrauchte für den Mutterkuchen den vielsinnigen Ausdruck σάρξ, *caro* (sieh' §. LXIX, pag. 150 und 151). Im vierten Capitel des fünfzehnten Buches, *de usu partium*, heisst es: *caro concreta circa vasorum orificia*, weshalb die Anhänger des Galen den Mutterkuchen *carnem crassam turpemque concretionem* nennen.

Das Wort *Placenta* ist griechischen Ursprungs, von πλακοῦς, contrahirt von πλακόεις, und dieses von πλάξ, ein platter Körper (das französische *plaque*, und das niederländische *plak* für „Scheibe"). *Placenta* mag ursprünglich *Placunta* gelautet haben. Cato, Plinius, und Horaz, patronisiren das Wort als „Kuchen", wie *Placenta mellita*, Honigkuchen (Lebzelten), und *Placenta farta*, Krapfen, welche sich die Leute, zur Feier der Saturnalien, als Geschenke zuschickten: *Cyrenenses ficis recentibus coronantur, placentasque*

---

[1]) Fallopia war also nicht der erste, welcher dieses Wort anwendete, obwohl er sagt: *carnem illam, quae placenta a me dicitur*. (*Observationes anat.*, im *T. II* der Leydener Auflage der *Opera omnia* Vesalii, *pag. 761*.) Die *Observationes anat.* erschienen zuerst in Venedig 1561, das Werk des Columbus aber schon 1559.

mutuo misitant[1]). Die Deutschen und die Holländer übersetzten *Placenta* wörtlich als Mutterkuchen und *Geboorte Koek*, und die Franzosen als *gâteau*. Das nur mehr als Synonymon für *Placenta* zu findende *Hepar s. Jecur uterinum*, rührt von Arantius her (*De humano foetu, Romae, 1564, Cap. 6*). Der Fibrinkuchen im geronnenen Blute, heisst ebenfalls *Placenta, s. Crassamentum, s. Hepar sanguinis*.

Zu §. LX, pag. 123, Zeile 6 von unten: „*Furcula*".

Ausser der einfachen *Furcula*, finden wir bei einigen Chirurgen des 14. Jahrhunderts, noch zwei andere grobe anatomische Irrthümer vor. Wilhelm von Saliceto, Arzt und Professor in Verona (1275), und sein Schüler Lanfranchi aus Mailand (später Professor in Paris, 1295), beide sehr berühmte Namen, waren der Meinung, dass das *Focile majus (Tibia)* an der äusseren Seite, das *minus (Fibula)* aber an der inneren Seite des Unterschenkels liegt, und dass das *Acromion* ein selbstständiger Knochen ist[2]).

Zu §. LXII, pag. 129, Titel des Paragraphs: „*Galsamach*".

Ghalsamah ist ein Wort der arabischen Sprache, und als solches in allen arabischen Wörterbüchern heimisch. Aber es ist für dasselbe keine arabische Etymologie zu finden.

[1]) Macrobius, *Saturnalia, Lib. I, Cap. 7*, gegen Ende.

[2]) Guido Caulincus, *Chirurgia magna, Tr. I. Doctr. 2, Cap. 8, pag. 48* der Leydener Ausgabe, 1585.

Prof. Müller erklärt das Wort, als rein arabisch, für undenkbar. Die Form desselben lässt auf griechische Abkunft schliessen, wie sie mehreren arabischen Culturausdrücken zukommt. Worte, welche aus einer Sprache in eine andere verpflanzt werden, erleiden mehr weniger auffällige Alterationen, welche ihnen der Geist und Laut der neuen Sprachheimat aufzwingt. So kann, da *Ghalsamah* auch als *Golzama* und *Golsama* vorkommt, an eine griechische Provenienz desselben gedacht werden, und zwar aus dem veralteten und nicht mehr gebräuchlichen *Glossema* (γλώσσημα des Antipater Sidonius [1]). Versetzung von *l* und *o*, und ein arabischer Schweif genügen, das entführte griechische *Glossema* zu arabisiren. Prof. Müller's Vermuthung ist für mich eine Gewissheit, denn *Glossema* stammt von γλῶσσα, Zunge, und die lateinischen Uebersetzer der Araber, welche doch eine Einsicht in den Sinn und die Abstammung der arabischen Worte gehabt haben mussten, wählten für *Ghalsamah* den Ausdruck *Lingua fistulae*, „die Zunge der Luftröhre".

Zu §. LXIII, pag. 131, Zeile 13 von unten: „*Uva*", und pag. 132, erste Zeile: „*Columella*".

Der von den Griechen gemachte Unterschied zwischen κίων und σταφυλή (*Columella* und *Uvula s. Uva*), kommt auch bei den Arabern vor. Im Albucasis (*Edit.* Channing, *pag.* 203) heisst es: *quando ad columellam descendit fluxus* (vom Gehirn), *et tumet, et columella longa fit, equidem ista columna vocatur. Et si subter crassa fit circularis, equidem uva appellatur.* Das arabische Wort für *Uva*, ist عنب (*'inab*).

[1] W. Pape, *Griechisches Handwörterbuch, I. Bd., pag. 447.*

Zu §. LXV, pag. 142, Zeile 14 von oben: „Henricus" (als Erfinder der anatomischen Abbildungen).

Ueber diesen Henricus habe ich etwas mehr zu sagen. Sein wahrer Name ist Henri de Mondeville. Von seinen Zeitgenossen wird er oft als Hermondavilla und Hermundavilla citirt. Er gehört, wie die mit ihm genannten Lanfrancus und Salicetus, dem 13. Jahrhundert an. Er war einer der berühmtesten Wundärzte seiner Zeit, und Leibarzt König Philipp's des Schönen. Warum ich länger bei ihm verweile, hat folgenden Grund. Man weiss nicht mit Bestimmtheit, wer zuerst auf den Gedanken kam, anatomische Abbildungen anfertigen zu lassen. Im zweiten Bande der *Opuscula* von Zach. Platner, ist eine *Prolusio academica* enthalten, welche dem Leipziger Professor, Magnus Hundt[1]), die Erfindung der anatomischen Tafeln zuzuschreiben geneigt ist. Auf der Rückseite des Titelblattes des Hundt'schen Buches, befindet sich in der That die Abbildung eines Kopfes (Holzschnitt), mit Bezeichnung der craniologischen Gegenden, als *Intellectus, Cogitativa, Memorativa,* und *Imaginativa,* und mit den Hirnkammern, welche sich in sehr possirlicher Weise präsentiren. Hierauf folgt eine colorirte Tafel, welche das menschliche Skelet darstellt, mit den in die Knochen eingeschriebenen Benennungen derselben, eine Bezeichnungsart, welche durch Gray auch in neuester Zeit angewendet wurde[2]). Beide Abbildungen sind im höchsten Grade roh und wunderlich, da sie nicht nach der Leiche, sondern nach der Vorstellung verfertigt wurden, welche sich Hundt, der kein Anatom, sondern Professor der Philosophie war, von den menschlichen Knochen

[1]) Verfasser des *Anthropologium de hominis dignitate, natura, et proprietatibus. Lipsiae, 1501.*

[2]) Gray's *Descriptive & surgical Anatomy,* verdankt dieser, für den Leser sehr bequemen Manier, bereits die achte Auflage.

machte. — Die Ehre, die ersten anatomischen Tafeln gegeben zu haben, wird aber dem Magnus Hundt durch zwei etwas ältere Werke streitig gemacht. Das eine hat einen gewissen Jacob Peiligk zum Verfasser, und erschien 1499 in Leipzig, unter dem Titel: *Compendiosa capitis physici declaratio, principalium corporis humani partium figuras liquido ostendens.* Auch die in diesem Werke enthaltenen Abbildungen, *„rudissimae et ex ingenio factae"*, wie sie Haller nennt, sind nicht nach der Natur, sondern aus dem Stegreif entworfen. Noch etwas älter, zugleich besser in der Ausführung, und richtiger in der Darstellung, sind die im *Fasciculus medicinae* von Johannes de Ketham, *Venetiis, 1491,* enthaltenen Holzschnitte über Aderlassvenen und über den Uterus. Vor Ketham, einem Deutschen, welcher sich lange in Bologna und Padua aufhielt, dachte Niemand daran, anatomische Gegenstände abzubilden. Er gilt also für den wahren *Auctor Genitorque tabularum anatomicarum* [1]).

Um nun auch auf unseren Henricus Hermondaville zurückzukommen, muss ich entschieden behaupten, dass er der eigentliche Erfinder der anatomischen *Icones* ist. Es existirt zwar kein gedrucktes Werk von ihm, welches als Beleg für diese Behauptung dienen könnte, aber eine Stelle im Guido Cauliacus [2]), dessen anatomischer Lehrer Henricus war,

---

[1]) In Haller's *Bibliotheca anatomica, T. I, §. CXXVIII, pag. 151,* wird ein noch älteres Buch mit anatomischen Abbildungen erwähnt: Conradus Mengenberger, Puch der Natur, *circa* 1478, in welchem ein Auszug aus dem Aristoteles *(de animalibus),* und eine kurze Anatomie des Menschen enthalten ist. Ich konnte das Buch nicht auftreiben. Haller bemerkt: *in nova editione additae sunt iconculae.* Das erste, in Druck gelegte Werk, ist die *Biblia pauperum.* Sie erschien 1470. Das im Jahre 1478 aufgelegte „Puch der Natur" ist somit ohne Zweifel das älteste anatomische Druckwerk.

[2]) *Chirurgia magna, Edit.* Jouberti, *Tract. I, Doctr. 1, Cap. 1. pag. 21.*

liefert den klaren Beweis, dass er sich bei seinen Vorlesungen anatomischer *„picturae“* bediente. Die Stelle lautet: *in corporibus hominum, simiarum, et porcorum, atque aliorum multorum animalium, ad notitiam pervenitur anatomiae, et non per „picturas, sicut fecit Henricus“, qui cum tredecim picturis visus est, anatomiam demonstrare.* Die Noth macht erfinderisch. Der Mangel an Leichen in damaliger Zeit, hat ohne Zweifel den Henricus, welcher anderthalb Jahrhunderte vor Peiligk und Ketham lebte, auf die Idee gebracht, sich mit Tafeln zu helfen [1]).

[1]) In Brambilla's Schrift: *Geschichte der in Italien gemachten Entdeckungen, Wien, 1789, pag. 191*, wird erwähnt, dass auch Mundinus anatomische Abbildungen anfertigen liess, welche, in Holz geschnitten, den ältesten Auflagen seines Werkes beigegeben sind. Ich kenne die ältesten Editionen des Mundinus, habe aber in keiner eine anatomische Abbildung gefunden, wenn man nicht den Holzschnitt des Titelblattes dafür halten will, welcher den Mundinus mit offenem Buch auf dem Katheder, und seinen Prosector, Otto Agenius Lustrulanus oder Lustrolanus, darstellt, der sich gerade über die Eingeweide einer Leiche mit Vollbart hermacht. Ein Küchenmesser der grössten Art, einem Scimitar ähnlich, liegt als Staffage auf dem Leichentisch, und zeigt uns an, wie einfach das *Instrumentarium anatomicum* des Meister Mundinus war. Im Hintergrunde harren der Dinge, die da kommen sollen, einige Zuhörer mit zweifelhaften Physiognomien, welche ein Verspotter des Ehrwürdigen für Schaf-köpfe halten könnte. Der Holzschnitt ist sauber, und in der Manier der Bilder in dem ersten und ältesten Druckwerk — der *Biblia pauperum* — gehalten. In der *Editio* Möllerstadt (1500), welche ich besitze, ist er selbst colorirt. — Nur Gius. Ferd. Guglielmini gedenkt des Ottone Agonio Lustrolano, als des Ersten, welcher das Amt eines Prosectors verwaltete. Die deutschen anatomischen Geschichtsschreiber vergassen auf diesen Ahnherrn eines vielverdienten Geschlechtes junger Anatomen, denen die Wissenschaft einen guten Theil

Man könnte noch weiter zurückgehen. Drei Sätze fielen mir im Aristoteles auf, in welchen anatomische Zeichnungen

---

ihrer schönsten Entdeckungen verdankt. Guglielmini's ehrende Worte sagen: *quid non profeciiset Bononia a Lustrolano, quo Mundinus assidue „pro sectore" utebatur, nisi sexto nondum praetergresso vitae lustro, invida morte fuerit sublatus. (De claris Bononiae anatomicis, Bonon. 1787).* Sein Geburtsort *Lustrola*, ein Dorf im Bolognesischen, gab ihm seinen Namen: Lustrolanus. Er hatte das merkwürdige Schicksal, fünfthalbhundert Jahre nach seinem Tode, von einem anatomischen Geschichtschreiber (Portal, *Hist. de l'Anatomie, Paris, 1770, T. I, pag. 167)*, in drei verschiedene Männer zerlegt zu werden: Ottus, Aggerius, und Lostrulahus, *„qui professèrent d'abord l'Anatomie à Bologna.*

Lustrolano hatte bei seinen anatomischen Arbeiten eine Gehülfin, deren Andenken ich hier wachrufen muss, da von ihr eine der nützlichsten Erfindungen in der anatomischen Technik ausging. Gewöhnlich gilt Joh. Swammerdam für den Erfinder der Injection der Gefässe mit erstarrenden Massen (Hyrtl, *Praktische Zergliederungskunst*, *§. 186, pag. 588, Note †)*. Er hielt sich selbst dafür. Dieses Verdienst jedoch gebührt einem jungen Mädchen, Alessandra Giliani dal Persiceto. *San Giovanni in Persiceto* ist der Name ihres Geburtsortes, in der Nähe von Bologna. Michele Medici giebt in seiner gelehrten Abhandlung: *Compendio storico della Scuola anat. di Bologna, pag. 29*, über diese anatomische Enthusiastin, aus dem Alexander Macchiavelli *(Apologia pro Archigymnasio Bononiensi, Bonon. 1726)*, folgende interessante Notiz: *Anzi la Giliani riuscì al Mondino vantaggiosissima, perchè inquisitamente riempiva (i vasi) d' un liquore di vario colore, che subito infuso s' induriva e condensava, senza mai corrompersi.* Sie war auch die Erfinderin einer anderen, in der Anatomie vielverwertheten Kunst: der Wachsbildnerei (Rambelli, *Lettere intorno invenzioni e scoperte italiane. Modena, 1844, Lett. XXI, pag. 110)*, welche in Italien durch Fontana und Novesio auf die höchste Stufe der Vollendung gebracht

als *Diagrammata* [1]), *Schemata* [2]), oder *Paradigmata* [3]), erwähnt werden. Aristoteles begleitete Alexander auf seinem Kriegszug in Asien. Es lässt sich wohl von einem so eifrigen Zergliederer erwarten, dass er von den vielen neuen Thieren, welche er in fernen Landen kennen lernte und anatomisch untersuchte, und deren Organe er nicht aufzubewahren verstand, sich Abbildungen verfertigte, von welchen aber nichts auf uns kam, als die in seinen Werken enthaltenen Anspielungen auf anatomische Tafeln.

---

wurde, und noch in unseren Tagen, durch die Prachtarbeiten von Calamai in Florenz (die Anatomie des Zitterrochens), die Bewunderung aller Kenner erregt. Welchen Nutzen die Entwicklungsgeschichte, und die Anatomie der wirbellosen Thiere, aus Wachspräparaten schöpfen kann, hat die weite Verbreitung gezeigt, welche die herrlichen Gruppen von Ziegler in Freiburg, an allen anatomischen Lehranstalten gefunden haben. Ehre und Dank der Erfinderin, — nach sechsthalbhundert Jahren! Sie starb, 1326, 19 Jahre alt, „*per la molta applicazione, e per la troppa dimestichezza coi cadaveri di pessimo alito e pestilenziali*". Ihr Freund Lustrolano folgte ihr bald nach.

Bologna rühmt sich einer ansehnlichen Zahl gelehrter Frauen (Medici, *Op. cit., pag. 361*). Eine derselben, Madonna Anna Manzolina, wurde durch ihre anatomischen Wachsarbeiten im vorigen Jahrhundert sehr berühmt. Viele derselben befinden sich noch im Museum zu Bologna. Sie sind von ausgezeichneter Schönheit, so dass der unsterbliche Galvani, seine anatomischen Vorlesungen, zu welchen er die Präparate der Manzolina verwendete, mit einer Rede eröffnete, welche den Titel führt: *De Manzoliniana supellectili*, und in Bologna 1777 in Druck erschien.

[1]) *Hist. anim., Lib. I, Cap. 17.*

[2]) *Idem opus, Lib. III, Cap. 1.*

[3]) *De generatione anim., Lib. II, Cap. 7.*

Zu §. LXXI, pag. 160, Zeile 6 von oben: „*Cartilago cymbalaris*".

Die Vorstellung, dass die Giessbeckenknorpel, durch ihr Aneinanderschlagen, wie Cymbeln, die Stimme erzeugen, wurde von G. Valla nicht angenommen. Nach seiner Ansicht ist es die Epiglottis, welche durch das Auprallen der ausgeathmeten Luft den Ton hervorbringt, wie sich aus seinen Worten ergiebt: *sane spiritus, ex pulmone redditus, „percussu epiglottidis", ut in cymbalo, sonum efficit articulatum.*

Die Stimmritzenbänder, *Chordae vocales*, waren zur Zeit, in welcher G. Valla lebte, noch unbeachtet. Erst Julius Caesar Arantius erwähnt derselben im 31. Capitel seiner *Observationes anatomicae, Venet. 1587.* Julius Casserius Placentinus[1]), und sein Lehrer Fabricius ab Aquapendente[2]), gaben die ersten Abbildungen von ihnen, und erkannten ihren Einfluss auf die Erzeugung der Töne.

Zu §. LXXI, pag. 163, Zeile 5 von oben: „*Guttur*".

Wie die Luftröhre bei einigen Arabisten *Guttur* heisst, so werden auch die Luftröhrenknorpel *Circuli gutturis* genannt. Albucasis gebraucht aber *Guttur* nur für den ganzen Hals. Er spricht von einer *Cutis gutturis*, von einem *Locus gutturis*, nennt den Kropf *Elephas gutturis*, und die Halswirbel *Vertebrae gutturis*, خرازات الحلقوم, *charāzāt al-ḥulqūm.*

---

[1]) *Tabulae anatomicae, Venet. 1627, Tab. XIII.*

[2]) *De locutione et ejus instrumentis tractatus, Venet. 1603,* und dessen: *De larynge, vocis instrumento, Lib. II.*

Zu §. LXXVI, pag. 171: „*Vena nigra, Almadian,* und *Almerina*“.

Die *Vena nigra (mediana),* welche im Avicenna *al-akḥal* heisst, nennt die Uebersetzung des Albucasis von Channing: *Alichal*, mit der Bemerkung: *i. e. fusca (Lib. II, Sectio 95, pag. 475).* Von der Verwundung des Nerven *(Medianus),* welche bei der Aderlässe aus der *Vena alichal* sich ereignen kann, sagt Albucasis: *in nervo accidit stupor, et ejus sanatio difficilis est, — fortasse etiam penitus nunquam sanabitur.* Von der Verwundung der *Arteria cubitalis* macht er keine Erwähnung.

Die Worte *Almerina* und *Almadian*, welche in demselben Paragraph für *Vena mediana* stehen, kamen wohl nur dadurch zu Stande, dass der Abschreiber des arabischen Textes, für das richtige المديين *(al-madjan),* das unrichtige, aber sehr ähnliche المريين schrieb, welches wie *al-marin* ausgesprochen wird, woraus *Almerina* hervorging.

Es kommt bei den Arabern einigemal vor, dass gewisse Organe nach dem Namen berühmter Aerzte benannt werden. So haben wir z. B. ein *Os Nerdi*, eine *Vena* und ein *Zeudech Mesue*, und eine *Salvatella Rasis*. Ein arabischer Commentator des *Canticum Avicennae*, Namens Madjan Ibn Abderrahman, scheint seinen Namen der *Vena Almadian* hinterlassen zu haben, als المديني *(al-madjani)*, „die Vene des Madjan“. Diese Vermuthung hat guten Grund.

Zu §. LXXVIII, pag. 175, Titel des Paragraphs: „*Mesue (Vena)*“.

Mesue, der Aeltere, Abu Zakerijja Jahja Ben Maseweih, war durch ein halbes Jahrhundert Leibarzt der Khalifen, von Harun al Raschid, bis Motawakkel, und erster Arzt (Director) des grossen Hospitals in Bagdad. Die Araber verdankten ihm mehrere Uebersetzungen griechischer Werke. Er starb im Jahre 857. Von seinen medicinischen Schriften sind, nach Choulant[1]), nur Bruchstücke aus dem Rases bekannt, während Wüstenfeld[2]) neunundzwanzig Werke desselben citirt.

Zu §. LXXX, pag. 187, Zeile 8 von unten: „*Caysales*".

Es wäre möglich, dass das bisher nicht enträthselte Wort *Caysales* (Mahlzähne), aus welchem gelehrte Philologen nicht klug werden konnten, seinen Posten in der Anatomie nur durch eine Verwechslung einnimmt. Denn statt *Caysales* wird auch *Cayseles* gefunden. Nun ist κυψέλη ein „Bienenkorb", aber auch jede kleine Höhle. Das Diminutiv davon: κυψελίς, steht im Aristoteles für „kleines Behältniss" und „Vertiefung"[3]), wie im Lateinischen *Alveolus*, als Verkleinerung von *Alveus*. *Alveolus* wird in der Anatomie für „Zahnzelle" gebraucht. Κυψελίς wäre auch dafür zu brauchen, und wurde, wie mir scheint, auch dafür gebraucht, als *Cypselis*. Elision des *p*, giebt *Cyselis*. Um das griechische κ in diesem Worte zu retten, schrieb man *Cayselis*, und im Plural *Cayseles*. Wahrscheinlich, dass es so geschah. Eine andere Auslegung halte ich nicht für möglich. Unter der Unzahl verschriebener Worte

---

1) *Handbuch der Bücherkunde für die ältere Medicin. Leipzig, 1828, pag. 108.*

2) *Geschichte der arabischen Aerzte. Gött. 1840, pag. 28.*

3) Im Rufus Ephesius als Ohrenschmalz, welches sich in der Vertiefung des äusseren Ohres ansammelt.

in der anatomischen Sprache des Mittelalters, wäre *Caysales* und *Caysales* nicht das schlimmste. Ich habe nicht mit Curtius zu sagen: *plura transscribo, quam credo.*

—

Zu §. LXXX, pag. 188, Zeile 4 von oben: »τράπεζα«.

Die Araber nannten die breite Fläche des Rückens, auf welcher die Schulterblätter liegen: *Al-māidah*, المايدة, d. i. *mensa s. tabula dorsi*[1]). Der *Musculus cucullaris*, welcher diese Fläche des Rückens einnimmt, erhielt von älteren Anatomen den Namen *Musculus mensalis*, „Tischmuskel", wie z. B. von Schaarschmidt *(Anat. Tabellen, Tab. 15)*. Die Benennung desselben Muskels als *Trapezius*, ist neueren Ursprungs. Riolan nannte den Kaputzenmuskel zuerst *Trapesius*[2]), welches Wort Cowper zu *Trapezius* verbesserte. *Trapeza* ist allerdings ein Tisch. Man muss aber sehr bezweifeln, dass die Griechen Tische mit einer ungleich vierseitigen und verschobenen Platte hatten. Somit sind die Namen *Trapezius*, *Musculus mensalis*, und „Tischmuskel", nicht vom griechischen Tisch, sondern von der breiten Rückenfläche *(Tabula s. Mensa Arabum)* herzuleiten.

Auch im Lateinischen ist *Mensa* nicht immer „Tisch"[3]), sondern auch etwas Breites und Flaches, wie z. B. „Platte",

---

[1]) Albucasis, *Op. cit., pag. 69, Note 11.*

[2]) *Anthropographia, Lib. V, Cap. 23.*

[3]) Aus den Classikern lässt sich eine ganze Möbelsammlung von Tischen zusammenstellen. Die Römer hatten eine *Mensa vinaria*, Trinktisch, *Cillibantum* genannt, wenn er rund war, — eine *Mensa vasaria* für Krüge, Kannen, und verschiedenes Geschirr, — eine *Mensa sacra*, ein Tisch, welcher am Feste des *Lectisternium*, vor die Bilder der Götter gestellt, und mit Wein

„Brett", „Tafel", „viereckiger Grabstein", und „Stand oder Comptoir eines Geldwechslers", auf welchem er die Gelder seines Geschäftes auslegte. Diese Geldplatten *(Mensae argentariae)*, waren noch im Mittelalter bei den italienischen Wechslern gebräuchlich. Sie standen meist unter freiem Himmel, wie auf dem alten *Ponte Rialto*, bevor die unschönen Buden auf ihm gebaut wurden, und hiessen *banchi*, wie der Wechsler *banchiere*. Konnte letzterer seine Zahlungen nicht mehr leisten, wurde sein *banco* von seinen Collegen zerschlagen, daher *banco rotto*, „Banquerott".

Wenn nun im Rufus Ephesius *Trapeza* für „Mahlzahn" steht, so kann er mit diesem Worte nicht sowohl „Tisch", als vielmehr die „breite Kaufläche" der Mahlzähne im Sinne gehabt haben, wie denn auch Andreas Laurentius, der beste Grieche unter den Anatomen des 16. Jahrhunderts, die Mahlzähne, mit Bezug auf *Trapeza*, *Dentes lati s. plani* nennt. — Der lateinischen Uebersetzung von μύλιται als *Molitores* (Mahlzähne), haben die sündhaften Abschreiber den Wechselbalg *Militares* untergeschoben.

und Fleisch gedeckt wurde, — eine *Mensa delphica*, ein Luxustischchen aus Marmor, Bronce, oder Silber, — eine *Mensa escaria*, Esstisch, — eine *Mensa lanionia*, Hackklotz des Fleischers, — eine *Mensa prima* und *secunda*, d. i. erster und zweiter Gang einer Mahlzeit, bei welcher der Tisch in der Küche gedeckt, und mit voller Ladung in den Speisesaal getragen wurde, um, nachdem er geleert war, wieder weggetragen zu werden.

Zu §. XCV, pag. 221: „*Sifac*“.

Unter „*Sifac album*“ verstehen die Araber jene Haut, welche wir *Tunica vaginalis propria testis* nennen. Sie kannten dieselbe freilich nicht, wie wir, im gesunden, sondern in ihrem durch Wasseransammlung ausgedehnten Zustande *(Hydrocele)*, wo sie bei der Eröffnung der Geschwulst durch den Schnitt (unser Radicalschnitt, welchen sie ebenso ausführten wie wir), durch ihre Dicke und weissliche Färbung auffallen musste. So z. B. im Albucasis, *Lib. II, Sect. 62, pag. 293,* wo es heisst: *Si aqua fuerit in membrana alba s. Sifac albo* (es wird von der *Hydrocele* gehandelt), *tumor erit rotundus, ad longitudinem parum vergens, sicut figura ovi.* Im arabischen Text steht für *Sifac album:* الصفاق الابيض *(al-sifâq al-abjad*, „die weisse Haut“). Der Hode, welcher vom *Sifac album* umhüllt wird, heisst im lateinischen Albucasis gewöhnlich *Ovum* [1]). Der arabische Ausdruck für „Hoden“, ist der Dual: الكليتان *(al-kuljatân)*, während der Dual *Surethein* auch für „Hodensack“ steht.

Zu §. XCVI, pag. 224, Titel des Paragraphs: „*Soonia*“.

Es giebt noch eine andere Auslegung des Wortes *Soonia*. Prof. Müller leitet *Soonia* von dem arabischen صحن *(sahn)* ab, welches ein „rundes Gefäss“ bedeutet, womit die Hirnschale wohl kann verglichen worden sein. Dann ist auch der bei den lateinschreibenden Arabisten für „Hirnschale“ übliche

[1]) Z. B. *Cutis, quae ovum ipsum involvit.*

Ausdruck: *Olla capitis* und *Olla cerebri*, die richtige Uebersetzung eines arabischen Wortes, denn *Olla* ist „Topf zum Kochen", die *olla fictilis* der Römer, und lernen wir daraus auch den deutschen Arabisten Schylhans richtig verstehen, wenn er die Hirnschale „Hyrntopff" nennt.

VERZEICHNISS

der in diesem Buche aufgeführten arabischen und hebräischen Worte [1]).

---

[1]) Die mit diakritischen Zeichen versehenen Worte, sind die richtigen arabischen und hebräischen Ausdrücke. Die bei den Arabisten vorkommenden Entstellungen derselben, haben keine diakritischen Zeichen. Die arabischen Ziffern sind Seitenzahlen.

Mirach, Bauch, auch Bauchwand, 177; als Nabel und Bauchmusculatur, 179.
Mirachia, Unterleibsleiden, 42.
Moschab hamoach, Keilbein, 93, 142.
Mothnajim, Lende, 169.
Mulsach (Mulsahag), Bandverbindung zweier Knochen, 10.
Mulzaq, Bandverbindung zweier Knochen, 10.
Muscht al-kaff, Mittelhand, 196.
Myrach, Unterleib, 177.

Nasla, fleischiger Auswuchs, 42.
Nawådschidz, Stockzähne, 186.
Neguegid, Weisheitszahn, 186.
Negueguil, Weisheitszahn, 186.
Nocra, was über der Nackengrube ist, 60; Nackengrube, 189.
Nucha, Nacken, 188; Rückenmark, 190.
Nuchâ', Rückenmark, 191.
Nuqrah, Nackengrube, 188.

'Ūrîq, Arterie, 194.
Oriṭi, Aorta, 193.
Orṭi, Aorta, 193.
Osailemon, *Vena salvatella*, 211.

Pechar hajarekh, Oberschenkelbein, 154.

Qabṭlah, Keilbein, 93.
Qânch hazerô'a, Oberarmbein, 9, 67.
Qarqaf, Haupt, 105.
Qima', Hirntrichter, 111.
Qodqod, Scheitel, 176.

Racha, Fusswurzel, 205.
Rachaba, Schambein, 129.
Rag, Ader, 49.
Raqîq, *Pia (mater)*, 109.
Ras, Kopf, 97.
Rasafah, Kniescheibe, 201.
Rasceta, Hand- und Fusswurzel, 198.
Rascha, Hand- und Fusswurzel, 199.
Rasga, Kniescheibe, 8, 201; Hand- und Fusswurzel, 198.
Rescheth, Netzhaut, 58.
Rasfa, Kniescheibe, 201.
Ridschl, untere Gliedmasse, 203.
Rigil, untere Gliedmasse, 203; auch Muskeln der unteren Gliedmasse, 204.
Rosboth, *Excrescentia*, 42.
Rosch, Kopf, 97.
Rusgh, Hand- und Fusswurzel, 198.

Sacrah, Apoplexie, 42.
Sadach, *Contusio*, 42.
Sadarassis, Brustbein, 206.
Sadr, Brust, 207.
Såfen, Rosenvene, 80.

Druck von Adolf Holzhausen in Wien
k. k. Universitäts-Buchdruckerei.

www.ingramcontent.com/pod-product-compliance
Lightning Source LLC
Chambersburg PA
CBHW021403210326
41599CB00011B/995
* 9 7 8 3 7 4 1 1 6 6 2 1 1 *